大是文化

中醫簡單學

中醫學者
陳喜生——著

最通俗醫書《四聖心源》總整理，
讓你秒懂陰陽、五行、二十四脈……
該補陽還是滋陰。

目錄

第三章

有時得補，有時得瀉，弄錯了，你當然會生病 177

內容提要

本書以《四聖心源》（按：清代中醫學家黃元御撰寫的醫書，內容包含中醫基本理論和部分臨床醫學）為研究背景，用縝密、簡潔、有趣的語言，結合自然現象和日常生活，解讀中醫的陰陽五行、整體理論——圓運動理論、二十四脈和常見中藥，使得複雜的中醫理論不再玄乎難懂。

最後還講述了治療疾病的思路和方法，引領讀者從理論順利的走向臨床實踐。本書語言通俗、內容科普，非常適合中醫初學者、愛好者閱讀，可以迅速引導大家進入神祕的中醫世界，讓更多人能夠零起點、零距離的接觸中醫、了解中醫、學習中醫、感悟中醫、熱愛中醫。其實，學習中醫很簡單！

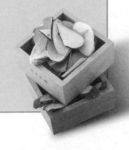

推薦序一

有系統的邏輯推理，讓學中醫更容易！

合佗中醫診所院長　施昀廷

許多有志於懸壺濟世的中醫師，不一定能家學淵源或本科出身，在學習中醫的過程中難免有許多磕磕絆絆。像我是理工背景出身，若接觸一個學理無法從理解開始，便會覺得窒礙難行。從清華大學畢業，甫進入中醫這個浩瀚宇宙時，便被很多詞彙困擾：為什麼五行木、火、土、金、水，是對應五臟的肝、心、脾、肺、腎，和五味的酸、苦、甘、辛、鹹？為什麼這味中藥是這個作用？什麼是陰陽？甚至《黃帝內經》（按：現存最早中醫典籍，分成《素問》與《靈樞》兩卷）、《神農本草經》（按：現存最早的中藥學專著）等基礎理論還沒搞懂，就開始背《傷寒論》（按：東漢末年醫學家張仲景所著，中國第一部結合理論與實務的中醫臨床著作）、《金匱要略》（按：《傷寒論》的一部份，主要內容為雜病的列方處置）、《溫病條辨》（按：清代名醫吳鞠通所著之醫書）、方劑學、內科證治學等，諸多條文口訣和無窮盡的表格。回憶當初，雖然在許多老師和書籍的解釋下試著去理解，但總未有融會貫通之感。

大四時拜讀《四聖心源》，書中的核心思想「土樞四象，一氣周流」，把傳統的五行木、火、土、金、水重新排列成土在中央，木、火、金、水在東、南、西、北四方，更完美的解釋我腦海中許多似是而非和搞不懂的概念。又如一年四季，春生、夏長、秋收、冬藏，大至五運六氣，小至五臟六腑，如何運用六氣的升浮降沉來對應方藥（例如桂枝之升、芍藥之降），都是我在問診開藥的應用依據，也是講課時和學弟妹分享觀念的重要啟發。

雖然黃師（黃元御）的《四聖心源》已經完整的闡述其核心思想和用藥概念，但是對於初窺中醫大門的初學者，仍有些艱澀難懂的用語和概念。當大是文化邀請我為本書寫序時，喜悅之情溢於言表，因為《四聖心源》正是我至今最喜歡的中醫書啊！頓時和作者有英雄所見略同之感。

除了我原本就略懂的疏泄、宣通、收斂、封藏、運化之理，書中寫到「陽是能量，陰是承載能量的物質」、「陰陽蠟燭理論：火苗是陽，蠟燭是陰」來解釋陰陽，更令我茅塞頓開！書中用雨的形成：水、水蒸氣、雲、雨、水，來解釋五行圓運動的力量也是一目瞭然，更有許多「圓運動圖」清楚明瞭的畫出黃師之原意，知曉能量在五行間的流轉。最後由理論導到脈理，再到各種臨床症狀（例如新冠肺炎後期久咳不癒，就可以運用陽明燥金收斂之氣，如百合、五味子等藥來把肺金收斂至腎水），用邏輯推理代替繁冗的死記硬背，相信各位看完此書，能跟我一樣更了解中醫到底講什麼，學習中醫更簡單！

推薦序二

初學中醫的新方向——圓運動的中醫

中國醫藥大學教授、中華民國聯合中醫醫學會理事長　孫茂峰

一口氣看完陳喜生先生這本，以黃元御著作《四聖心源》古籍為背景的大著，內心激盪出多年來少有的悸動。作者以尋找「中醫原本的味道」為出發點，娓娓闡述黃元御中醫圓運動思想的本真（「以土氣為樞紐，四象為輪」）；不牽強附會、不含糊帶過，用白話且淺顯易解的文字，一字一句的，把深奧的「陰陽五行」理論作深入淺出的解析。

文中引《四聖心源・中氣》：「脾升則腎肝亦升……胃降則心肺亦降……平人下溫而上清者，以中氣之善運也。」清楚的梳理出圓運動的邏輯推演，更勾勒出平人（健康的人）下溫上清、健康無疾的生理機制。圓運動如果一氣平和運行，就不會產生六氣（或稱六淫：風、寒、暑、濕、燥、熱）；只要六氣中有任何一氣顯現，人則為病。這和中醫基礎理論中六淫致病，有異曲同工之妙。

作者藉由自然界五種力量：收斂、宣通、疏泄、封藏、運化的能量轉換關係，詮釋中醫的五

行理論：地球是能量和承載能量的物質之結合體，人體同樣也是陰陽結合體，為了完成各種複雜的生、心理活動，能量在人體內以木、火、土、金、水五種形式動態存在，而它們相互之間形成一個完備的五行圓運動體系。能量變化有其亙古不變的規律，大自然和人的能量都以圓運動的規律在運行、轉化，而人體運作的規律又與大自然莫名相隨。天人合一的哲學思維，體現、貫穿在天人合一的中醫基礎理論中；人體的奧妙，疾病的根源或皆可由此推演。

《疾病根源篇》中進一步闡釋了中藥治病的疑問。健康的個體，六氣回圈自行成圓，則無病，若圓運動發生偏向偏行，或不升、或不降、或不達、或不斂、或不運……這時使用具有偏性的藥物，則能令中氣運轉，陰血升達，陽氣降斂。圓運動恢復正常運行，人身恢復平和之性，藉由藥物的偏性，再度達成健康的個體狀態。

作者明白揭示「中醫貴在思考」；道理思考清楚，知識自然烙印於心、永誌不忘，何須強力背誦？這和許多學生或有志之士學習中醫，靠背誦經典、背方記藥……的概念大異其趣；他力暢「中醫是依附中國傳統哲學思維而生，只有憑藉理性思考，才能領悟其中精髓」。這樣的觀點足以令心嚮中醫的初學者，一新耳目而豁然開朗。通書以「圓運動的中醫」貫穿理論、診斷、方藥、論治，說理清晰、簡潔，舉例恰當、明確，誠為學習中醫不可不讀的一部參考著作。

前言

以前沒看懂，這回真的弄懂了

好多人都說現在的中醫變調了，不再像以前那麼有味道。從一開始就喜歡讀中醫古籍的我，深刻體會到，現在的中醫就像京劇一樣，在當今快節奏的現代化社會裡，從傳統文化土壤裡汲取的營養越來越少，也越來越難找到傳統的味道。

我一直覺得自己很幸運，生活在和睦的家庭，有支持自己奮鬥的爸媽，還有願意分擔困難的知心好友，而我最幸運的事，是遇見了一本讓我深深愛上中醫的書——《四聖心源》。

很多人都知道，從《黃帝內經》開始學中醫是一條正統的路，但是沒幾個人能堅持下去，原因很明顯，就是看不懂。讓初學者從《黃帝內經》、《傷寒論》開始學習是一件「殘酷」的事情。當年才華橫溢的清代醫學家黃元御初讀《傷寒論》，幾乎一點收穫也沒有，用他自己的話來說，就是「詎讀傷寒，一言不解」。可想而知，對於傳統文化底蘊更加薄弱的我們來說，剛學習中醫，就要弄明白《黃帝內經》和《傷寒論》是多麼困難。

不幸的是，我一開始學習中醫就是讀《黃帝內經》，用了康熙年間神醫徐靈胎的寫書學習法（一開始學習用的就是這方法，後來才發現原來與他老人家不謀而合，實在是余之榮幸）。具體的做法就是參考各家的書，現代的、古代的都有，然後讀一段文章、寫一段理解，有時候也批判一些牽強的注釋。《素問》（按：《黃帝內經》其中一部，內容記載黃帝與上古時代醫學家岐伯的對話）就是用這種方法讀完的，讀完後發現自己好像明白，但又不是真的明白，思維很混亂，所有東西無法串連在一起，讓我極其苦惱。《傷寒論》一開始也是在這種煩惱和糾結中讀的。有很長一段時間，我無法在學習中醫中找到任何的快樂，越是這樣就越想征服。每天一下課就往圖書館跑，有時候思考一個問題，一坐就是幾個小時。這種執著的堅持，一直到讀《四聖心源》才得以緩解。

我清楚記得剛看《四聖心源》第一篇〈陰陽變化〉的時候哭了，帶著宣洩和激動，在圖書館後面的湖邊流下了眼淚。也不知道那個時候有沒有被別人發現，大概會被以為又是一個失戀傷心的可憐人。這情景就好像一個練武的少年，天天左一拳、右一腳的瞎練，總是盼望著成為一名絕世高手，可是武功卻一直沒有長進。直到有一天，從天而降一束紅光，一本武功祕笈掉在少年的面前，從此少年拿著這本祕笈走上一條獨特的路。當我看到《四聖心源》時，就感覺自己像在夢中一樣，從那以後我的書包便永遠帶著這本書。

《四聖心源》第一篇〈陰陽變化〉就道出了「以土氣為樞紐、四象為輪的圓運動」的由來，這樣一個看似簡單的圓，把陰陽、五行連接起來，也把我之前從《黃帝內經》、《傷寒論》中讀到的內容全部連了起來。以前我一直找卻怎麼也找不到的聯繫，現在終於找到了，思維變得前所未有的清晰。書裡詳細而條理分明的辨理過程，是我從沒見過的。偉大的中醫經典書籍也許就應該是這樣的，從文字中透著一股令人暢快而舒服的味道，這應該就是中醫原本的味道！

不含糊、不牽強、暢快而又舒服，這是中醫給予人最本真的味道。在接下來的內容裡，我將盡量的把這種味道，滲透到中醫的各種知識裡，把大家認為玄乎難懂的知識，用比較有趣的方法解釋明白，將黃元御老先生的中醫圓運動思想介紹清楚，盡可能讓大家快樂的學習中醫。

《四聖心源》雖然已經寫得很通俗，但畢竟也是一百多年前的書了，沒有一定的古文和中醫知識基礎，不容易理解透澈，所以我希望寫一本書，能讓讀者更容易認識黃御醫（按：黃元御曾為乾隆皇帝御醫）的學術思想，而又順帶學好中醫。然而我才疏學淺，恐無力將《四聖心源》的全部精髓完美呈現給讀者，當然我也不具備黃老先生那精練超群的文筆，能做的就是讓大家看得懂我所寫的每一句話，保證無一處敷衍的完成這本書。希望這會是一本有「味道」、能夠激發更多人喜歡上中醫的書。

夢永遠是美好的。找回中醫原本的味道，對於如此年輕的我是一種莫大的挑戰。也許找回的味道並不合大家胃口，也許根本就沒找回，如果最終令你失望了還請原諒。對於文中的錯漏之處，懇請批評指出，你的建議將會是我前進的最好動力。

第一章

不懂陰陽，中醫路上寸步難行

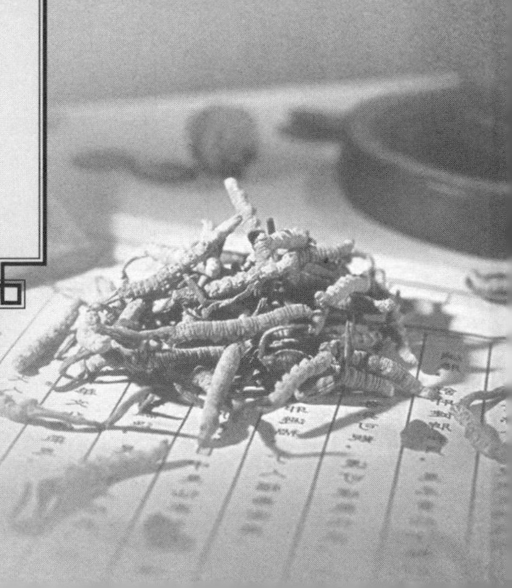

01 人的一生就像蠟燭在燃燒

幾乎每個學習中醫的人都知道，中醫理論是以陰陽學說為核心的。我們也總能聽到中醫師說：「你啊，有點陰虛，得開點滋陰的藥。」、「那個誰，你有點陽氣不足，必須補陽才行。」夠了醫生，你就開藥吧，別陰啊陽的了，聽得我更暈。

很多人對中醫的陰陽就是這個反應——暈。這是因為我們生活在現代的文化氛圍裡，對陰陽完全沒概念。古代的人就非常明白陰陽是什麼，以至於他們寫書時，就不怎麼解釋什麼是陰陽。《四聖心源》的開篇就直接講陰陽變化：「陰陽未判，一氣混茫。氣含陰陽，則有……。」古代的醫者覺得解釋陰陽沒意思，因為連街上賣豆腐的小販都知道。可是他們卻不知道，現在很多學中醫的人，卻因為他們沒有解釋而頭痛萬分。

不懂陰陽，在中醫道路上寸步難行。有的人似懂非懂，硬著頭皮往下學，就可能在陰陽中迷失了自我。只是迷失自我還不要緊，但若是出來誤導別人就不好了。一些自己本來就迷茫的人，卻總喜歡試圖解釋，他們說世界是物質性的整體，自然界的任何事物，都包括陰和陽相互對立的兩面，而對立的雙方又相互統一。陰陽的關係分為陰陽對立、陰陽互根、陰陽消長、陰陽轉化……然後列舉了一堆上下、裡外、高矮的反義詞，企圖讓人認為他們明白陰陽概念。

天啊，物質性的整體是什麼意思？上和下與陰陽互根、陰陽消長又有什麼關係？我好想問，按照他們的解釋，美和醜哪個是陰，哪個是陽？我長成這個樣子，到底屬於陰還是屬於陽啊？

被這些人一解釋，我們越來越糊塗，中醫也就離我們越來越遠，以致大家開始不相信中醫，甚至批判中醫。在我看來，造成中醫要在謾罵中艱難發展的現狀，事實上，我們這些學中醫的人是有責任的。

什麼是陰陽？陽是能量，陰是承載能量的物質

陰陽到底是什麼？真的那麼玄乎嗎？還是像他們說得那麼複雜？

《素問．陰陽應象大論》曰：「陰陽者，天地之大道也。」老子在《道德經》裡傳播了一個極其偉大的治世思想：「萬物之始，大道至簡。」那麼陰陽作為天地之大，道又豈能複雜？

我最喜歡清末中醫學家彭子益在《圓運動的古中醫學》裡對陰陽的解釋：「一個生物所在之地，太陽射到此地面之光熱，就是陽。此地面的光熱已過，與光熱未來之間，就是陰。」我清楚記得，我是讀了彭子益的這句話，才對陰陽的概念恍然大悟——陽其實是能量，陰是承載能量的物質。

太陽是一個巨大的能量球，地球上所有的能源都來自於太陽。我們可以把從太陽發出來的所有能量都稱為陽，而這個宇宙中，所有能夠接收能量的物質都稱為陰。陰能儲存陽，使能量穩定存在。

地球上的水和空氣，因為吸收來自太陽的能量，而發生一系列有規律的變化，這些變化產生了自然現象和氣候。在這裡，我們就能把吸收能量的水和空氣當成陰，那麼地球上複雜多變的各種自然現象，一下子就能簡化為陰陽之間的作用。

地球上的植物能透過光合作用，把太陽的能量儲存起來，草食動物透過吃草來補充能量，然後肉食動物吃草食動物，大魚吃小魚，小魚吃蝦米，作為倮蟲（按：沒有羽毛或鱗介遮蓋身體的動物）之王的人類，通吃所有能吃的生物。地球上錯綜複雜的食物鏈，其本質只不過是能量在不同生物之間的流動，所有的生物都能承載能量，所以生物體都為陰體。食物鏈主要的任務，就是以陰體為載體來傳遞陽氣，生物得到陽氣而能活動。

單獨的說，**一個人本身就是陰和陽的混合體**。古代描述一個人無疾而終，是說陽壽已盡，人活著沒有一刻能夠離開陽氣。所以《素問．生氣通天論》言：「陽氣者，若天與日，失其所，則折壽而不彰。」中醫學家李可說：「人身各處，但凡一處陽氣不到便是病。」我們不要被那些鬼怪小說糊弄了，這個世界上不存在專門禍害人間、陽氣全無的鬼。沒有陽氣就是沒有能量，沒有能量怎麼可能會動，不動又怎麼禍害人呢？

食物是陰陽混合體

言歸正傳，一個活著的人，需要能量來支撐一切生理和生命活動，心臟跳動、消化食物、肢體運動、思考問題都需要能量，人之氤氳同樣也需要能量。毫無疑問，這一切所需的能量都是透過食物獲取的。食物本身就是陰陽混合體，也就是說，我們獲取能量的同時，也吃進去承載能量的物質。要知道，沒有這些承載能量的物質，能量就不可能穩定的存在。

食物進入人體，經過運化，陰和陽則分開，其陽提供人活動所需的能量，其陰依然產生承載能量的作用。陽得陰而能藏，人體中的陰液、陰精能收藏陽氣，使得陽氣不會飛揚而出。我們知道，人的脂肪是可以暫時儲存多餘的能量，等到能量不足時，脂肪就會燃燒而釋放能量。人體之陰就有這樣一個儲存和釋放能量的功能，但陰絕不只是脂肪，人體中一切承載陽氣的物質都為陰。人就是由能量和承載能量的物質所組成的，也就是陰和陽相互作用形成了人。我將會在後面的篇章中論述，其實整個宇宙都是陰和陽作用而形成的。

能量之陽氣與承載能量之陰氣，在人體中按一定規律運行，根據陰和陽的作用，其運行過程可以分為五個不同階段，有時是釋放能量，有時是儲存能量，有時是介於兩者之間，這五個階段在中醫上稱為五行，即金、木、水、火、土。中醫就是一個研究陰陽在人體中的運行規律，然後利用規律來解決疾病的學科。用現代語言來說，中醫就是一個研究物質和能量之間關係的學科。試問，這樣的學科怎麼會不科學呢？

陰陽蠟燭理論：火苗是陽，蠟燭是陰

生活在燈火璀璨的城市裡，我從小就盼望著停電。因為一停電，家裡就會點蠟燭。白的、紅的，大的、小的，各式各樣的蠟燭能瞬間為黑暗帶來光明和溫暖，小火苗直接暖進了我的心裡。

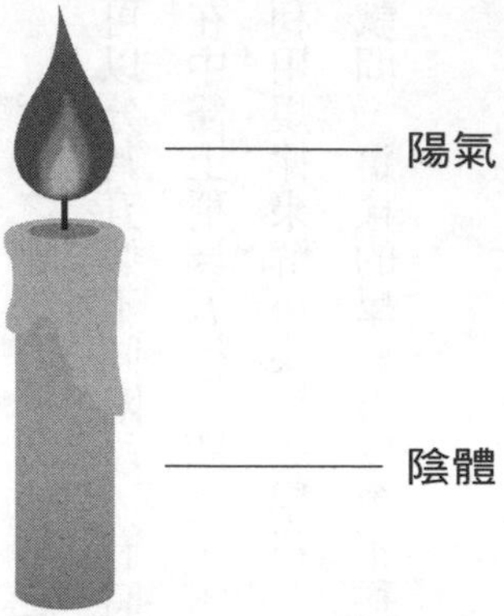

陰陽蠟燭理論

在停電的夜裡，可以肆無忌憚的玩蠟燭，這對於生性好玩的我來說，是一種難得的奢侈。而一開始學中醫陰陽時，我腦海裡總會浮現小時候玩蠟燭的畫面，所以，最初**我就喜歡用蠟燭來理解陰和陽：點燃的蠟燭，其火是陽，而其體是陰**。

人的一生跟蠟燭燃燒一樣，有的人活著蠟燭沒了，有的人死了蠟燭還在。那些過度消耗自己，每天工作、應酬、喝酒到深夜的人，就像是過度燃燒的蠟燭。原本蠟燭以小火苗的形式可以緩緩燃燒九十年，但你偏要用大火來燒，等到英年早逝臨走時，又怎麼可以責怪老天不公呢？

「百年未幾時，奄若風吹燭」（按：出自《樂府詩集．相和歌辭十六》古辭〈怨詩行〉），年歲已高的老人隨時都可能離開，就好像風中的蠟燭隨時都會熄滅一樣，後來就有人用「風燭殘年」來比喻人到了接近離開的晚年。

在治療疾病、對症下藥時，我喜歡對著蠟燭思考，特別是對於補腎。我有一個自己的觀點，後來自封為「蠟燭理論」（以後有人提這個名稱，請記得要給我版權費，哈哈）。

明代有位著名的補腎高手——張景岳，人稱張熟地，他曾說過一句非常有名的話：「善補陽者，必於陰中求陽，則陽得陰助而生化無窮；善補陰者，必於陽中求陰，則陰得陽升而泉源不竭。」簡單的說，就是補陽的同時也要補一些陰，補陰的時候也要注意加一點陽。為什麼？

從前述可知，陽是能量，陰是承載能量的物質。補陽氣時添加陰，這樣陽就能儲存在陰裡。就像要使燭火變大就要先加蠟一樣，這樣火才不會燒光蠟燭，而添加的蠟也能增大火力，故陽得陰助而生化無窮。在補陰時，要防止突然加入的陰掩蓋，甚至熄滅了陽氣。就像為了使燭火燒得更旺，如果加的蠟太多、太猛，一不小心就會把火澆熄。蠟燭熄滅了可以再點，但人不行，所以我們在補陰時也要補陽，這樣就不怕火熄滅了。而陽氣的加入，可以釋放原本儲存在陰裡的陽氣，而為人提供能量，所以陰得陽升而泉源不竭。

我經過對蠟燭的思考，形成上述「蠟燭理論」，理論非常簡單，也非常實用。如果這個理論被廣為認可，我希望你們知道這是來自《景岳全書》（按：明代醫學家張景岳撰寫的醫書，內容記錄其畢生治病經驗和中醫學術成果）的思路。如果覺得不妥，也希望你們去找張景岳對質，千萬不要為難我呀。

以後面對任何疾病時，都可以蠟燭理論為基準，特別是處方開藥時，如果發現有違蠟燭理論的，就一定要仔細研究。一些醫家在治療陽虛病人時，用的都是附子、乾薑、人參等大補陽氣的藥，在治療陰虛時，用的都是滋陰清涼的藥，很顯然這樣的藥方是會出問題的。

金融界貌似也跟蠟燭有點關係。日本人根據蠟燭燃燒的現象，發明了蠟燭圖，又叫「K線圖」。後來我發現，佛家和道家的人在思考問題和修行時，都是以蠟燭為對象，這讓我興奮不已，原來蠟燭早已上升到哲學層面了。

蠟燭很適合用來思考中醫陰陽。陽為能量，對應火苗；陰為承載能量的物質，對應蠟燭。陽為能量，與能量有關的事物都屬於陽，例如光、熱、動、開心、興奮；而與這些相反的都歸為陰，例如黑、冷、傷心、內斂。慢慢的，人們就將所有事情都分為陽和陰，好的、積極的為陽，不好的、黑暗的都為陰，甚至將陰陽上升到「有」與「無」的傳統思維。但我們若是用這些反義詞來解釋陰陽，就會混淆概念，因為這並不是事物的本質。陰陽本質，只不過是能量和承載能量罷了。

接下來帶著陰陽，開始我們快樂的中醫之旅吧。

02 初學者不要太在意五行生剋

「一夕輕雷落萬絲，霽光浮瓦碧參差。有情芍藥含春淚，無力薔薇臥曉枝。」（按：北宋詩人秦觀詩作《春日》）

對於雨，我們是再熟悉不過了，就如清明時節的綿綿細雨，盛夏時節的傾盆大雨，金色孤秋的寂寞小雨。那麼雨到底是怎麼形成的？為什麼在討論中醫時要提到雨呢？

太陽照射到地面的熱量，會被海水、河水、地下水吸收，而慢慢在水中累積，達到一定的溫度，水被蒸發成水蒸氣，上升到天空聚集成雲，遇到雷擊時雲就被打散，變成雨滴落下來。雨，就是這樣形成的。

看了下頁的圖，也許很多人就不約而同的笑了。因為這張圖在中醫理論裡，擁有無比尊貴的地位，甚至比八卦還高。《四聖心源》裡的圓運動，也是根源於此。

這麼說好了，普通的醫者若能悟透此圖，很多疾病都能迎刃而解。例如口渴問題，但凡心裡有此圖，治療起來都能得心應手。這看似普通的圖，到底有何神奇之處？

首先，它概括了自然界萬物萬象的生長，和運動的規律。

一個初生的嬰兒，不斷吸收營養，長大成人，最後再一點點的衰老，這跟地下的水吸收太陽

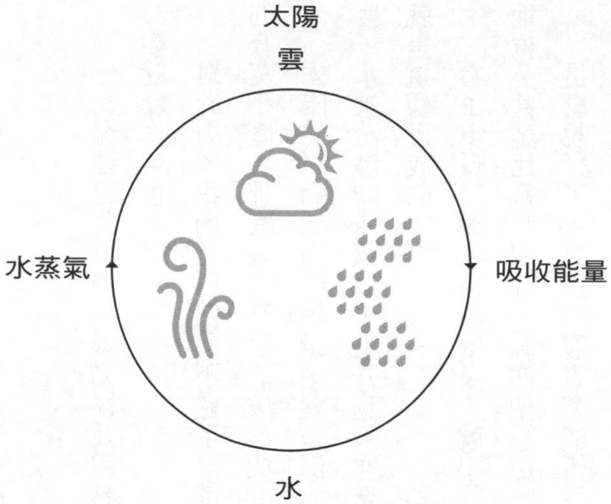

雨的形成原理

的能量，升到天空變成雲，再降落變成雨水，有何區別？

而暖春不斷累積熱量變成熱夏，熱夏開始降溫變成涼秋，再到寒冬，然後逐漸升溫到春天，四季輪回跟這種能量的變換，又有什麼不同？

自然界的規律無不是從弱成長到強，又慢慢回歸衰弱，只不過有的事物有輪回，有的沒有罷了。

其次，這張圖展現了自然界的五種力量：疏泄、宣通、收斂、封藏、運化。

太陽的熱火為地球提供能量，展現的是宣通能力。太陽離我們有一．四七一〇億公里遠，如果我們搭乘中國最快的高鐵，從地球表面出發到太陽，大約需要五十六年，可是太陽的光熱卻只花了五百秒便來到地球。可想而知，火的宣通能力有多強，強到我們一看到火，就會感受到一股強大的爆炸感，這種向四周發散能量的力量就是「宣通」。

自然界的五種力量

太陽的火溫度很高，但陽光照射到地面時，我們卻沒有那麼大的感覺，這是因為地球上的水和其他物質能吸收熱量，這種吸收能量的能力就是「收斂」。

水吸收熱量後可以暫時儲存起來，這個儲存的過程展現了物質「封藏」的能力。正是因為有封藏能力，使得自然界中的動物、植物、石頭、土壤、水都有一定的溫度。可以想像，如果沒有封藏，萬物都會像寒冰一樣。

而水的封藏能力有限，當能量儲存到一定程度時，水就會變成水蒸氣，這時能量會隨著水蒸氣上升，而這個升的力量就是「疏泄」。

還有一種力量叫「運化」。運化者，運動化合也，就是調控著其他力量的轉換和轉換速度。地表的水封藏能量到一定程度後，開始變成水蒸氣往上疏泄，從水變成水蒸氣的過程受運化調控，使其緩緩的變化。如果沒有運化，水可能一下子就變成氣，也可能乾脆就不會發生變化。

也有人說，運化是陰陽中間的一個過渡狀態，並沒有實際的作用。現在理解這個運化可能會有點暈，因為它不像其他四個能量的轉換那麼直接。但是不用著急，在後面我們將著重說明，運化在宇宙和人體中擁有非常重要的地位。

介紹完這五種力量後，大家應該就知道，正是它們之間的轉換，才導致一場雨。如果我

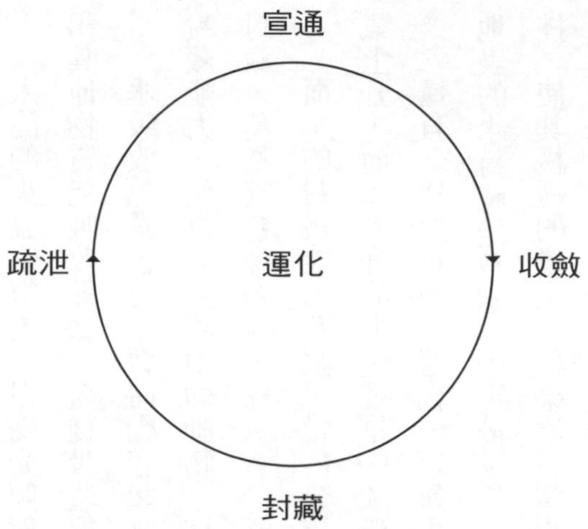

自然界的五種力量

們個別拿出這五種力量，並將它們之間的轉換關係連起來，會是什麼樣？請看上方的圖。

能量強盛的物質發揮宣通作用，向能量低的物質傳遞能量，而低能量物質**接收能量叫收斂**；收斂後，物質會**把能量儲存下來，叫封藏**；封藏到一定程度時，低能量物質會從接收能量變成供給能量，這時候的供給還沒達到宣發的強度，比較像是疏泄；而這種疏泄不斷累積升發，就會變成宣通之力。**疏泄跟宣發的區別，在於疏泄更偏向流動，推力更強；而宣發偏向於提供能量，溫暖的力量更盛**。

這四種力量構成一個圓運動，而**運化存在於這四種力量的轉換之間**，所以把它放在這個圓的中心。這個圓就是黃元御闡述醫理時總用到的「圓運動」。

我要告訴大家一件聽起來不可思議的事

情，我們生活的這個看似複雜的地球，其實就被這五種力量控制著。倘若不信，你可以找找，地球上有沒有一種事物或現象，可以完全脫離疏泄、宣通、收斂、封藏、運化這五種力量。我曾經努力找過，但至今仍一無所獲。

五行不僅屬於中醫，也屬於整個宇宙

疏泄、宣通、收斂、封藏、運化這五種力量有另外的名字，分別為木、火、金、水、土。沒錯，這就是中醫的五行，剛剛說了那麼多，其實就想讓大家知道，五行不僅屬於中醫，也屬於整個世界、整個宇宙。

很多人學不了中醫，就是因為被五行弄糊塗，碰到金生水、水生木、火剋金、木剋土更是讓人頭暈得不行。其實並不是只有我們會暈，就算隨手抓一個中醫師來介紹五行，恐怕一時半刻也說不清楚。

但事實上，五行並不是什麼晦澀難懂的東西。我們首先要做的，就是不要怕五行，面對這些看起來很神祕的詞語，就是要征服它，弄清楚它是什麼，為什麼叫這個奇怪的名字。弄清楚之後，大家便會覺得，原來一切都是那麼的簡單。

我們已經知道，金、木、水、火、土無非就是代表著收斂、疏泄、封藏、宣通、運化這五種力量。

收斂之力叫金，而有關收斂的所有東西皆屬於金。例如下雨的過程，就是金氣發揮收斂之力

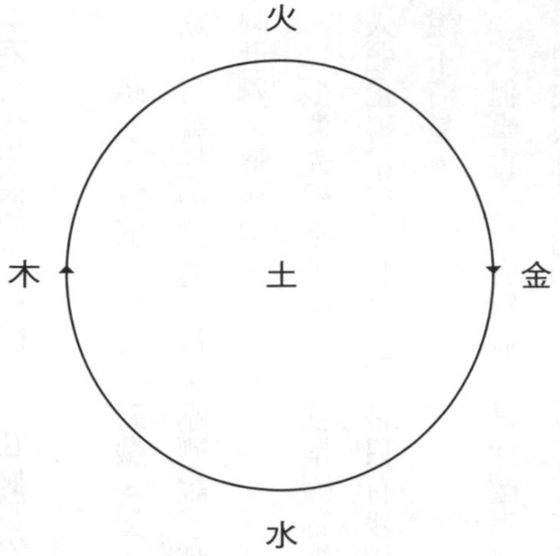

五行演化圖

的過程。而肺能將外界的氣收斂於下，所以「肺」在五行中屬於金。一切有關封藏的物質、動作都屬於水……我們用這五種力量來標記與它們相近的萬物，就能將萬物劃分歸於五行。

所以性格、顏色、聲音、味道、疾病都可以分為五行，中藥自然也可以分為五行。複雜的世界瞬間就變得普通了，一切不過是金、木、水、火、土而已。而我們將第二十八頁能量轉換的圖（自然界的五種力量），用五行來替代就會像上圖這樣。

在土的運化下，金之收斂到水之封藏，水封藏到一定程度，就會有木之疏泄，木積熱而變成火，火遇金則收斂。

如果第一次看上圖必定會被搞糊塗，但是換成能量的圖（第二十八頁），再聯想到雨的形成原理圖（第二十六頁），就再清晰不過了。要是能接受這個五行演化圖，便能很容易看懂五行生剋。

水為封藏，封藏到一定程度後，能量會過多，多餘的能量便升發疏泄出來，從封藏到疏泄不就是從水到木，不就可以說成水生木嗎？同理就有木生火，火生金，金生水。

看到這裡你大概會想說：等等，火生金是錯誤的吧，火不應該是生土嗎？

是的，在傳統理論中，火並不生金。但堅持認為火生金也沒有問題，事實上，火之宣通釋放能量後，就是到金接收能量了。

我們說過，能量的轉換，在狀態改變的那一瞬間都需要運化，也就是需要土。而從火的宣通，到金的收斂，這個過程更需要土，土是他們之間的過渡，所以就有火生土，土生金。要注意的是，那些「火燒了東西之後變成土，土裡面埋藏有黃金，就是火生土、土生金」的說法，是不夠嚴謹的。

相剋並非一物剋一物，有時是相互的克制

為什麼要說火生金也是對的呢？其實是想告訴大家，在**一開始學習中醫時，不要太在意五行的生剋**。

慢慢我們就會發現，相對於五行相剋，五行相生比較固定，因為要符合圓運動的自然規律，但是相剋就不一樣了。例如金剋木，收斂之力當然能剋疏泄之力。木就像一個想往外跑的小孩，而金就像一個嚴厲的爸爸，一把抓住了木，不讓他跑出去。我就在想，難道疏泄之力不可以剋收

斂之力嗎？一個往裡，一個往外，又沒說誰的力量比較大，但是為什麼一定是往裡收斂的打贏往外疏泄的？

相剋是一種對抗狀態，五行的相剋並非一物剋一物，有時候是一種相互的克制。水剋火，水能把火澆熄，只是因為此時的水大於火。如果水比火少，火反而能一下子就把水燒乾，此時難道不是火剋水嗎？

我可以很負責任的告訴大家，**不要用絕對的眼光來看待五行相生相剋，對於學好中醫會有很大的幫助**。那些沒弄清楚什麼是金、什麼是水、什麼是火的朋友，一學中醫就開始背五行之理，有生有剋，木生火、土生金……背得越熟，到後面越學不下去，所以我並不認同初學中醫就背《黃帝內經》、《傷寒論》。事實上，只要我們弄清楚了金是收斂、水是封藏、木是疏泄、火是宣通、土是運化，再記住圓運動的邏輯就可以了。

為什麼會用金、木、水、火、土這幾個名字來概括五種力量呢？

在我們勤勞智慧的先輩眼裡，金、木、水、火、土這五種物質最能代表五行的意義。例如，樹木不斷的生長，充分展現了疏泄生發之力。土位居天地之間，太陽的光熱需要透過土傳遞到地下，而樹木的生長更需要土的滋養，所以土可以完美解釋什麼是運化。金比其他四物都重，代表下降、收斂的力量。也許有人會說鐵是世界上最重的金屬，為什麼不以鐵來代表收斂之力？答案很簡單，古人分五行的時候，還不認識鐵呀。大家想用鐵來代表收斂之力也可以，只要把金生水變成鐵生水就好。名字而已，何必計較呢？

我們從能量轉化的角度分析下雨的過程，繼而將這些不同能量的轉化形式總結出來，最後導出五行演化圖（第三十頁）。那麼，這與救人治病的中醫有什麼關係嗎？關係可就大了。

人也是陰陽結合體，與大自然的規律相隨

人是一個陰陽結合體，也就是由能量和承載能量的物質組成。為了協調身體各種複雜的功能，人體中的能量，在物質的協助下，會演變成不同的形式。

人的日常活動，如行走、吃飯、玩耍、運動、思考等各種活動，都需要耗用能量，所以人體中能提供活力的能量，我們將它稱為「火」；濁物、渣滓從產生到排出，需要一股疏泄之力在後面推，血液在血管中流動同樣需要推力，所以人體中一些能量經過轉換後，具備了疏泄之性，我們將具有疏泄之性的能量稱為「木」；為了防止能量在體內過度蓄積而引發「爆炸」，所以有一部分的能量會被收斂，並封藏在物質中，我們將收斂的過程稱為「金」，封藏的過程稱為「水」；人體中的陽氣和陰體都由食物和水補充，而食物和水變化成陰陽需要運化之力，這個力當然也是由能量變化而成，我們將它稱為「土」。

為了能完成各種複雜的生理和心理活動，能量在人體內以金、木、水、火、土五種形式存在著，而它們相互之間形成了一個完備的體系，這個體系就是我們從下雨過程中總結出來的五行圓運動體系。

地球是能量和物質的結合體，人體同樣也是陰陽結合體。地球中能量高的物質會向四周傳遞能量，物質可以接受並儲存能量，而當能量蓄積到一定程度，便會迸發出來。人體內的陽氣和陰

體也是這樣運動和變化的。所以毫無疑問，地球中的能量和物質、人體內陰陽的運行，都是以五行圓運動的規律在運行。

更加神奇的事情是，人和大自然的規律不僅相同，而且相隨。什麼意思呢？

人的愛慕之心在春天比較容易萌動，會對新鮮事物感興趣，總有表白的衝動，所以在春天喜結良緣的人總是最多；人在夏天精力比較旺盛，有能力在事業上創造奇蹟，這就是為什麼奧運、世界盃等重大賽事，多半被安排在夏天舉行；人在秋天情緒會比較低沉，容易思念故鄉、思念那一個不在身旁的她，工作起來也缺少了夏天的那股熱情；而冬天則是最適合睡覺的季節。

一年之計在於春，一日之計在於晨。人在早上總能有如沐春風的美好感覺；中午是一天中精力最旺盛的時候，所以午餐總是吃得比較多；午後容易懶散，適合找幾個知心好友閒聚在一起，喝點小茶，配些可口的甜點；結束一天勞累的工作，吃過晚飯，泡個澡，我們便紛紛入睡了。

這個世界就是這麼奇妙，人類看似獨立的生活方式和習慣，其實都受自然的影響，甚至可以說是被控制。當自然界的能量高時，人體的陽氣也隨之而高，所以充滿了工作、生活的熱情和動力；當外界能量低時，人體的陽氣便也會降低，所以人便會休息、睡覺。

能量變化有其亙古不變的規律，大自然和人的能量皆以圓運動的規律在變化，而人體的規律又與大自然相隨。所以我們只要把能量運行的規律解釋明白、探究徹底，再加以天人合一的思想，便可揭開人體的奧妙，自然也就可以解決疾病問題了。

這就是中醫，天人合一的中醫。試問這樣的中醫，又有何可畏懼的呢？

03 五行的臟與解剖學的臟，不一樣

宇宙中的能量，都以金、木、水、火、土這五種形式存在著，而這五種形式的能量，又以圓運動規律在相互轉化和改變。

五行分別聚成五個臟腑

在土的調控下，能量高的火遇到了清涼的金，火的能量就會傳給金。金從火那裡得到一些能量後，遇到更為寒冷的水，能量又會再傳給水，並且被水封藏起來，水則變溫。水只能封藏一部分的能量，隨著金不斷的將能量傳給水，水中的能量會溢出而成木氣。此時能量就從水傳遞到木，而木氣的能量不斷聚集，就又會變成火。

能量的傳遞過程就是這樣，如環無端，似乎沒有起點，也找不到終點。中醫習慣稱能量為陽氣，其實是相同意思。陽氣最多的地方是火，而陽氣最少的地方是水。由於五行各具的陰陽不同，而陰陽的個性也不同，陽性主升，陰性偏降，所以五行在空間上會占據不同的位置。

古人透過觀察種種自然現象發現，水藏於北，木聚於東，火會於南，金集於西，土合於中。

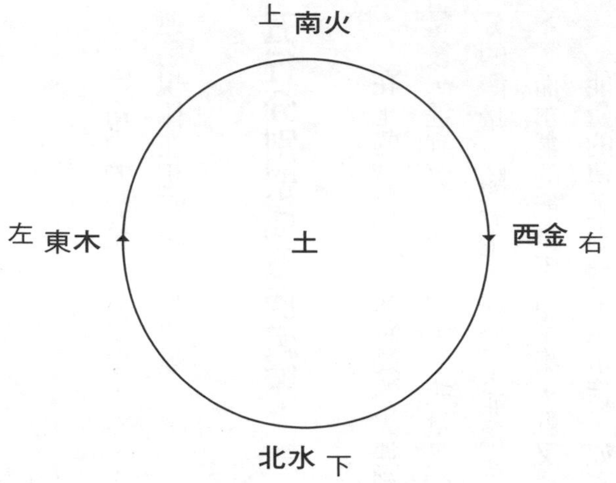

五行方位分布

上則為火，右則為金，下則為水，左則為木，中則為土。

人與天地相參，五行之氣在人體的分布，與天地的五行一致。所以，火氣聚於上而成心，金氣聚於右而成肺，水氣聚於下而成腎，木氣聚於左而成肝，土氣聚於中而成脾。

在這裡要知道的是，**中醫所說的五臟，是五行分別聚之而成，與解剖學的五臟**（按：指器官）**不一樣**。不過當然也有相通的地方。那麼，五行的臟與解剖的臟，在生理和病理上到底有什麼區別？這是現在中醫發展需要重點研究的問題，目前尚無定論，所以我們只能先避開解剖學的干擾，專心研究好五行之臟。

五臟就像五個國家，能量在五國之間流轉

五行之臟就像五個國家，裡面住著火、

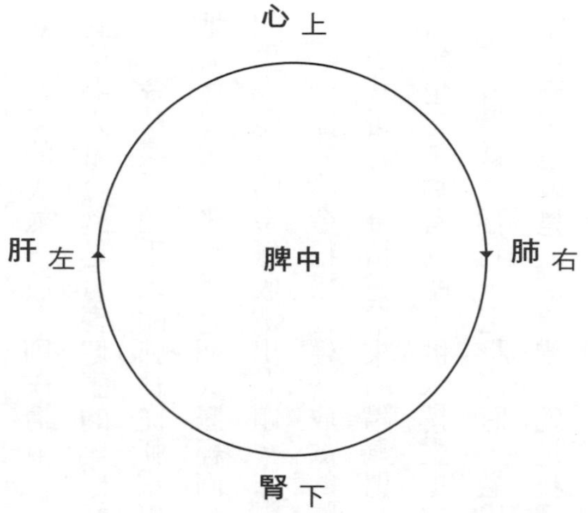

五臟在人體中的位置分布

木、土、金、水五種精靈。

心國住著一群高能量的火精靈，具有為人提供能量的宣通作用，他們透過心國獨有的路，走向全身並作用於全身，所以人身處處有火氣、能宣通。每個城都有這樣獨有的路，這些路合在一起，就是我們後面會說到的十二經。

心國有一個附屬的小國叫小腸，從心國出發的火精靈在人體內運行半周後，會在小腸國休息，然後走小腸國修築的路回到心國。心國到小腸的路，與小腸到心國的路，就形成了一個圓，心之火走向小腸時，小腸裡的火則走向心。要記住的是，心國才是火精靈的出發點，而小腸只是火精靈的暫住地，所以若火出了問題，要究其根源則在心，而非小腸。

心國裡的火精靈除了為人的生活提供陽氣外，還有一些會帶著陽氣走向肺國。肺國的天氣比較涼爽，火精靈到這後，能量會降低而變成了金精靈。金精靈因為其能量降低而具有收斂的作用，能收斂能量。

我們在劇烈運動時會流汗，此時木火宣洩之力強，故汗出，運動後一陣涼風襲來，汗就止了，這涼風就是金氣，涼則汗斂。運動後喜歡來一瓶冰涼的可樂，那感覺就像世界瞬間冰爽了。冰涼可樂的性質與涼風一樣，進入人體後增加了金氣，促使金氣收斂因劇烈運動而鼓動起來的火氣，躁動的火氣一收，則神清氣爽。但萬事太過則不吉，一個「爽」字裡面就有四個「乂」，運動後喝大量冷飲是有害健康的。學好了中醫後，自然能知曉這其中的道理。

金精靈透過手太陰肺經從肺國出發，從此走上收斂陽氣的大道。而走半周後在一個叫大腸的地方休息，之後從手陽明大腸經回到肺國，手太陰肺經和手陽明大腸經又構成一個圓。同樣的，如果人體內的金氣收斂出問題，罪魁禍首當然是肺，大腸只是其附屬國，只有承接的作用而已。一部分的金精靈會帶著收斂的陽氣走去腎國，原本天寒地凍的腎國，因金精靈的到來而煥發出一絲暖意。金精靈帶來的陽氣儲存在寒水中，而金精靈到腎國之後就變成封藏的水精靈，腎國當然也有其獨有的路，供水精靈走向全身，而其附屬國是膀胱。

當陽氣儲存到一定程度時，溢出的陽氣會推動水精靈飛至肝國，溫暖的陽氣與水精靈化合為木精靈，也就是血。沒錯，就是我們平常所說的血，其中的溫氣就為木氣。溫則升發，溫暖的木精靈喜歡往外飛，所以他們有疏泄的本領。因為木精靈的疏泄，人能排便、排尿。我們要清楚的知道，木氣能疏泄，靠的是其溫氣，而肝國的附屬國是膽。

肝國溫暖，心國火熱。肝國精靈具備的能量遠沒有心國多，所以肝國的木精靈不可能送能量給心國，那木精靈怎麼樣才能變成火精靈，也就是木氣怎麼變成火氣呢？

能量的起源是心火

講到這裡，我們知道精靈之間都是透過能量傳遞而變化，而能量的來源在心國，那心國的能量又從哪來？現在先假設木氣能變成火，這樣能量就會變成一個回圈，但是人會消耗能量，心之火又要靠什麼來補充呢？這一切都要從土國中尋找答案。

放心，這個圓我們一定能畫出來。因為怕這麼多國和這麼多精靈，混淆了大家的思維，所以我才會故意把最重要的環節給抹去了。

先總結一下，我們不難發現，五個精靈實為一個，只是在不同的環境具有不同能量，身分也隨之變換。所以五氣實為一氣，心之火氣到了肺就變成金氣，金氣在腎中就變成水氣，如此下去。這一切都是能量的傳遞，只要記住，中醫所說的五臟，是五行之氣在人體中分布的格局就夠了，所以，與其說五氣生五臟，倒不如說，五氣匯聚而成五臟。

上述的比喻，只不過是為了能具體的解釋，能量在人體內運行的規律，如果大家覺得不妥，不妨全部改成能量來理解也可以。其實學習中醫需要這樣的比喻，有趣之餘也便於理解。我在學習時，腦中總會在關鍵時刻冒出這種比喻，我認為這是幸運之神對我的眷顧。如果你沒有這種幸運，不要著急，慢慢學。請相信，幸運之神可能會遲到，但絕不會對勤奮的人罷工。

04 中氣——人能活著的原因

到目前為止，在我們的認知中，土氣仍然是一個神祕虛幻的存在，而上一論我們沒講完臟腑運動，也是因為土氣。到底土氣有什麼特別？又是如何發揮作用的？這一論就讓我們走進土氣。土氣又名中氣，為什麼叫中氣呢？古人認為，土氣為上火下水、上清下濁之間的氣，位居陰陽之中，所以稱中氣。

老子認為，天地萬物皆起源於中氣。在天地什麼都沒有，甚至是連天地都不存在的時候，宇宙只是一團混茫不分的中氣。

在「陰陽未判，一氣混茫」時，這團混茫的中氣突然運轉了起來，升而為陽，降而為陰。原始中氣裡，具備能量的升而成陽氣，沒有能量的降而為陰氣。陽氣聚在一起形成太陽，陰氣聚集化成萬物。當陰陽分開後，陰陽兩者就開始相互作用、相互影響，若干年以後就成了現在的宇宙、地球以及我們。所以，這個宇宙中的一切，皆來源於原始中氣。

現代科學逐漸接受了中氣變成宇宙的觀點，只不過他們把中氣改名為「奇異點」（Gravitational singularity）。大霹靂（按：Big Bang，描述宇宙的起源與演化的宇宙學模型）是目前解釋宇宙誕生原因中，最具有影響力的學說。這個理論認為，宇宙是由奇異點在很久以前一次大爆炸後膨脹形成的。中氣中的陽氣能變成太陽，可見「陰陽未判」時，中氣絕對是充滿能量的，而陽升陰降，不就正好說明宇宙是不斷膨脹形成的嗎？所以據此可以猜測，大霹靂中的奇異點應該就是中氣。

這裡我想提個奇怪的問題：現在的宇宙，是中氣陽升陰降形成的，如果中氣還存在的話，它現在會是在宇宙哪裡？根據英國物理學家史蒂芬．霍金（Stephen Hawking）的描述，黑洞會發出耀眼的光芒，體積會縮小，這很符合中氣的性質，那中氣會不會就在宇宙最大的黑洞中呢？這麼尖端科學的黑洞問題，只能留給科學家研究了，我們還是學中國古代的醫學吧。不要問我中醫為什麼這麼有前瞻性，我也很好奇，但我們只要知道，陰陽最初來源於中氣就好。

在自然界中，因為有太陽，我們已經習慣認為陽氣來源於太陽。所以現在人們所認為的中氣，只是一個陽變成陰、陰變成陽的臨界狀態，控制著氣的升降浮沉。由於太陽的干擾，要講清楚自然界中土氣之運化實在困難，我們只能從某些現象來論。但是在人體中就不同了，因為人體內沒有太陽，也沒有像太陽一樣，可以不斷向四周發散能量的東西。

人的一生，從出生到死亡，似乎與宇宙從產生到消失的過程更為相似。人活著時，中氣不斷陽升陰降以維持生命，而中氣消失殆盡時就會死亡。

脾胃是人體運行的樞紐，也是中氣的所在

粗略介紹了中氣之後，我們再來思考一個問題——人為什麼要吃飯？

不吃飯就沒法繼續活下去，活著的人一切生理運動都需要能量。人體內並沒有自帶一個可以永久釋放能量的小太陽，而且也不能直接吸收太陽能，所以只能靠吃飯來補充能量。下面我們來看吃飯是如何給人帶來能量的。

我們平常所吃的穀物和水進入胃後，會被脾中的陽氣磨化，變成精華供養人體，在這裡我們先將水和穀物分開來。

先看穀物的運化。穀物透過脾陽的磨化，變成精華和渣滓，渣滓往下傳，經過腸道變成糞便而出。精華則分為具有能量的穀氣，和能夠承載能量的穀精。穀氣隨脾陽左升而歸心、肺，穀精隨胃陰之右降而歸肝、腎。因此，《素問．玉機真藏論》曰：「脾為孤臟，中央土以灌四傍。」心之火氣靠穀氣上升來補充，所以究其根本，食物中的穀氣是人體一切活動所需能量的來源。而腎精和肝血的前體是穀精，穀精有承載能量的作用，所以由其所化生的腎精和肝血，都具有承載陽氣的功能。

脾胃運化食物，為人體帶來了穀氣和穀精，為圓運動帶來陽和陰，就如同最初中氣為這個宇宙帶來陰和陽，所以人的中氣即為脾胃之氣。我們在上一論中並沒有把人體的圓運動畫完，現在是時候把它畫完整了。

學習中醫的人都認同，脾胃是陰陽五行升降的樞紐，因為在很多情況下，脾胃出問題會導致肝氣不升、肺氣不降，進而影響整個圓運動。脾胃就像輪子的中軸，而心、肺、腎、肝之間構成輪子的外圈，中軸一轉動，帶動輪子轉動，具體運轉情況就如左頁圖。脾胃，樞紐之稱名副其實，可是又有多少人能清楚的解釋，脾胃為何能配得上這個稱號呢？如果我們可以弄清楚這個問

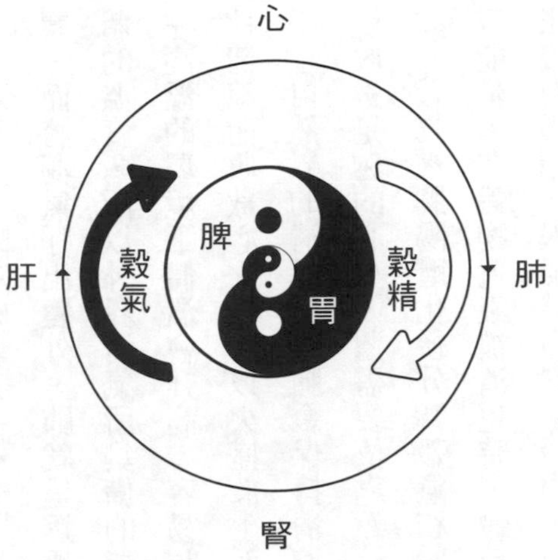

圓運動邏輯圖

題，就算是真正踏入中醫的大門了。

黃元御說：「己土（脾土）左旋，穀氣歸於心肺；戊土（胃土）右降，穀精歸於腎肝。」這句話概括了脾胃運化穀物的結果，也解釋了脾胃之所以為樞紐的原因。

穀物在脾陽的磨化下，其散發能量的穀氣，從中土升於心而化火，其用於承載能量的穀精，從中土降於腎而化水。在上一論最後說到，肝中之木氣是由腎中封藏之陽氣升而化成的，初木之陽為稚陽，沒有足夠的能力升於上，再於全身行疏泄，更不會升而化為火。不過從中土升上來的脾陽和穀氣，可以幫木氣的忙，因為穀氣具有強大的能量，從腎水中脫穎而出的木氣升到中位時，穀氣與脾陽便助木氣一臂之力，令其有足夠的能力到達全身行疏泄，並上升化為火。

不知道你們有沒有發現，當肚子餓時，脾氣容易暴躁。因為人在肚子餓時，中土之脾陽和穀氣弱，這個時候木氣得不到能量，不能順利升達，肝氣就會鬱滯，人就容易發怒。至於為什麼肝氣鬱就會讓人發怒，這個問題我將在第七篇裡回答。

心火遇涼則收，化為肺氣，故肺氣清涼而性收斂。心火遇到清涼之肺，能量降低變成了肺氣。可是作為充滿能量的心的鄰居，肺是怎麼保持清涼的呢？

《素問．陰陽應象大論》曰：「天氣通於肺。」肺透過呼吸作用，將自然界的清氣吸入人體，而將濁氣呼出體外，肺就是透過這一吐一納來保持清涼。一般情況下，外界的溫度會低於人體的溫度，所以外界清氣所具備的能量，低於人體內的火氣，吸入清氣使得肺清涼而能收斂。人在高溫的環境下體溫會升高，容易眩暈、頭痛、噁心，就是因為吸入的氣不再清涼，不能使肺保持清涼而收斂心火，所以火盛於上而發病，這種情況就是我們常說的「上火」。

自然界的清氣能使肺金保持清涼，但是這樣的收斂之力有限。什麼意思呢？就是單靠清氣無法收斂足夠的心火，還需要依靠穀精和胃陰來完成收斂的任務。

穀物被脾陽磨化後分為穀氣和穀精。充滿能量的穀氣為圓運動提供陽氣，而穀精的作用是承載能量。在穀物還沒被消化時，穀精和穀氣是一體的。穀精承載著穀氣，使得能量不會飛散。如果沒有穀精，穀氣就會飄離穀物，而升於上空。

穀精是一個收斂、存儲能量的載體。所以當胃陰和穀精右轉降於下時，穀精能幫助肺金完成收斂心火的任務，並將收斂而來的陽氣一同帶入腎水中，使得腎水溫暖。故黃元御說：「胃土右轉，收斂之政行，故清涼而化辛金。」

如果中氣不運，食物就會停滯在胃中而成宿食。食物不被消化就不會有穀氣和穀精。沒有穀氣，木氣不能往上升達成火，沒有穀精，金氣不能向下收斂成水。中氣一衰，金、木、水、火都會出問題。所以脾胃是人體五行之樞紐。正如黃元御在《四聖心源．氣血原本》裡所言：「蓋脾土左旋，生髮之令暢，故溫暖而生乙木（肝木）。胃土右轉，收斂之政行，故清涼而化辛金（肺金）。」

溫暖才能生乙木，清涼才能化辛金。脾土升穀氣為肝木帶來溫暖，胃土降穀精為肺金帶來清涼。樞紐之理如此而已，可是講得清楚的人又有多少？所以不得不感嘆黃老的博學，把醫理分析得如此透澈明瞭。

水是能量留在人體裡的媒介

似乎到這裡我們就把五行運動之圓畫完了，但事實上我們真的完成了嗎？

中醫理論為根基，臨床實踐是枝葉，切莫在學習理論的時候趕時間。學習是件快樂的事情，如果連學習都是趕著的，這世界還有什麼事能讓我們停下來享受？不打牢根基，實踐起來必定會搖搖晃晃。偉大如乾隆御醫黃元御都花了近十年的時間學習《傷寒論》，我們又豈能著急這一時半刻？

了解穀物在脾胃中的運化，知道脾胃在人體中發揮樞紐的作用，但脾胃並不只是運化穀物而已，還運化著更為重要的物質——水。

《本草綱目》說：「藥補不如食補，食補不如水補。水是百藥之王，水是營養之首。」水

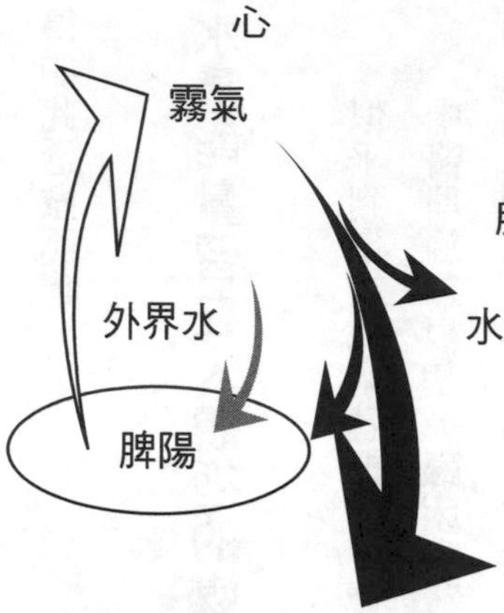

脾陽運化水

是生命之源，人可以三天不食，但不能三天無水。那水對於人到底有什麼作用？在人體內又是怎麼運行的？

《四聖心源．精華滋生》曰：「水穀入胃，脾陽磨化。」水跟穀物一樣都是由脾陽磨化的，但是水的磨化比穀物難，需要的脾陽會更多。進入胃的水，靠脾陽和穀氣蒸於上，化為霧氣，霧氣遇到清涼的肺金則化為水，水進入人體後，透過一蒸一斂滋潤臟腑。

水在人體運化的過程是不是很像下雨？所以不要再好奇為什麼在第二論中，會花大篇幅講下雨的過程了，一切冥冥中自有註定呀。

《素問．陰陽應象大論》曰：「地氣上為雲，天氣下為雨。」人喝進體內的水，透過脾陽蒸於上而為霧氣，歸於肺家。肺金清肅（按：指潔淨、清濁），霧氣遇冷降灑，化而為水。氣化之水，有精有粗。肺金透過肅降（按：指肺氣潔淨之後得以順暢）將水運送到全身，其中精者入臟腑成為津液（按：泛指體內一切液體），臟腑得津液潤澤而不渴。水中粗者入膀胱而為溲溺（按：尿液）。看到在這裡大家可能會問，穀物有精粗容易理解，因為能看到形狀大小，怎麼水也有精粗呢？

人們對於水的認識，似乎只停在 H_2O，如果思維停留在平常生活接觸的水，那就分不了精粗。水隨著外界環境不同，其狀態也會不同，在寒冷的環境是冰，在炎熱的環境可能就變水蒸氣。不同的狀態有不同的名字，但其實都是水。所以如果冰、水、水蒸氣三者能分精粗，氣化之水當然也可以。氣化的水得到的能量並不是全部一致，所以一堆霧氣裡，也有能量高和能量低的，不同的能量會對其狀態產生影響，所以氣化之水也有精粗之別。

我們不需要完全理解水之粗細，因為這對理解理論幾乎沒有影響。在這裡寫出來，主要是想讓大夥感受一下自然內在的魅力。

胃土右轉，肺金才能進行收斂，而肺金將霧氣化為水的過程，同樣少不了胃陰和穀精的幫助。水與穀精結合下行到腎，補充腎水。腎水得到肺金收斂而來的心火，溫而上升成為肝血。肝血中的溫氣，因脾土之左升而上達於心，成為心火；肝血中的陰液升達而為心陰。所以腎水、腎精、肝血、心陰，皆源於水和穀精。

陽氣喜歡往上升發，所以需要依存在陰水中，才能藏於人體內。如果人缺水，陽氣便會脫離身體而散出，人就會有生命危險，可見水對於人的重要性。

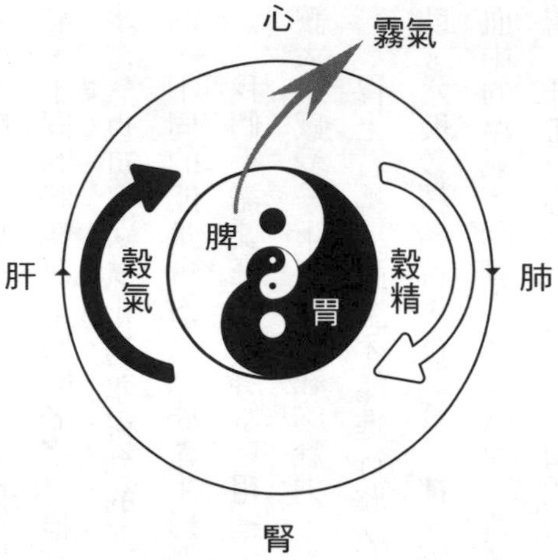

完整的圓運動

脾胃運化食物，帶動完整的圓運動

穀物與水透過中土脾胃的運化，為人體帶來了陰和陽。至此，我們真的就可以把人體五行的圓運動畫圓了。

對照著上圖，我們將整個圓運動的過程完整的演示一下。

水和穀物進入胃土，透過脾陽的磨化後，水和穀氣隨脾陽升於上，充滿能量的穀氣成為心火，水成為霧氣。

穀精隨胃陰降於下，使得肺金清涼而能收斂，上升的心火遇清涼之肺而降為肺氣，上升的霧氣遇清肅之肺金化為水。

水與穀精帶著收斂而來的陽氣，下行入腎，並補充腎水。腎水得到陽氣而變溫。

腎水溫度升高而化為肝血，肝血原本僅能半升，在得到脾陽與穀氣的幫助下，其氣達於上而化心陽，其血達於上而滋心陰。

土氣運化為圓運動帶來了動力，脾土左旋和胃土右轉帶動整個圓的轉動。土不但是圓的中心，更是圓的核心，所以中氣之盛衰，直接影響著人的生命品質。

整個圓運動陰陽同行，使得火不過熱，水不過寒。《四聖心源．中氣》曰：「脾升則腎肝亦升，故水木不鬱；胃降則心肺亦降，故金火不滯。火降則水不下寒，水升則火不上熱。平人下溫而上清者，以中氣之善運也。」圓運動正常運轉，令人下溫上清、健康無疾。

整個圓運動概括介紹完了，如果你弄明白了，恭喜你已經真正步入中醫之門。如果還是有點迷糊，沒關係，從現在開始，我將把圓運動的思想貫穿於所有要談的問題。實驗是檢驗真理的唯一標準，接下來，我將帶領大家去感受圓運動的神奇和偉大。

05 排尿和拉屎都順，就不容易生病

有精華就會有糟粕（按：酒糟、米糟或豆糟等渣滓，比喻粗劣無用的東西），而人是透過排尿和拉屎的形式，將糟粕排出體外。想成為一名懸壺濟世、妙手回春的醫生，自當不該避諱屎和尿，因為排泄情況在臨床診斷上有非常重要的價值。如果醫生覺得談屎尿有失身分，病人覺得不好意思，兩者「默契」的避開這個「不雅」，就可能會導致診斷錯誤，造成嚴重後果。

排便順不順，是金斂與木泄之爭

有位現代詩人寫道：「屎是米的屍體，尿是水的屍體。」這句話無論是從漢字的結構分析，還是從闡述道理來看，都非常完美。《四聖心源．精華滋生》：「水穀入胃，脾陽磨化，渣滓下傳，而為糞溺。」穀物經過脾陽的磨化，其中穀精和穀氣隨著脾升胃降輸送到全身，剩下的殘渣從胃進入腸道。殘渣在腸道中囤積到一定程度時，就從魄門（肛門）而出。

糞便之所以能在腸道中囤積到一定程度，是因為魄門有控制的作用。魄門即為肛門，受木氣疏泄之力和金氣收斂之力相互控制。脾陽升而肝木達，在脾陽的幫助下，升達的木氣透過肝經和膽經行於全身，故人體處處有木氣。胃陰降而肺金斂，在胃陰的幫助下，降斂的金氣透過肺經和大腸經行於全身，故人體處處有金氣。升達的木氣和降斂的金氣在魄門相遇，金融而氣調，木榮而血暢，一收一疏的融金和榮木，能夠調控魄門的排便工作。

《四聖心源·痢疾根原》：「金性斂而木性泄，其出而不至於遺矢者，庚金斂之也，其藏而不至於閉結者，乙木泄之也。」木和金一斂一泄，控制著魄門這個開關，所以有關排便的問題只要研究金木就好，金木和諧則排便通暢，金木不和諧則排便不暢。而金木不和諧，其實就是收斂之金與疏泄之木兩者之間不和，甚至打架。

這個世界上，只要是打架，結果就永遠是以下三種。

第一種：收斂之金打贏了，則木行使不了疏泄之力，糞便則排泄不出，故金斂之力強則木欲疏而不能，遂便祕。

第二種：疏泄之木打贏了，收斂之金抵擋不了木的攻擊，糞便就會像失控一樣排出體外，故木泄之力強則金欲斂而不能，遂泄利（按：腹瀉）。

第三種：金和木兩者僵持住了，金偶爾占上風，木偶爾更強，這樣一來一往會傷了腸道，最終可能會發生痢疾。

只要圓運動不正常，人體能量轉換就會出問題，原本可以在一起有序協調的各種力量，就可能發生矛盾。一旦發生矛盾，人就會出現各種不舒服，這些不舒服就是人的病症，所以我們可以把疾病都看成是五行之間的矛盾。

遇到排便的問題，先考慮到這是木與金的矛盾之爭；其次再判斷是木陷於下，是金鬱於上，還是金木同陷；最後修補矛盾之爭帶來的破壞，解決了金木矛盾，則排便的問題迎刃而解。

舉個例子，若脾陽衰弱不升，導致木氣升達不上去。升不了的木氣會越鬱結越想疏，往上走不了就往下行疏泄。此時木氣強於金氣，所以木氣後泄而為下利（按：同下痢，即是拉肚子）。平常所說的吃錯東西拉肚子，幾乎就是這個原因。此時只要溫補脾陽，升達木氣就可以。簡單的說，只要茯苓、乾薑、桂枝、甘草這四味藥就可以。如果家裡不方便常備中藥，可以備一盒補中益氣丸，醫理是一樣的，甘草、茯苓培土燥溼，乾薑溫補脾陽，桂枝升達木氣。

去除了脾土的溼氣，脾陽就能快速恢復，脾陽一升，則木氣在桂枝的幫助下就能上達得更快，這樣木氣就不會鬱陷於下，而糞便沒有了木疏泄的動力，就不會再下利，就能止住拉肚子。當然木氣鬱陷可能會化熱，也可能鬱而成風，耗傷津血，這都需要進一步的診斷，所以若是吃了補中益氣丸也沒用，就得馬上看醫生，不可貿然耗下去。拉肚子的過程會泄中氣，久利不止是會有生命危險的。排便的問題先粗略談到這裡，後面我還會更詳細的講。

排尿問題也是木泄惹的禍

排便由木氣和金氣相互控制，所以才會疏斂有度，排泄正常。而正常人的排尿也是由疏和斂這兩種作用相反的力量控制，不過不再是木氣和金氣這麼簡單了。

我們還是從頭開始說起。毫無疑問，尿來源於水，所以說「尿是水的屍體」再恰當不過。上一論剛講過，飲入的水在胃中，經脾陽的蒸化向上變成霧氣，而霧氣經過肺家的涼降化為水，其精者入臟腑而為津液，其粗者則進入膀胱而為溲溺。在這裡我們先來談兩個問題。

其一，為什麼糞便是乾的？平常我們吃的食物中會含大量的水，有時候吃飯也會喝湯，水和穀物同時進入人的胃，為什麼產生的糞便卻是乾的？如果你弄懂了上一論的內容，這裡就不是問題了。這是因為水在胃中只是停留一下，就馬上被脾陽蒸於上，而穀物中的渣滓順胃而下，水和渣滓在胃中就分開了，胃中的水不會進入腸道，所以糞便是乾的。

其二，拉肚子時拉出的水從哪裡來？答案是從胃順流下來的。可是剛剛不是才說，胃中的水會被脾陽蒸於上，不會下到腸道中去嗎？沒錯，但是前提得有脾陽蒸水化氣。如果中土脾陽衰弱，無法完全蒸化水，水就會流入腸道，與糞便糾纏在一起。腸道湧入大量的水，失去了收斂的作用，就會導致泄利，當然這期間也少不了乙木的搞鬼。我剛剛推薦治拉肚子的四味中藥裡，乾薑補脾陽，一方面是為了達木，還有另一方面就是為了蒸水化氣。所以不要覺得我在開玩笑，那四味藥真的不是隨便介紹的。

排尿過程受水的封藏之力與木的疏泄之力控制，氣化於上的水，由肺金涼降而歸於膀胱，肺金從上收斂的火也隨之入膀胱，這個火就是從心火而來的，這裡稱為相火（至於為什麼要把這裡的火稱為相火，我們以後會談，只要先記住都是火就好）。

膀胱是腎的附屬國，膀胱之水能把相火傳遞給腎水。腎水得到相火後，變成一池暖泉，其中的溫氣能生肝木，木氣發達，疏泄便能通暢無阻。而膀胱將相火傳給了腎，膀胱保持清通而水利。相火閉藏在腎中，使得膀胱水府清通，水府清通為木氣行疏泄提供一個順暢的環境，而木氣又受到金氣的制約使得疏泄有度，所以「水藏而不至於閉癃（按：排尿不順），出而不至於遺溺

（按：尿失禁）」。

思考小便的問題，主要還是圍繞在相火和木氣這兩者，金氣對小便的約束力並沒有那麼強。所以有些腎虛不封藏相火的人，一打噴嚏，尿就會不受控制的流出來，而他們收斂之金氣卻不一定會弱。

相火和木氣之間的問題，集中在下陷於水腑（按：指膀胱）的木氣與相火，形成正面的對抗：相火要從膀胱進入腎水，而鬱陷的木氣偏偏要從腎水往外排泄，這樣兩者就很容易打架，這一打架還是那三個結果，後面我們再談。

排便出問題是金氣與木氣打架，排尿有問題則是木氣與相火打架。這個木氣都是打架的發起者，少陽萌動，沉不住氣，就好像一個總喜歡在外面惹事的好動少年。所以我們需要管理好木氣，別讓他那麼衝動，要讓他成長起來。所以黃元御在治病時，一遇到木氣鬱陷，就會馬上讓其升達，不敢有一刻怠慢。

五臟必須滿而不能實，六腑應該實而不能滿

膀胱之所以為陽腑，而腎為陰臟，是因為膀胱裡的水含有的能量比腎的高。也正因為兩者能量有差別，所以膀胱能把相火傳遞給腎水。

對於臟腑陰陽論，比較受歡迎的觀點是「臟主內而腑主外」，所以臟為陰而腑為陽。我想說，這種觀點很牽強，憑什麼在外的就是陽，在裡的就是陰？在寒風凜冽的山村裡，一戶人家燒

起暖爐，屋子一下就暖和起來，難道這個時候屋裡是陰、屋外是陽？陰陽是以能量的多少為標準，跟位置沒有絕對的關係，只不過能量喜歡往外跑，所以人們會認為裡為陰、外為陽。

臟腑之陰陽是根據能量的高低來分辨。《素問．五藏別論》曰：「所謂五臟者，藏精氣而不瀉也，故滿而不能實。六腑者，傳化物而不藏，故實而不能滿也。」五臟藏精氣，主要是為了五臟之間轉換能量，而六腑是在傳遞物質，所以六腑需要更多的陽氣來傳化穀物、水、渣滓等，故腑相對會比臟含有更多陽氣，所以臟為陰，而腑為陽。

相信很多學中醫的朋友，會被「滿而不能實，實而不能滿」這句話弄糊塗。記得有這麼一個故事：一個國王跟他三個兒子說，誰能在花錢最少的情況下把屋子填滿，誰就是下一任國王。老大和老二買了很多沙子和稻草，最終都沒能把屋子填滿，而這時候小兒子拿出一根蠟燭，並用火柴點燃，房間瞬間充滿燭光，小兒子最後憑藉著智慧成為王位繼承者。

這個故事對於理解「滿而不能實，實而不能滿」有一定的幫助，它提醒我們，要充滿一個空間，並非要用有實際體積的東西不可。

臟主藏精氣，精氣越多越能帶來更多陽氣，所以臟充滿精氣是吉象。可是精氣不像穀物一樣有實在的體積，而臟要被精氣填充，就不能被水穀這些有形的東西占據空間，故五臟是「滿而不能實」。

六腑是傳化飲食水穀的，既然要傳化就必須有空間，就好比一輛運煤的車要行駛在道路上，首先得保證道路不壅堵，更不可以被填滿，故六腑是「實而不能滿也」。

06 一年有四季，不同季節不同病

用五運六氣來推測未來的天氣，和疾病的發生趨勢，是一件非常好玩的事情。若非學藝不精，我還真想戴副墨鏡，在市場旁擺個攤給人「算病」，告訴來算的人明年會是什麼景況，得注意哪些健康問題。

想必到時候會有人來批我迷信和故弄玄虛，老實說，我並沒有能力把五運六氣學貼上科學的標籤，但這不意味著它不科學。要想科學的解釋，需要研究整整六十個甲子年的天氣變化情況，正因為工作量太大，這件事就沒人敢開始做。可是只要此事不完成，就無法證明五運六氣學的科學性，所以一直以來，用五運六氣學說預測天氣和疾病，總被人認為不靠譜（按：不可靠）。

西元一九七〇年代，五運六氣這門學說，差點就被一些別有用心的人破壞，幸虧當時一些在運氣學造詣頗深的前輩極力護持，現在我們才有機會了解這門學說。這門由前輩冒著生命危險保留下來的學說，怎麼樣也值得我們花時間來研究一下吧。

若我是氣象局局長，必會抓緊時間把過去六十年的天氣變化整理出來，再與傳統的五運六氣學說相對應研究，弄出一本能指導人們生活和預防疾病的「現代五運六氣學」。這必將會是一本改變人們生活的書，甚至可以與張衡的地震儀相媲美。可惜我不是局長，沒有能力召集大批有能之人來做這個事情。且罷，我們還是做些力所能及的事吧。

五運六氣學說——自然界的圓運動

五運六氣學說最早被記載在《黃帝內經》裡，《黃帝內經》大概是戰國時期問世，裡面的五運六氣學說已經很完整，這麼複雜的學問不可能是由某人瞬間頓悟出來的，所以我認為，五運六氣學說形成的時間，可能要在戰國之前。

戰國時期是西元前四七六年到西元前二二一年，距今兩千多年了。兩千多年前與現在會有什麼差別？這麼說吧，如果讓你跟一個來自戰國時期的人聊天，你有信心能聽懂他說的話嗎？你們有著兩千多年的文化差距，你跟他說現在已經可以隔空上網聊天，他跟你說今天出門前算了一卦是明夷卦，所以就出門了。讓人哭笑不得的是，你說的是現代的普通話，他說的是戰國時期的話，你們之間的對話大概也不會超過兩句。

我們能想像，與戰國時期的人交流是很困難的，若想完全看懂他們寫的書，幾乎是一件不可能的事情。所以那些初學中醫的同學，千萬不要只抱著一本《黃帝內經》讀，你是不可能完全搞懂的。再說，到現在也沒有人敢說，自己完全搞懂了《黃帝內經》。同樣，單獨看《黃帝內經》，也無法理解五運六氣學說，因為裡面有很多我們不認識的字，和不屬於我們認知範圍內的邏輯。比如《素問．天元紀大論》中，「太虛寥廓，肇基化元，萬物資始，五運終天，布氣真靈，摠統坤元，九星懸朗，七曜周旋，曰陰曰陽，曰柔曰剛，幽顯既位……。」我們顯然看不懂這些，可是現在好多人在談五運六氣時，卻總會冒出這些字詞，貌似很有知識，但卻讓人聽不懂，也不知道他本人是否真的懂。

我們提了那麼多次五運六氣，那到底什麼是五運六氣呢？六氣是指六種天氣，即寒、熱、暑、燥、溼、風。而五運是指五行的運行規律，也就是前面說過的，能量傳遞的五行圓運動規律。而五運六氣學說，就是將自然天氣變化和五行運動規律結合在一起的學說。

一年四季流轉也是源於圓運動

太陽透過傳遞光熱為地球帶來能量，而這些能量作用於地球表面會形成很多自然現象，這其中就包括天氣和氣候。因為在太陽公轉和地球自轉的影響下，地球上的能量會從高傳到低，再由低蓄積到高，這種匯集成一個圓的規律，就是能量的圓運動規律。能量的變化會使地球呈現不同的天氣，如地球表面的能量高，天氣就熱；地球表面能量低，天氣就寒；空間裡的能量差異，會影響空氣流動而形成風；太陽發散出的能量，還能蒸騰地面的水，水在地面彌漫會形成溼氣，升於高空遇冷還會形成雨。因此，水與空氣在能量的影響下，形成了複雜的天氣。

因為能量呈圓運動的規律，所以天氣也會隨之有一個規律。一年四季輪回，是我們比較熟悉的一種規律，此外還有二十四節氣。應該不會有人質疑一年是由春、夏、秋、冬四季組成的吧？因為這太明顯了，暖春一過就是熱夏，緊接著就是涼秋，跟在後面的是寒冬，寒冬過後又回到暖春。即使有一些地方號稱四季如春，可是那裡的一年四季其實也有著很大的差別。

一年之中能量以圓運動的規律變化，這是一年產生四季的根本原因。可是地球的能量變化規律，始終沒有像太陽公轉和地球自轉那麼恆定。因為陽氣，也就是能量，在變化的過程中受到地球環境的影響，例如：高山、大河、岩石，或是一望無際的草原。這些因素破壞了原本恆定的能量變化，導致每一年氣候都有略微不同：有時冬天特別冷，有時卻又不太冷；有時夏天熱得半死，有時反而滿涼爽的。

複雜的地球環境，將原本有恆定規律的能量變化弄得不太規則，而能量的變化又不會因為過個年就留在上一年，它還會影響第二年的能量變化，也就是會繼續影響來年的天氣，這樣就導致了每一年的天氣幾乎都不完全一樣。而有一些關鍵的變化還會像蝴蝶效應一樣，甚至能影響幾年後的氣候。所幸的是，地球環境變化甚小，所以能量變化引起的天氣變化，還是有一定規律可循。

我們偉大而又勤勞的祖先，將氣候變化做了一次超級系統的整理後，發現中國的氣候會以六十年為週期回圈，年與年之間相互影響，每一年有其特定的規律。古人把這些氣候變化規律整理出來，就形成了五運六氣學說。

我們的祖先在分析影響天氣變化的因素時，除了立足於地球環境外，還研究到了天空中的九星和七曜。九星包括天蓬星、天芮星、天衝星、天輔星、天禽星、天心星、天柱星、天任星、天英星，七曜包括日、月、金星、水星、木星、火星、土星。此外，還觀察到二十八星宿。

沒錯，地球附近的星球，一定也會影響到太陽傳遞能量給地球。放在現代，還有誰有勇氣這樣全面研究一個問題，這遠比弄出一艘頂尖航空母艦要艱難得多。

我無法想像，生活在兩千多年前那個科技落後，而且戰火紛飛年代的人，是怎麼研究出五運六氣的。更不敢想像，為了這個五運六氣的規律，中華民族付出了多少財力？花了多少時間？流了多少血？又死了多少人？可是現在居然有人企圖，讓五運六氣以偽科學這樣莫須有的罪名永遠消失。如果最終這麼偉大的學問就這樣遺失了，我們拿什麼去見千千萬萬為之奮鬥甚至犧牲的祖先呀！

天干地支紀年法

好吧，我們繼續學習。講五運六氣學說，得先從天干地支開始。天干是取義於樹幹，而地支則取義於樹枝，所以天干地支有干支主次之分。不過，天干地支從最直接的用途上看，只不過是用這兩組數來計算時間而已。

天干有十個數，依次為：甲、乙、丙、丁、戊、己、庚、辛、壬、癸。

地支有十二個數，依次為：子、丑、寅、卯、辰、巳、午、未、申、酉、戌、亥。

不要害怕這些看起來很深奧的字，大家覺得難懂，只不過是因為我們用得少而已。就好比蘋果手機剛上市時，滿大街都宣傳著 iPhone 4，第一次聽到時，我還以為是一種糖果的名字。所以，根本不需要害怕這些陌生的字，我們的祖先是勤勞而樸實的人，追求的都是至高至簡的大道，不會用枯澀難懂的文字來傳播大道的。

剛接觸天干地支的時候，我只把這些字當成是計年用的工具，就跟用阿拉伯數字「2022」表示年分一樣。不過我還是想建議，大家如果不太熟悉這些字，先拿筆寫幾遍。對於學習中醫的人來說，一定要熟悉天干地支這些字，而且不能混淆，特別要注意「乙、己、巳」和「戊、戌」，這幾個字出錯率很高。

古代的人是怎麼用天干地支這兩組數來紀年的呢？

天干地支兩組數中兩兩搭配，合一記為一年，然後按順序依次都進一位元，天干按甲、乙、丙、丁的順序輪回，地支按子、丑、寅、卯的順序輪回。輪回的意思就是天干從甲出發，每一年進一位，第二年就為乙，依次下去第十年的天干就為癸，到第十一年又回到甲，再從甲開始進位。地支也是這樣輪，只不過地支輪回週期為十二年，天干週期為十年。

比方說，如果第一年是甲子年，第二年是乙丑年，第三年是丙寅年……第十年是癸酉年，到這裡天干已經排完了，可是地支還沒，下一年怎麼算？第十一年天干輪回到甲，而地支繼續進一位為戌，所以第十一年為甲戌年，第十二年為乙亥年。到這裡地支排完了，下一年地支就輪回到子，所以第十三年為丙子年。天干的週期為十年，而地支的週期為十二年，它們之間的最小公倍數為六十年，所以從甲子年到下一個甲子年需要六十年。

舉個例子，一九二四年是六十甲子第一年，即甲子年，甲為天干，子為地支。到了一九二五年，天干和地支都得進一位，是乙丑年，這樣依次下去，一九三三年就是癸酉年。到了這裡，天干已經輪一圈了，可是地支還沒有，所以，天干從頭開始，地支繼續進一位，所以一九三四年是甲戌年，同理，到了一九三六年地支從頭開始，即為丙子年。一九八四年與一九二四年正好相隔

天干	甲	乙	丙	丁	戊	己	庚	辛	壬	癸
地支	子	丑	寅	卯	辰	巳	午	未	申	酉
	戌	亥	子	丑	寅	卯	辰	巳	午	未
	申	酉	戌	亥	子	丑	寅	卯	辰	巳
	午	未	申	酉	戌	亥	子	丑	寅	卯
	辰	巳	午	未	申	酉	戌	亥	子	丑
	寅	卯	辰	巳	午	未	申	酉	戌	亥

六十甲子年排列順序

六十年，所以一九八四年也是甲子年。我們以天干為主幹，地支為背景，列一個六十甲子年的表。

按照這樣的順序排，六十年為一個甲子週期，二〇一四年正好是甲午中日戰爭一百二十周年，所以二〇一四年是甲午年，二〇一五年在甲午的基礎上各進一位，則為乙未年。天干地支紀年法是不是沒有想像中那麼複雜，其實就是這麼簡單。以後我們寫文章落款時間就可以用天干地支了，例如「文章停筆於乙未年己卯月辛卯日酉時」（二〇一五年三月十六日下午五點）。

正如上面落款所寫得那樣，月分、日期、時辰與年分一樣都是以六十甲子為週期輪回，而且是各輪各的，互不影響。月分從甲子月輪六十個月後又到甲子月，日期也是從甲子日輪六十天後又到甲子日，而時辰是從甲子時輪六十個時辰又回到甲子時。傳說中的生辰八字，就是指嬰兒出生那一刻的時間，例如某某生於「乙未」年「庚辰」月「丁巳」日「庚午」時，這個時間由四個天干地支組成，總共八個漢字，所以被稱為生辰八字。把年月日都用天干地支來表達，會比較混亂，容易讓人迷糊，所以民間百姓常會化繁為簡，單獨用地支來代表農曆月分。

子月：十一月　丑月：十二月　寅月：一月

卯月：二月　辰月：三月　巳月：四月

午月：五月　未月：六月　申月：七月

酉月：八月　戌月：九月　亥月：十月

可能有的人會問：為什麼不以子月為一月呢？這是因為漢武帝為了更配合農耕，將立春定為每年之始（這個規定持續兩千多年，後來被袁世凱篡改了），而按照黃帝計數時間，立春的時候是寅月，所以就將一年之始的寅月定為一月。

至於日期就直接用數字，一月第一天就是寅月初一，依次下去。

古人以一個地支為一個時辰，計算每一天的時間，一天有十二個時辰，即二十四個小時。那很明顯，一個時辰是兩個小時。以子時為一天之始，按順序排，最後以接近子時結束。具體分布如下。

子時：二十三點至隔日一點　丑時：一點至三點

寅時：三點至五點　卯時：五點至七點

辰時：七點至九點　巳時：九點至十一點

午時：十一點至十三點　　未時：十三點至十五點
申時：十五點至十七點　　酉時：十七點至十九點
戌時：十九點至二十一點　　亥時：二十一點至二十三點

這其中有爭議的地方是，到底以凌晨零點為一天的開始，還是以子時二十三點為始。按現在二十四小時計數，是以凌晨零點為開始，按地支來算，則是以二十三點為開始。假設有一孩子出生在大年三十晚上十一點半，按照天干地支來算，他應該算是正月初一生，可是爸媽覺得大年三十的日子比較好，以還沒到凌晨零點為理由，認為孩子是大年三十出生，這樣出生半個小時後，虛歲就算兩歲了。我覺得兩種方法都可以，討吉利而已，不用太苛刻。

我們用天干地支來紀年、計月、計日、計時的方法都講完了，為了檢驗一下學習成果，現在放下書想一下，北京奧運會開幕式的時間（農曆二〇〇八年七月初八的十六時）用天干地支來看，是什麼年什麼月什麼日什麼時？如果都對了，那就繼續下面的內容吧。

天干地支能分析氣候規律

單從計數層面看，天干地支已經沒什麼東西可以講了，可是這在五運六氣學說中才剛開始，連入門都不能算，就好比在解讀哥德巴赫猜想（按：Goldbach's conjecture，主張任一個大於二的偶數，都是兩個質數之和）時，才剛說完一、二、三是什麼。真的，我們只講了一、二、三，還沒講加減乘除，更別提那些更加高深的猜想。我們自然不能滿足於一、二、三，不然買個菜都會被騙了。

請允許我問一個問題：亥月、子月、丑月組成一個什麼季節？

亥月、子月、丑月也就是農曆十月、十一月、十二月，這三個月正是冬季。冬季天氣有什麼特點？寒冷。

好，那再問個問題：亥時、子時、丑時天氣有什麼特點？

亥時、子時、丑時也就是午夜九點到隔天凌晨三點，這是一天最冷的時候。好，你再看一下，我剛剛說的這三個月和三個時辰有什麼共同點？

都是亥、子、丑！巳、午、未月是一年的夏天，巳、午、未時是一天中最熱的時候，名字都對應！難道，這些干支紀年不只計數這麼簡單，還另有奧妙？沒錯，真的沒這麼簡單，不然就不會搞得這麼複雜，直接用阿拉伯數字來計時不就好了，直接明瞭。民國時期的專家就是這麼想的，所以也就有了現在的二〇二二年，而不再是壬寅年。

我們一開始說五運六氣，是古人整理歸納六十年的氣候變化規律，而每個天干地支的數都有其特點。這是因為每一年、每個月、每一天的能量變化都是圓運動，即從低開始到高再到低，所以用來標記開始的地支「亥、子、丑」指示著能量比較低，即天氣比較冷的時候。

天干和地支有其五行背景，所以天干地支組合在一起能分析氣候規律。但要注意一點，氣候變化是原本真實存在的，並不是靠天干地支推算出來的，只是古人將這些規律整理在一起，然後用天干地支來解釋。這點要特別注意，這關係到五運六氣究竟科不科學的問題。

就好比古人經過測算無數個圓的面積後，研究總結出了圓面積的計算公式，以後就可以用這個公式來推算任何圓的面積。但要知道，面積是真實存在的，不是因為這個公式才有的。天干地支和氣候變化規律之間也是如此。

大家都認為，只靠天干地支這幾個字來預測未來的天氣，是一件很荒唐的事，但為何對用 $\pi \times r^2$ 能算出圓的面積卻深信不疑呢？

四季裡的六種氣候變化

講氣候變化，得先了解有什麼氣候和天氣，我們從最熟悉的說起。一年分為四個季節，即春、夏、秋、冬。春溫、夏熱、秋涼、冬寒接連出現，是不變的規律。特點鮮明的四季可以用六種天氣來劃分，即風、熱、暑、溼、燥、寒，六氣。而他們分別有一個帥氣的名字：風叫厥陰風木，熱叫少陰君火，暑叫少陽相火，溼叫太陰溼土，燥叫陽明燥金，寒叫太陽寒水。

五運六氣中的六氣講的就是這幾位，其實就是最普通的六種天氣，他們之間有先後順序，而轉換的原因也是因為大氣中能量的變化。他們的名字暴露了其五行屬性，而五行屬性又代表了其獨有的能量變化形式，所以，這六氣連在一起，其實也不過是五行圓運動而已。下面我們來逐個了解。

● 厥陰風木——大寒到春分

大寒到春分前為厥陰風木，此時地下水經過整個冬天的封藏，其能量開始向上散發到地面，所以地面天氣由寒轉溫，而能量從封藏到散發是疏泄的過程，是為五行之木也。

疏泄若不通則形成風，所以又稱為風木，故厥陰風木的天氣特點是溫和風。厥者，極也。厥陰是說陰氣最重之時，說的是大寒節氣。大寒之時，地下水封藏能量已經達到極點了，此時地上陽氣最少，陰氣最多，所以叫「厥陰」。而從大寒節氣開始的風木之氣，就稱為「厥陰風木」。

少陰君火——春分到小滿

春分到小滿前為少陰君火，這時因木氣不斷上升累積能量，木化而為火，所以天氣從溫轉為熱。火主神明，在五行之中擁有最高地位，故稱君火。

大寒到春分期間，地下的陽氣不斷升於地面，地下陽氣越來越少，而相對應的，地上的陰氣越來越少。到春分時，地上與地下的陽氣達到平衡，而君火之氣是由地上陰氣變少過渡來的，所以稱「少陰君火」。地下和地上的能量變化不是我臆想出來的，家裡有井的朋友，就能明顯感受到地下和地上的能量變化。冬天天氣很冷，從井裡出來的水竟然是暖的；夏天非常熱，從井裡打出來的水卻是冰的。所以我一直認為，家裡有口井的人是最幸福的，總能陰陽上下相協調。

少陰君火的天氣特點，無疑就是熱。

少陽相火——小滿到大暑

小滿到大暑前為少陽相火，從小滿開始，大氣能量在繼續增加，所以天氣更熱，而這麼強大的火將地下之水蒸騰於上而為暑熱。這裡就能知道，水的消耗需要很強的能量。那些脾陽虛的人

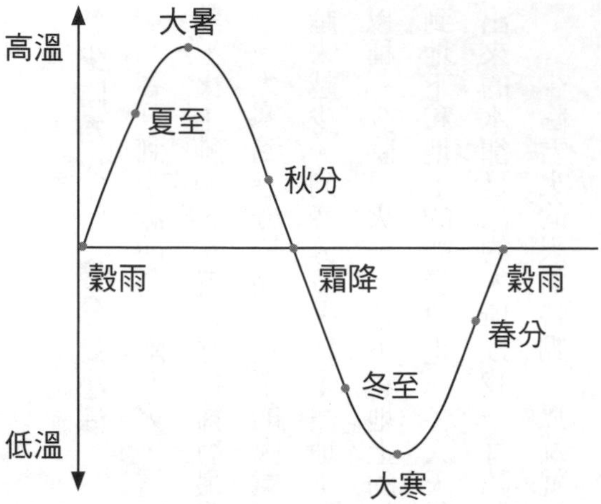

四季溫度變化

動不動就會拉肚子，就是因為體內能量少，不足以消耗多餘的水。

夏至處於少陽相火期間，是全年陽氣升發最快的一天。有人說夏至是指夏天到了，但其實意思是「夏天達到極致」。夏天代表的是能量的宣發，不單單是熱而已。夏至的那一天，地下的陽氣升發最快，而地上的陽氣降斂最慢，達到極致的升發速度。夏至過後，升發速度就開始降低，而降斂開始增加。這種現象會持續到大暑那天，升發和降斂的速度會達到一致。

也許有人還無法理解我在講什麼，如果沒有接觸過二十四節氣，可以找一張二十四節氣圖，對照上圖看。

上圖是四季溫度在地面和地下的變化曲線，最高點代表地面溫度最高值，最低點代表地下溫度最高值。沒有畫的地方請大家發揮想像力，特別要想一下，同一時間地面和地下溫度與陽氣的變化。

一年四季的溫度變化，是由陽氣在地下和地面的傳遞導致的，而傳遞的方式主要是升發和降斂。陽氣從地下到地面是升發，從地面到地下是斂降。夏至時，陽氣升發速度最強而斂降最低；夏至過後，其升發速度開始下降而斂降升高；到大暑時，升發與斂降同速度。可以知道，從夏至到大暑這個過程，升發一直強於斂降，所以溫度在夏至過後還在不斷升高，故大暑才是一年中最熱的時候。

過了大暑之後，斂降就會強於升發，所以能量開始從地面斂收到地下，地表溫度不斷降低；冬至時，斂降速度最快而升發最慢，從冬至後開始，升發速度會變快而斂降變慢；到大寒時，兩者的速度又一樣，而在這之前地面溫度依然不斷下降，所以大寒是溫度最低的時候。大寒過後，升發開始強於斂降，陽氣從地下而出，大地溫度徐徐上升，升到大暑又開始斂降。

需要特別注意一點，陽氣從地下升發到地上的同時，也會從地上斂降到地下，兩者是同時發生的，只不過有強弱之分罷了。如果升發強於斂降，地上溫度就會不斷升高；如果升發弱於斂降，地上溫度就會降低。

熱極生寒，不是指一盆熱水突然變成冷水，生活不是變魔術，哪有這麼神奇的事情。熱極生寒是指，溫度高到極點後就會降低，這個極點就是大暑，而熱極之所以能生寒，正是因為升發和斂降的速度相互轉換的結果。

在大暑時，地面的溫度最高，地下的溫度最低，陽氣也最少，所以叫少陽。少陽相火期間，升發速度達到最高而開始降，斂降速度達到最低而開始升。這是一個升降的轉換點，就像一位承上啟下的丞相，故稱為少陽相火。少陽相火時，天氣特點為暑熱。

●太陰溼土——大暑到秋分

大暑到秋分前為太陰溼土，大暑過後，陽氣開始從地面斂降到地下，而暑氣隨著天氣變涼化為水於地上，故為水溼，此時空氣中充滿水氣，又稱「太陰」。大暑到秋分是一年的正中間，也是陽氣升降浮沉的交會點，有土氣運化之意，故稱「太陰溼土」。

太陰溼土的天氣特點是有溼氣，要注意的是，溼氣並不一定是在大暑和秋分之間，其實溫度從低到高，地下的水被陽氣上蒸於地面，也能形成溼氣，所以地面陽氣從高到低、從低到高都會產生土氣。土氣統於四季之中，只不過在大暑到秋分這段時間最為明顯。

●陽明燥金——秋分至小雪

秋分至小雪前為陽明燥金，隨著斂降強度不斷加強，地面陽氣越來越少，溫度也越來越低，而地面的溼氣也被斂收於地下，故地面乾燥，這期間最能展現出五行收斂之金氣的特點。地下收斂的陽氣越來越多，有陽則明，故稱陽明燥金。陽明燥金時，天氣特點為涼和燥。

●太陽寒水——小雪到大寒

小雪到大寒前為太陽寒水，地下的水把從地面收斂而來的陽氣儲存起來，地面的溫度達到一年中的最低，故稱「寒水」；而地下的陽氣達到最多，所以稱「太陽」，合稱「太陽寒水」。所以太陽寒水時，天氣特點是寒。

這六氣按時間發展輪替，使得一年之間有春夏秋冬，但其實一年分成六個季節是最好的，只是人們感受最深的是溫度變化，所以才為四季。

這六氣主要記住其天氣特點就好，不用太在意名字，很多古籍中找不到對這些名字的合適解釋，現代的書就更沒人管這個問題了。前面的解釋是來自《圓運動的古中醫學》，其實我個人覺得有點牽強，所以不要太糾結。

看得懂卦象的人，可以藉由十二辟卦來思考，一年中地面與地下的陽氣變化情況，非常形象有趣。看不懂的人，可以試著了解《易經》（推薦《尋回中醫失落的元神》〔積木文化出版〕），要想參透裡面的大道也許不容易，但如果只是想了解一下還是可以參考，不用畏懼。

一年之中的天氣，基本上是以這六氣按順序變化而成，但是我們之前說了，天氣變化的核心是因為能量變化。而除了地球自轉和公轉這恆定的影響之外，還有一些外在因素，例如：地形、水陸分布情況、地球之外的星球運行等，因此，導致了每個國家每年天氣變化不盡相同。古人針對中國的氣候做了偉大的研究，把氣候變化規律整理成了五運六氣，所以五運六氣並不一定適合其他國家，這是在整理中國氣候的變化，無疑是比較適合中國。

接下來，我們要更加深入的研究天干地支。地支沒有特定的五行屬性，但也可以根據地支主時和主月的天氣變化規律，將其分為五行；而天干是已經被古人按照類似的方法訂定好五行歸屬，分別為：甲（陽木）、乙（陰木）、丙（陽火）、丁（陰火）、戊（陽土）、己（陰土）、庚（陽金）、辛（陰金）、壬（陽水）、癸（陰水）。

在人體內，五行的陰陽表現在臟腑之別，即腑為陽，臟為陰。例如：甲木指肝臟，戊土指胃腑，己土指脾臟。而在這裡的「陽」，指的是太過，「陰」指的是不及。天干的歸屬，兩兩合為一行，按五行相生排列（木↓火↓土↓金↓水），奇數為陽，偶數為陰。

前面的一大串內容，都是為接下來的敘述鋪墊，所以請再回頭整理一下，以最好的狀態迎接五運六氣的規律。

主氣——一年天氣變化的基礎

首先要說的是每年的主氣。主氣，顧名思義是指主要的天氣。主氣有六氣，從大寒開始至下一個大寒前結束，每一氣有四個節令。六氣依次為：厥陰風木（大寒至春分前）、少陰君火（春分至小滿前）、少陽相火（小滿至大暑前）、太陰溼土（大暑至秋分前）、陽明燥金（秋分至小雪前）、太陽寒水（小雪至大寒前）。

年年都有四季，所以每一年主氣都不變，即為這六氣分別所主之時。既然都說不變了，那麼我們再來看看，每年天氣都不盡相同，是受了什麼影響。

大運——一整年的主要運氣

第一個要說的就是「大運」。祝福對方在一年之中事事順利，會說「祝你今年行大運」，這其中的大運就是大的運氣，而在五運六氣中是統指每年的歲運。例如甲午年是土運太過，就是指那一年土之溼氣比較多，而且氣運會提前而來。但怎麼知道每年的大運呢？古人將規律與天干的名字整理在一起做了歸納，得出以下規律。

天干裡的「甲」，與相隔五之後的「己」合化為「土」，甲為陽數，表示土運太過；己為陰數，表示土運不及。有的人會問：「甲是陽木，己是陰土，怎麼會都變成土？」這涉及天干合化的問題，陽木和陰土可以氤氳交合生出金，五行不同，陰陽又不同，還要交合，要用能量來分析「氤氳」很困難，所以只能從實踐來檢驗了。

有一個人實踐得很好，就是金元四大醫學家的代表人物——劉完素。他在治療人體六氣之偏時，能直接用天干合化的方法立方（按：開立處方），與缺木補木、缺火補火的傳統方法截然不同，而效果卻是出奇得好。對五運六氣論有興趣的人，可以找《素問要旨論》來看，這本書是劉完素對《素問》中五運六氣學說的研究，只不過需要很強的古文理解能力才看得懂，要知道劉完素先生可是金代的人啊。

同理，其他的天干也都合化，分別為乙庚化金、丙辛化水、丁壬化木、戊癸化火。其中陽乾代表太過，陰乾代表不及。

我們以二〇一五年為例。二〇一五年是乙未年，天干為乙，乙庚化金，乙為陰乾，故為不及，所以大運是金運不及。大氣收斂之力弱，導致秋天該涼時不涼；春天之木沒有金的束縛，因此升發太過，導致春天會有多風的情況。而全年一切能量轉化，都會受這個收斂之力不足影響，在人體內因金氣不足，會導致肺氣不足而燥，故平時就容易上火肺燥的人，在這一年會更加厲害，抽菸的朋友可能會出現比較嚴重的咳嗽。而因為金剋木，人之肝木因少了收斂之金的束縛，會升發太過，平時脾胃易溼的人在春天時，木升太過遇到脾溼的阻礙，木剋土而生腹痛，故這一年春天胃病也是熱門的疾病。

上半年看「司天」、下半年看「在泉」

大運是指一年內主要的運氣，這個運氣影響著全年的天氣，而司天與在泉，分別是指上半年及下半年的天氣主要特點。司天和在泉有對應關係，也就是一年之中，上半年與下半年是相互聯繫的，其聯繫的核心當然還是大氣能量的變化。

司天與在泉的具體關係是六氣分別兩兩為一對，即少陽相火對厥陰風木、陽明燥金對少陰君火、太陽寒水對太陰溼土。也有人把這種對應關係叫作：一陽對一陰，二陽對二陰，三陽對三陰。若少陽相火司天則厥陰風木在泉，若厥陰風木司天則少陽相火在泉，司天和在泉一一對應。所以一般只需要確定司天的天氣，就可以知道在泉的情況。而司天的規律與地支有關係，其關係如下。

子、午年：少陰君火司天　　丑、未年：太陰溼土司天
寅、申年：少陽相火司天　　卯、酉年：陽明燥金司天
辰、戌年：太陽寒水司天　　巳、亥年：厥陰風木司天

二〇一五年是乙未年，地支為未，故為太陰溼土司天，而太陰溼土對應太陽寒水，故太陽寒

水在泉，所以上半年主要特點是多雨、潮溼，而下半年是寒冷，整體是以溼寒為主。

氣候變化的不穩定因素——客氣

我們之前說了主氣，而且還說一年的天氣變化是以主氣為基礎。可是在司天和在泉的共同影響下，四季氣候變化會產生一些變動，這些變動的影響歸為六個客氣，每個客氣分別影響著四個節氣。

主氣因為能量變化的恆定趨向，有其恆定的發生順序，而客氣也有排列順序，這其中必然也是受能量變化的影響。客氣的順序為厥陰風木（一陰）、少陰君火（二陰）、太陰溼土（三陰）、少陽相火（一陽）、陽明燥金（二陽）、太陽寒水（三陽）。因為客氣是受司天和在泉的影響，所以每年的第三個客氣為司天之氣，第六個客氣為在泉之氣。

還是拿二〇一五年來分析。二〇一五年是乙未年，地支為未，太陰溼土司天，太陽寒水在泉，所以第三個客氣為太陰溼土，第六個客氣為太陽寒水。按照客氣的排列規律，二〇一五年客氣的排列順序就為第一客氣為厥陰風木，第二客氣為少陰君火，第三客氣為太陰溼土，第四客氣為少陽相火，第五客氣為陽明燥金，第六客氣為太陽寒水。其中只有第三客氣和第四客氣與相對應的主氣不同，綜合來看就是夏天很熱、冬天很冷。

第三氣的時間是小滿到大暑，主氣為少陽相火，客氣為太陰溼土。少陽相火是暑熱，但是受到太陰之溼的影響，則暑溼更重。所以這一年的小滿到大暑這段時間，會感覺暑氣特別重，又溼又熱。

第四氣是大暑到秋分，主氣為太陰溼土，客氣為少陽相火，這期間的天氣與第三氣時差不多，只不過此時溼是主體，而暑熱是影響因數。

用五運六氣推算天氣，首先要知道，每一年有六個主氣為一年氣候的基本背景，然後用天干來推算當年的大運，用地支推算司天和在泉的情況，並最終把客氣演算出來。這樣在大運的籠罩下，客氣影響著主氣的結果，就會是當年天氣的變化趨向。我們可以逐個時令來分析客氣和主氣之間的影響，以預測天氣變化，而透過分析天氣對人體的影響，我們也就可以預測出疾病的發生趨勢。

至此有關五運六氣的規律和推算方法基本講完了。還有一部分沒說，就是年與年之間的相互影響，這部分也很重要，可以用來預測瘟疫和一些嚴峻天氣的發生，但是解釋起來得花很多時間，恐怕寫著寫著就跟《四聖心源》沒什麼關係了。

其實傳統中華文化並不是那麼枯燥難懂，當我們融入進去之後，會為自己身為中華民族感到驕傲，並且內心會始終相信：單憑老祖宗留下的這些曠世文化，我們華人就有能力屹立於世界民族之林。

07 治病先治人，治人先治心

「昔日齷齪不足誇，今朝放蕩思無涯。春風得意馬蹄疾，一日看盡長安花。」（按：唐朝詩人孟郊詩作《登科後》）人一生的努力幾乎都是為了快樂，寒窗苦讀是為了金榜題名時的快樂，艱苦奮鬥是為了榮華富貴時的快樂，養兒育女是為了子孫滿堂時的快樂。人一生是為了快樂而活著，倘若失去了快樂，也許就沒有人願意活下去了吧。

人的情感非常細膩和複雜，最幸福的時候也許並不是開懷大笑之時，而是感受著愛與被愛時的那絲絲甜意。愛不需要非常濃烈，始終如一的愛也許才完美。快樂也並非要欣喜若狂，恬惔之樂或許才最適宜。切莫認為我是個情聖，這些道理只是我從生理的角度總結出來的。

情緒由心火決定，心火足，人就開心

人的情感基本分為五種：喜、怒、恐、悲、思。

我們總能聽見醫生對病人說，一定要保持好的心情，這樣有利於身體的恢復。可是為什麼心情好就有利於身體呢？是不是任何時候都需要笑顏逐開？為什麼有的人沒受什麼打擊，卻又整天鬱鬱寡歡？

對於情感和生理之間的關係，好多人只停留在非常表面的認知上。事實上，情感對於人的生理影響很巨大，中醫有句非常著名的話：「治病先治人，治人先治心。」

中醫對於人情感與生理之間關係的研究比較透澈，現有的情感與疾病之間關係的分析，幾乎都來自中醫，這當然是一件值得驕傲的事情。正因如此，我們更應該保住這份驕傲。下面我們從中醫的角度來分析，到底情感和生理是一個怎樣的關係。

《四聖心源．五情緣起》曰：「物情樂升而惡降，升為得位，降為失位。」事物都喜歡往上發展，都盼望著登上最高峰可以一覽眾山小。人也是如此，喜歡住高樓、升官發財、被捧成星星的感覺，沒有人甘心像水那樣往低處流，所以也才有了「上善若水」這個詞。

在生理上，人也是喜升惡降的，而這個喜升惡降其實是喜陽惡陰。我們說過，人的一切生命活動都要靠陽氣來支持，有充足的陽氣，人便精力充沛，心情愉悅；如果陽氣不足，都是陰氣，人連活動都沒力氣，又如何樂得起來？

心五行屬火，主一身之陽氣，即全身的能量皆來自心的宣發，而火在五行屬象位居最高處，是最高榮譽的象徵。生理活動的終極目的是讓人活著，能達到這個目的時，人則喜。只要陽升於心，這個目標就能達成，而陽不達於心就會有其他四情的出現。《四聖心源．顛狂根原》：「氣之方升而未升則怒，已升則為喜；氣之方降而未降則為悲，已降則為恐。」這個氣即為陽氣，陽氣透過圓運動的累積，升於心化為君火，君火是至高無上之靈，得之則喜。常人六氣回圈而勻，不偏不倚，心火足而不過旺，故生恬恬之喜。

影響心得到心火，就會有其他非喜的情緒。下面我們來具體分析一下。

●怒

肝血溫升於上而為心火。我們知道，肝血在脾陽的幫助下能升而化心火，但如果肝鬱而不升，心知道火要從肝上來卻遲遲不來，就會發怒，這就是「方升而不升則為怒」。那些動不動就發火的人，常常就是肝之升發出了問題。肝最容易出現的問題是鬱陷，肝一鬱陷，則氣升不上去，喜則未遂而怒。

肝鬱時，肝中之溫氣容易鬱陷化熱，所以很多人在治療易怒之症時，往往會用清肝瀉火的方法。這麼做雖然能削減一些怒氣，但絕對是個糟糕的方法。怒的源頭是肝鬱氣不升，當然得疏肝解鬱，使肝氣上達。

逍遙散是治療易怒之症的名方，它把疏肝和柔肝恰到好處的結合起來，記住這個藥方，幾乎能通殺所有怒氣。

●喜

肝氣達上而生火，心得心火則喜。圓運動的目的是得火而喜，但是喜也要有個限度，過頭了反而會耗損陽氣。因為喜能鼓動心火，加強心火宣通的力度，氣就容易耗散而出。關於五情影響五臟的情況，等下還會再說。

● **悲**

心火之陽氣離開，則心會難過悲傷。若離開得很瀟灑也就小傷心罷了。我們知道上之陽氣是靠肺斂降於下的，若是肺氣下降受阻，那麼心與陽氣會一直卡在「離開」的狀態，無法進入下個階段，心就會一直悲傷，這就是「氣之方降而未降則悲」。

憂鬱症的患者大多少氣懶言，容易觸景生情而難過流淚，甚至會做出一些令人毛骨悚然的自殘行為，其實這一切都源於悲傷。長期悲傷的人，氣欲降而不降，陽氣無法下達到腎水裡，腎水則寒，從而生意全無，整個人就會對生活徹底絕望，甚至可能做出一些反自己、反社會的事情。治療這類病人，必然要斂降其肺氣，使肺能收斂上陽，嚴重的還要溫暖其腎水，重燃生氣。

● **恐**

人靠心火來調控一切生理活動，如果心徹底遠離並失去了火，人就會恐慌。恐發於心而責於腎，黃元御說「氣之已降則恐」，這並不容易理解。

腎主封藏，心火降於腎水很正常，「已降」是一種正常的結果，又為什麼會恐懼呢？所以黃老少說了一句話——已降不升。如果腎水不溫，肝木就不升，沒有木就沒有火，導致心火乏源，心火斷了陽根，人就會恐懼。所以，恐懼的根源是腎水不溫，心正處在失去火的狀態。

● **思**

這種情緒是伴隨著喜、怒、悲、恐而生的，當情緒變化時，人會思考憂愁，想辦法解決問題，喜、怒、悲、恐是四象升降失職，皆受土氣所擾。黃老也認為土氣凝滯，而生憂思。氣之半升未升、全升全降，或半降半升的根源，都是土氣凝滯，從而導致圓運動不圓，所以憂思會伴隨著另外四種情緒。

談一場會分手的戀愛，就知道情緒怎麼來

為了讓大家更容易理解五情，我先講一個關於這個男孩和那個女孩的故事。

男孩第一次在學校運動會，見到那個雙手懷抱著書的女孩，穿過熙熙攘攘的人群，身著翠布裙子的她顯得格外迷人。女孩回過身來瞥見了男孩，他頓時心跳如小鹿，臉紅得不好意思抬頭。從那以後，他想盡辦法接近女孩，寫情書、買早餐，每天給她不同的驚喜。可是女生雖然接受這男孩的禮物，卻遲遲不願答應做他女朋友。

男孩在這種欲得而未得的情況下，堅持兩年後徹底怒了，打算以後再也不理女孩。直到某一天剛下課突然下起雨，男孩和女孩在教室的走廊上相遇，原本以為那會是一次尷尬的見面，沒想到女孩卻走近了男孩，輕聲細語的問：「下雨了，你能送我回家嗎？」

男孩的心瞬間開滿花朵，多得甚至都可以開花店了，那感覺別提有多美。從那以後兩個人就在一起了，每天一起念書、一起回家、一起看小說、一起打鬧，快樂的生活在屬於他們的天堂。

可是這種幸福的畫面有一天突然消失了，男孩說自己愛上了別人，要跟女孩分手，女孩哭倒在地上，也挽留不住這絕情的男孩。女孩從此天天以淚洗面，每天都在悲傷中度過。後來女孩服

藥自殺，男孩趕到時一切都已經太晚。這時男孩的眼中充滿了恐懼和迷茫，抱著女孩的屍體一天一夜，沒有一點表情，也未流一滴淚，然後突然倒下，再也沒有醒來。

作為一名研究中醫的人，講的故事當然也要有科學性，男孩為什麼一天之後也死了呢？原來這男孩之前被診斷為胃癌末期，當他知道後，做的第一件事就是和女孩分手。

戀愛的時候五種情緒幾乎都會出現。追求心儀對象時，會因為一直沒追到，氣急敗壞而怒；追到了當然會很快樂；可是分手時又會難過；當對方徹底離開了，會有恐懼。而在整個戀愛過程中，當然也伴隨著憂思，追的時候會思考用什麼方法比較好，追到後會想去哪約會，分手時會想為什麼對方這麼絕情，當徹底失去後，惶恐之餘會想以後該怎麼辦？這一切幾乎跟心追求心火一模一樣。

所以要想好好了解五情根源，建議大家去好好談一場會分手的戀愛，就能明白。

我把氣之升降與五情關係做了一個整理：欲升不升則怒，升而不降則喜，欲降不降則悲，降而不升則恐，升降凝滯則思。

情緒造成的圓運動不輪轉，不能靠吃藥解決

我們剛剛分析的，都是五臟在圓運動中出問題而導致了五情，可是情感在多數情況下，是人在面對生活事情所產生的，像失戀而悲、中榜而喜、受詆毀而怒等，這些情感都是因為外在因素而產生。

無論什麼原因，只要有這些情感，就表明身體裡相對應的臟腑氣機運行不暢。比如，只要人發怒了，肝氣就會鬱而不升。不同的是，如果只是生理問題而有怒的情緒，升肝就可以解決問題，但是如果是因為外在因素，那麼用藥物升肝達木起不了多少作用，應先排除掉致怒因素。

舉個例子，隔壁鄰居小花在公司與同事相處不愉快，但卻因為工作關係只能強忍著。這時候小花覺得難受，找你看病。你一把脈，發現小花肝氣鬱滯，開了逍遙散，並誇下海口說藥到病除。可是三天後小花又來了，你再一診斷，發現還是肝氣鬱滯。事實上，並不是逍遙散藥不對症，而是因為小花疾病的根源並不僅僅是內在的肝鬱。此時只有解決小花和同事之間的不愉快，才能徹底治好疾病。從這個故事我們不難體會到，「治病先治心」有著非常重要的意義。

從另一方面，我們可以看到，情緒會導致人體氣機升降失常，這是情緒糟糕和神奇的地方。但怒能增加肝氣，喜能使心火旺，悲則能使斂降之金增多，恐則助封藏之力，思會使脾陽增加。但五情這種對五臟之氣的影響並非和諧正常，例如：怒使得肝氣增加，肝氣為肝血之溫氣，肝氣一多自然會消耗肝血，故《黃帝內經》裡有「大怒傷陰」之說，傷的就是陰血。而喜使心火旺，火性主散，過喜則心火渙散，太開心的時候心火不斷散出體外，故《黃帝內經》有言「大喜傷陽」，這陽就是陽火。五情會相對應的傷及五臟，所以平常一定要控制好情緒。

圓運動不順暢，也能用情緒來調節

既然五情能相應的影響人體氣之升降，那能不能把五情當成五味中藥來治病呢？用情緒來治病，會不會科學啊？黃元御有個「怒醫知州」的故事可以說明。

黃元御在還沒當御醫之前，在老家的一間醫館給人看病。那一天早上剛看完兩個病人，就有幾位官爺拿著大刀、佩劍衝進醫館，把病人全嚇跑了。領頭的那位拿出求醫名帖給黃元御，一看原來是知州大人生病了，來請他去看一下。

到了知州府，看見知州大人鑽在被窩裡大喊有人要殺他，知州夫人說，他在過去二十年裡，已經有四次這種悲恐的情況，而且一次比一次嚴重。每次發作時，就吃不好、睡不好，疑神怕鬼，總懷疑有人要害他。因為多疑也不敢輕易吃飯喝水，生怕有人下毒。

黃元御替他把了脈象，兩手尺脈部都極沉而弱，這是腎水寒而生氣微弱之象。因為陽氣乏源，所以全身陽氣不足而寢食皆廢，其易恐也是因為水寒不生肝木，木生不了火，心火萎靡所致，也就是陽已降而不升之恐證。

黃元御本來打想用暖腎達肝以生心火的方藥來治療，但久病的知州恐怕沒有多少耐心堅持服藥，得在短時間內見到療效，讓他有信心接受治療才行，那得用什麼方法好呢？

這個時候，黃元御想起了華佗用激怒的方法，治好了太守顛狂的醫案（按：醫生治病時辨證、立方的紀錄）。是啊，讓他怒起來，木氣就會急劇而升，木一升則化火，心一得火人就不會恐。知州的恐病如果用激怒法治療，就能在短時間內得以緩解。

看到知州旁邊正在焦急照顧的小妾，黃元御突然靈機一動，對知州說：「大人，您的病我能馬上就能治好，可是您的手下今天把我醫館的病人都趕跑了，您得賠償我的損失。」

知州說：「你只要把病治好了，府上所有值錢的東西隨你挑。」我說：「金銀財寶我都不要，我只想向大人要一個人。」

知州好奇的從被窩裡鑽出個頭問：「你要什麼人？」

黃元御故意裝作風流態，說：「大人，您的妾實在是美麗至極，我第一眼見到就喜歡她，如果把您的病治好了，將她贈予我可好？」話音剛落，知州大人一把掀開被子，勃然而起，拿起一把大刀就架在了黃元御的脖子上。

此時黃元御忙跟他說：「大人，您先慢著，剛剛我是用激怒法來治療您的病，您現在是否感覺身子俐落很多，而且也不恐懼了？」

知州頓了頓，突然發現自己除了很生氣外，精力充沛，似乎還有種說不出的舒暢感，臉上的惶恐之容一下舒展許多。

情感能治療疾病，是因為情感會影響氣之升降。只要對證思考，就可以用相對應的情感來治療疾病。這在我們看來很神奇，但其實遠古時期最早的治療方法就類似於此。那時候叫移精變氣之法，就是藉由轉移病人的精神，來改變對方氣血的運行，詳細內容大家可以在《黃帝內經》的〈移精變氣論〉中找。

08 該用哪個湯方不能死背，看病人狀況

中醫課本將氣血作用描述為：「氣屬陽，主動，主煦之；血屬陰，主靜，主濡之。」《素問・調經論》中說：「人之所有者，氣與血耳。」氣和血為人之所有，幾乎可以囊括整個人體的陰陽。氣為陽，行使著運行、溫暖的作用；血為陰，行使著濡養身體的作用。

按理說，把氣血分開來思考，更有利於理解一些問題，但令人頭疼的是，氣血自從被分開來後，就再也沒有回到一起。好多人都能理解氣血的特點，也知道氣為陽，血為陰，但是若告訴他血中有氣，氣中有血，治療血病時要思考氣的作用，治療氣病時要注意血的狀態，他就會混亂，會覺得原來這麼複雜。所以把氣血分開來介紹，會帶來一系列不好的影響。

氣血從不分開

《四聖心源・氣血原本》曰：「肝藏血，肺藏氣，而氣原於胃，血本於脾。」透過之前的學習，我們知道肝血是由腎水溫升而成，而溫升過程所需要的陽氣，除了腎中的溫氣外，還有左升的脾陽，故黃老又說：「脾土左旋，生髮之令暢，故溫暖而生乙木。」陽之左升而為肝木，所以

肝血之性為溫暖而善發。

肺氣由心火清降而來，降的過程需要胃陰之右降，故黃老說：「胃土右轉，收斂之政行，故清涼而化辛金。」陰之右降而為肺金，所以肺氣是清涼而性收斂的。咦？這就奇怪了，不是說氣為陽，血為陰嗎？為什麼這裡說氣涼而斂，血溫而升呢？

這就是為什麼我認為，將氣血分開來思考並不好的原因。分開氣血，只剩下一堆概念，並不是實際狀況，因為氣血在現實中是不可能分開的，或者應該說陰陽不會單獨存在。我們在第一論裡就說過，陽是能量，一切活動都得靠陽來支持，陰是承載能量的載體。如果沒有載體，能量不會穩定存在；而沒有能量，陰之載體也將一無是處。氣和血也是這樣的關係。

《四聖心源．氣血》曰：「氣秉辛金清涼之性，清則調暢，熱則鬱蒸。血秉乙木溫暖之性，溫則流行，寒則凝瘀。」

氣之調暢需要清涼，如果是熱氣就會往上跑，不會降下來，肺氣以陽氣為體、以清涼為性，就可以上下通行，使得全身上下有氣。

血之流行需要溫暖，如果是寒血，就會停滯不前而為瘀血，肝血以陰血為體、以溫暖為性，就可以運行於全身。

肺氣之所以清涼，是因氣中含陰津；肝血之所以溫暖，是因血中含陽氣。氣血實際都是由能量和載體組合而成。所以黃老說：「氣，陽也，而含陰魄，是以清涼而降斂。血，陰也，而吐陽魂，是以溫暖而升發。」

因為血需要溫升，所以血藏於溫暖的肝中，而氣需要涼降，所以氣藏於清涼的肺中。大夥對於氣血的認知，不要再停留在陰或者陽的層面上了，而是要看出一個陰陽組合。思考血病時，要看到血中的溫氣；思考氣病時，也要注意氣中的涼津。

營衛——人體的免疫系統

對於氣和血的思考，我在後面分析氣血之病時會繼續講，下面要先講講營衛。

營衛應該是中醫領域中比較有爭議的一個概念，之所以出現爭議，並不是因為營衛本身，而是因為研究這個問題的人。因為有的人弄懂了人體中氣血的狀況，而有的人始終簡單的認為氣為陽、血為陰，因此就有爭議。有人會問，這是氣血的爭議，跟營衛有什麼關係呢？關係可大了。《四聖心源．氣血原本》曰：「氣統於肺，凡臟腑經絡之氣，皆肺氣之所宣佈也。其在臟腑則曰氣，而在經絡則為衛。血統於肝，凡臟腑經絡之血，皆肝血之所流注也，其在臟腑則曰血，而在經絡則為營。營衛者，經絡之氣血也。」

不好意思，一下子就摘抄了那麼多，絕非偷懶之為，而是對於這樣條理極其清晰的論述，我實在是沒有勇氣去畫蛇添足。

從黃老的論述可以知道，營衛其實就是在經絡裡的氣血，營血行於脈中，衛氣行於脈外，而營衛在脈運行的情況，總統於太陽經。因為太陽經在六經之表，主一身之皮毛，最容易受到外界天氣的影響，所以營衛在太陽經中最容易出現問題。

太陽經主一身的皮毛，在人之體表形成一套保護人體免受外邪（按：從外侵入人體損害健康的物質）侵害的機制，這個機制就由衛氣和營血組成。那到底衛氣和營血是怎麼保護人體的呢？在這點上分歧就出現了。現在比較流行的一種觀點是：衛氣為陽，在外對抗敵人，無論是風邪還是寒邪侵入體表，都是衛陽先抵抗，而營血就是濡養的作用，對於抗敵幾乎沒幫助，有時候還會扯後腿。這種觀點認為，衛陽在體表對抗風寒，而且還要防止營陰外泄。我對此是不敢苟同的，因為這個觀點有幾個矛盾的地方。

1. 風邪傷了衛陽，衛陽失去衛護肌表的作用而汗流，這是太陽中風（按：太陽經遭受風邪）的桂枝湯證（按：藥方對應的症狀）。可是寒邪入侵人體，如果也傷了衛陽，為什麼不流汗呢？所以，單以寒邪主收引來解釋是不合理的，因為只要衛陽一傷，營陰一定會出來。

2. 衛氣是行於脈外的，如果衛氣行使的是陽氣的作用，那衛陽憑什麼會老實的留在體表而不往外泄？陽性升發，衛陽又怎麼能管理毛細孔的開合？陽主外，一心只想著往外散，怎麼能同時有開合這兩個相反的功能？

3. 太陽經感受風寒時，使用的是麻黃湯，如果只是衛陽被寒邪傷了，為什麼要用麻黃和桂枝這兩種不同的藥？難道桂枝只是為了幫助麻黃發散風寒這麼簡單？如果是這樣，為何不直接增加麻黃的量就好，何必多此一舉？《傷寒論》裡都是經方（按：記載藥劑治療的書），每個方中的每味藥都極其講究，所以桂枝不只具有發散之功，必有其他用處。

基於上面的思考，我想推翻「衛氣獨自保衛機體、防禦外邪」這種觀點，雖然在很多人的思想中，這個觀點已經根深蒂固，甚至一些對《傷寒論》很有研究的人也這麼認為，但是出現問題就要解決，解決不了就得換思維，不然中醫怎麼發展，又談何傳承？

我認為，之所以有上述觀點，是因為不知道衛氣從何而來。有的人認為，衛陽是腎陽蒸化太陽膀胱之津液再成，這不是瞎扯嘛，膀胱之津液是被腎陽蒸於外，不然尿是怎麼形成的？

事實上，太陽經之所以能在體表保衛機體，衛氣和營血兩者皆功不可沒。營衛在體表形成了一種以守為攻的作戰體系：一部分人拿著盾牌守在前面，另一部分人在後面拿著長矛準備作戰，這樣就形成了一攻一守的陣形。敵人入侵時，先用盾牌兵防守，守不住了再出長矛兵。而平時沒有敵人，盾牌兵在外可以防止長矛兵外出玩耍，這樣體系就會相對穩定。盾牌兵即是衛氣，長矛兵是營血，持衛陽論的人肯定想不到，真正有攻擊力的，是他們認為扯後腿的營血。

衛氣只不過是肺氣中比較剽悍的，其性仍然是清降而收斂；營血只不過是肝血中比較精專的，其性仍然是溫升而發散。所以，衛氣在外行收斂之功，而營血在裡行發散之力，這樣一散一斂，就能妥善的控制孔竅的開闔。正如黃元御在《傷寒懸解》中說的那樣：「以肝心主營，木火旺於春夏，則營血溫散而竅開；肺腎主衛，金水旺於秋冬，則衛氣清斂而竅闔。」

《四聖心源》裡沒有講太多有關風寒的問題，但是風寒是生活中常見的疾病，所以我也就不管了，在這裡把我在《傷寒論》裡花了幾年心血熬出的僅有的知識分享給大家，相信黃老師也不會介意。

營血和衛氣在體表組成了一堵厚實的防護牆，能抵擋住外邪，可是當外邪很強大時，這道防護牆就會遭到破壞，人便會因此患外感病（按：外邪導致的疾病）。如果外邪攻破了體表，侵入人體，破壞了圓運動的有序運動，那麼人後續還會患內傷病（按：內邪導致的疾病）。這也就是《傷寒論》裡的方子不僅能治外感病，也可治內傷病的原因，所以《傷寒論》才會成為「方書之祖」。今天就來分享一下《傷寒論》裡最偉大的兩個方：桂枝湯和麻黃湯。

吹風會冷但又冒汗，要用桂枝湯

學習經典藥方，不要急著看方中有什麼藥，而是要先研究成立這個藥方的背景，即弄明白為什麼會有這個方，是依據什麼症狀來用這些藥的。只有這樣學，才能了解大醫們怎麼思考問題、對症下藥。傳承他們的思想加上自己的努力，我們才可能開出更好的藥方，這樣中醫才能得到發展。如果學方時重點放在記住藥物組成，再記住該方的適用症狀，到臨床時，我們就總會想這個病到底用哪個方好，是桂枝湯還是麻黃湯？有汗就得用桂枝湯，但為什麼是這樣？不管了，《傷寒論》上面是這樣寫的，如果不行，下次就開麻黃湯。試問，有多少人是這樣看病的，你們給人看完病之後，心裡難道不會忐忑不安嗎？

風，按照現在的解釋是流動的空氣，而以前叫「天地發生之氣也」。風最主要的特點就是好動，行疏泄之功。當風邪來侵犯人體時，首先就會與營衛組成的防護軍隊對抗。衛氣主收斂，風主疏泄，這一木一金一見面就打了起來。

我們說過，打架最終都是三種結果。

第一種是兩方勢均力敵，你一拳、我一腳，兩個人會持續戰鬥，體表會作為一段時間的戰場，這時就會起雞皮疙瘩。所以起雞皮疙瘩時，就要注意保暖避風，因為可能就要感冒了。

第二種是如果衛氣打贏，則邪不能勝正，不患病。

第三種是若風邪打贏了衛氣，則說明衛氣收斂之力弱於風邪疏泄之力，此時衛氣會受傷。衛氣一傷就收斂不住性升發的營血，營出而為汗，而衛氣打不過風邪就躲，衛氣越傷越往裡收斂。這下好了，還沒升發出去的營血又被斂收起來，營血被鬱而其溫氣聚而成熱。又因為衛氣沒能力打跑風邪，人自然會惡風（按：遇風時覺得冷）。

到這裡就形成了太陽中風之桂枝湯證。我們總結一下，疏泄之風邪傷了收斂之衛氣，衛氣虛而營血出則為汗；風越泄而衛越斂，則衛內遏營血，營血聚而為熱。所以太陽中風的症狀是惡風、有汗而發熱（按：發燒）。

正常情況下，風邪不會一直攻擊體表，所以袪風散寒之說不過是無稽之談。我們只需要修補好風邪和衛氣對戰產生的破壞就行，而他們的戰爭一開始只破壞了體表之營衛，所以我們只要重新整理好營衛這個防護軍隊即可。像太陽中風這種情況，營衛出現的矛盾就是受傷的衛氣把營血遏住了，所以我們得把營血升發一下，把衛氣趕回外面去。當然，如果衛氣傷得很厲害，就要適當的補補衛氣。

現在是桂枝湯應該出場的時候了。

桂枝湯清了營血的鬱熱，人則不再發熱。將被壓抑的營血升發起來，則衛氣會被營血重新推回體表。而流失的營血被補了回來，經絡通暢可行。最後還得喝碗熱稀粥，用來補衛氣和助桂枝發汗。如此一來，衛氣和營血便能重新回到相互克制的狀態，人也隨之得癒，用這方法就可以把發熱惡風的太陽中風證治好。

⊙桂枝湯

桂枝三錢　甘草二錢　芍藥三錢　生薑三錢　大棗三枚

煎大半杯，溫服，再服熱稀粥一碗。

（方中一錢約為三公克，全書皆同。）

桂枝入肝經溫升肝血，進而達營鬱；甘草、大棗補脾精而滋肝血，補充流失的營血；芍藥清營中之熱；生薑調臟腑而宣經絡，使經絡中的營衛不停滯在太陽經。

受寒會喘不出汗，則用麻黃湯

寒，即是寒氣，古代叫天地閉藏之氣。冬天地上之陽氣都被地下之陰水封藏住了，故而天寒地凍。當寒邪進攻人體時，同樣要與體表之營衛對抗。涼斂的衛盾擋得了風卻擋不住嚴寒，寒氣直接衝破衛氣攻擊營血。這又是一場惡戰，我們就直接講營血落敗的情況。

營性溫而升發，現遇寒氣，則營中之溫氣被寒傷，失去了溫氣就不能抵擋寒冷，所以人惡寒（按：怕冷）。而寒氣還會助衛氣收斂，此時的衛氣叛變為魔，像一張密不透風的布束縛著體表。經絡之氣無法通暢運行，所以壅塞而痛。衛氣太強，以至於肺氣不行經絡而化為衛氣，所以肺氣會壅滯於上而為喘。

這就是太陽傷寒（按：太陽經遭受寒邪）之麻黃湯證。總結一下，寒邪傷了營血之溫氣，使得人惡寒；寒氣使得衛氣過強而閉皮毛，經氣不通達而體疼；肺氣壅滯而咳喘。同樣的道理，寒氣不會一直攻擊人，我們只需要管理營衛的矛盾就好。此時營衛的矛盾是營血弱而衛氣太強，治療方法就是泄衛補營。

麻黃湯迫不及待的跑出來了。

⊙麻黃湯

麻黃三錢　桂枝二錢　甘草一錢　杏仁三錢

煎大半杯，熱服。

麻黃湯中麻黃發散之力超強，尤其擅長發散衛氣，在這裡用其來泄衛。桂枝補營血的溫氣，恢復被寒邪傷害的陽氣。杏仁利肺氣，降逆壅滯的肺氣而平喘。甘草保中氣，避免麻黃耗氣傷正。

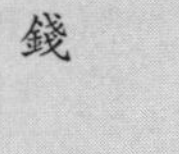

傷寒時，體表衛強營弱。麻黃湯泄過盛的衛氣，補充虛弱的營血，使得衛氣和營血重新回到平衡狀態。《傷寒論》中特別提到了，服用麻黃湯後無須啜粥，因為傷寒時衛氣已經太強，不需再喝熱粥補衛氣，而麻黃發汗之力迅猛，同樣不用熱粥的幫助。當然，如果服用麻黃湯後流汗不止，病人因為衛氣泄得太過而感覺疲憊，還是可以喝一些熱粥來補充衛氣。

該用哪個湯方不能死背，分辨症狀需要邏輯思考

傷寒感冒和傷風感冒的最大區別就是：一個是衛氣實，傷寒無汗；一個是衛氣虛，傷風汗出。所以，有無汗出，是區別麻黃湯證和桂枝湯證最重要的症狀。

我們可以透過記住一些症狀來記住一個方，可是前提是得有像上面那樣的邏輯思考。有思考，知識才是你的。遇到一個傷寒的病人，知道他是外感而且沒有汗，就可以用麻黃湯。而如果碰巧沒有麻黃，也懂得只要換一味發散衛氣的藥就好，蘇葉就是不錯的選擇，雖然效果比較差一點，但是同樣能治好病。如果能這樣做，我們就學到了張仲景立麻黃湯的思想。而如果在以後的臨床上，你要是發現有一味藥比麻黃還適合發散衛鬱，或者麻黃湯中的藥味修改後效果更好，這樣就可以立一方，叫「新麻黃湯」。如此下去，中醫就能不斷傳承和發展，我們也將有機會見到一本新的《傷寒論》，甚至有幸見證一個跟張仲景、黃元御同樣偉大的中醫大家誕生，這想想就令人興奮。

最後我要請大家喝一杯糖水——生薑紅糖水。有的人可能一下子就反應過來了，這不是女生月經痛時喝的嗎？沒錯，有些人月經痛時可以喝，當然也有些人不可以喝。在這裡我想說的是，生薑紅糖水可以治療風寒感冒初起，無論中風還是傷寒。

我們來看看生薑紅糖水的組成。生薑，在桂枝湯中說了有宣通經絡的作用，事實上生薑還是宣達營衛、發表的良品。紅糖性溫，最補肝血，其溫性可補血之溫氣，這樣紅糖就能補血、溫血。針對太陽中風證，紅糖可以補流失的營血，生薑可以達營鬱，此時紅糖與生薑的用量各占一

半就好。

針對太陽傷寒證，生薑需要量大，發散之力充足才能泄衛氣；紅糖量少，達營鬱就好。按我的經驗，此時紅糖與生薑用量比例三比七為好。喝完生薑紅糖水，再微微出汗，感冒十有八九就好了。

現在幾乎每家每戶都備有一堆感冒藥，我不喜歡這些藥，吃完昏昏沉沉的，整個人渾身沒力氣，而且感冒還不見得痊癒。所以我建議暫時不用這些藥，準備半斤紅糖、幾塊生薑，預防感冒效果也是不錯的。

09 了解酸甜苦辣鹹，味道也能解決問題

記得小時候老屋旁有棵高大的桑葚樹，在摘來的桑葚上撒一點白糖，酸甜的味道，別提有多好吃了。現在講五味，那獨特的桑葚味道又一次彌漫在我的舌尖。多好的桑葚，多好的童年啊。

對於味道，我們是再熟悉不過了，冬日酸辣的火鍋，夏日甘甜的竹蔗，玩耍時鹹鹹的海水，還有生病時苦澀的中藥。照理說，要講大家這麼熟悉的味道是一件很簡單的事，但站在中醫的角度要講清楚這五味，卻有點棘手。味道的五行歸屬到底是怎麼來的？酸味是助肝還是泄肝？「苦」在五行中屬於火，為什麼又說鹹味可以補心……。

關於味道，有一連串的問題需要解決，而且問題越攪越亂，很容易就被弄糊塗了。有人其實已經清楚知道，味道來源於生活，然而他們的觀點卻很容易引來爭論。當然有爭論總是好的，百花齊放總少不了百家爭鳴，可惜的是，有用的爭辯在清朝末年戛然而止了，那時大家都被一針就能起死回生的外國醫術所迷倒，崇尚西醫成為一種時尚。從那時開始，人們就失去了探討中醫問題的興趣和熱情。

現在辯論問題時，只會搬出那些中醫大神來。金元四大醫學家之一的朱丹溪說了，「陽常有餘，陰常不足」，所以我們要滋陰；黃元御說「陰常有餘，陽常不足」，所以我們要補陽。試問

這樣的辯論有什麼意義？這跟追星又有什麼區別？不經思考，套用別人說過的話來支撐自己的觀點，不就成了別人思想的傀儡嗎？

對於味道，我們還不夠熟悉嗎？所以只要根據生活經驗，尊重我們對生活最真切的感受，就能很好的認識味道與人體的關係。

辣能發散，酸能收斂，五味各有功效

● 辣

生活中接觸最多的味道有五種：酸、甜（甘）、苦、辛、鹹。

「快活快活真快活，被我一時都掉脫。撒手浩歌歸去來，生薑胡椒果是辣。」（按：出自宋朝古詩《快活歌二首》）對於南方人來說，吃辣就圖一個快活。我是個喜歡吃辣的人，烤一串羊肉要灑一些辣椒粉，心情鬱悶時吃一碗牛肉麵要加一些辣椒，熱得流出一身汗，然後就會變得快樂起來。

仔細想想就不難發現，辛辣對於人有發散的作用，吃完辛辣的食物，人會覺得熱，能感覺體內的氣血一下子就被調動起來，甚至大汗淋漓。根據這些現象，古人總結出辛味能夠行血散氣，發汗解表。因為辛辣能發散，中醫把凡有發散功效的藥都歸為辛味。這樣做的目的，是想藉辛味來提示人們，這藥能行能散。可是有的人偏要糾結於像薄荷這些能發散但沒有辛辣味的藥，就認為中醫的辛味與生活中的辛辣不一樣。這樣的想法其實一點意義都沒有，只會令人覺得中醫玄而難明，不適合中醫的大道。

●酸

魏武行役失汲道，軍皆渴，乃令曰：「前有大梅林，饒子，甘酸可以解渴。」士卒聞之，口皆出水，乘此得及前源。這就是著名的望梅止渴的故事，可是大家知不知道，為什麼一顆酸酸的梅子能解渴呢？

梅子那純天然的酸，可以讓人被酸得眉頭緊鎖。人對酸的反應與辛之發散明顯不一樣，這又是為什麼呢？因為酸味對於氣血有收斂固澀的作用，所以能斂津而止渴，收氣而鎖眉。中藥裡，酸的代表有烏梅和五味子，這兩者都是行收斂的妙藥，而斂汗止泄等收斂的藥物也多為酸味。

●甜

對於甘甜，愛吃糖的人是不可能不了解的。人天生喜歡甜味，甘多能令人快樂，這是因為甘甜味的食物多有滋補功能。甘還有個作用是緩急，這也是根據生活經驗總結而來的。甘味的食物多有黏性，因為其黏性，進入人體後能緩和氣機，而對於同行的藥物還有緩和藥性的作用。飴糖是有代表性的味甘的藥，一般用於輔助補虛藥，利用其甘味能緩，使藥物緩慢、充分吸收，進而補虛效果更好。

● 鹹

五味之中，唯鹹不可或缺。鹹味是我們每天都離不開的味道，有沒有想過，為什麼做菜都需要放鹽？只是為了食物更有味道嗎？鹹味並不像甘味，是我們天生所好，為什麼會離不開呢？

科學家解釋，生命最初是來源於海洋。更準確的說，生命最初是來源於有鹽味的環境，這樣的環境是生物生存的基礎，即使人進化到現在這麼高級，也離不開這種原始環境。所以人每天吃鹽，就是在創造一個有鹽味的生存環境。這樣的解釋，是不是比鈉離子和氯離子的理論更有靈性，更加貼近生活？

除了生命活動所需，鹹味還有什麼作用？四個字：軟堅散結。軟堅散結是什麼作用？懂得醃鹹菜的朋友就很容易理解，醃鹹菜的方法就是把大頭菜晒乾，然後泡水一段時間，再放入以鹽為主的調味料，密封醃製一個月就可以了。這其中的道理很簡單，主要就是利用鹹味軟堅散結的作用，將硬硬的大頭菜軟化變脆。而鹹味在中醫上多用於排出濁痰、瘀血，而治療濁痰、瘀血這類病症的藥也多為鹹味。

● 苦

苦，應該是我們最不喜歡的味道吧？凡跟苦有關的似乎都不太好，痛苦、辛苦、苦不堪言、伶仃孤苦等。但是別忘了一個詞：苦口良藥。苦味也是有其用處的。苦能泄、能燥、能堅，究其根源就是能通泄。主要是能瀉火，因瀉火能使陰津留存下來，臟腑得陰而能堅固，所以苦能堅。

我們也許不是很了解苦的功效，因為不喜歡苦味，平時也沒有多注意。對於這樣的知識，我們得先尊重前人的經驗，然後在接下來的生活中進行感悟。

總結一下五味的功效，**辛能散、酸能收、甘能補、鹹能軟、苦能泄**。研究五味的功效對生活有用嗎？作用大著呢！孕婦懷孕總是想嘔，可以吃一些酸酸的水果，因為酸能收斂逆氣。感冒昏昏沉沉的，可以考慮吃點辣的食物讓身體流汗，因為辛能行散。如果是餓得有點發暈了，就趕緊弄一杯糖水吧，不要只知道糖能補血糖，也要知道甘能滋補呀。如果不小心吃太多，肚子脹得厲害，想吐卻吐不出來，這是因為宿食阻礙了氣的運行，這時就可以含一點鹽巴。鹹能軟堅散結，使糾結在一起的宿食軟散，這樣就能吐出來了，所以鹽是很好的催吐藥。也是因為具有軟堅散結的功效，鹽還能用來治腳氣！

生活上，只要能利用味道來解決問題就足夠了，其他歸經、五行的爭論即使不懂也沒有關係。學以致用，我們都達到「用」的最終目的，其他的已經不重要了。不過學中醫的朋友們就得繼續，因為我們得把味道用在圓運動上。

五味與五行這樣配對：五味是五行發揮作用後的味道

帶著五味的功效，我們來深入了解那些容易混亂的內容。首先是五味的五行歸屬：酸屬木，苦屬火，甘屬土，辛屬金，鹹屬水。

從五行歸屬開始就有爭議了，木之氣是升發，但酸是收斂的，為什麼酸屬於木？辛能行散，金主收斂，為什麼辛屬金？

要想解決這些問題，得先找到五味歸屬五行的依據。《四聖心源．五味根原》云：「木曰曲直，曲直作酸。火曰炎上，炎上作苦。金曰從革，從革作辛。水曰潤下，潤下作鹹。甘爰稼穡，稼穡作甘。」

黃老的意思是：五行在發生作用時，分別產生了五味。以酸味來說，木性升發，直則升，曲則不升，鬱而不升，是以作酸。木在鬱而不升的情況下會產生酸味，果實沒成熟時，從五行發展來看，就是木鬱而未升的階段，而這個時候果實正是酸的時候。所以從前後發展來看，是先有木氣再有酸味。火烤焦食物，食物就會有苦味，也是先有火再有苦。由此可知，五味其實是展現五行特點的一種性質，而不是五行的功能。

五味歸屬五行還有一個依據，那就是五味會偏入五臟。《素問．宣明五氣》裡說：「酸入肝，辛入肺，苦入心，鹹入腎，甘入脾，是謂五入。」古人根據經驗知道這個「五入」的規律，並以這規律規定了酸屬木、苦屬心等五味的五行歸屬。

這個「五入」規律在治療疾病時有很大的作用，我們可以用味道來當藥引，將藥效引到所要治療的臟腑。最常見的是：補腎藥用鹽泡過，補腎功能更強。這是因為鹹能入腎，鹹味把藥引到了腎，所以補腎之力增強。但大家請注意，我並沒有說鹹能補腎。

五味對應五臟，原則是不讓臟腑功能衝過頭

那五味和五臟到底有什麼關係呢？

五味其實能補充五臟陰體。《黃帝內經》說：「陽為氣，陰為味，味歸形，形歸氣。」味歸形就是指味道歸於形體，五味各自養五臟的形體。

肝氣是秉少陽之氣而生，其性升發，而酸味是主收斂。酸入肝就可以收斂肝氣，防止其升發太過。肝氣收斂下來，消耗得少了，肝血就會增加，肝血一足則肝體則固。所以酸味能收斂肝血，以達到補肝之形體的作用。

苦入心，苦有通泄的作用，尤其擅長瀉火，這樣就能使心火不上炎，心陰自然就會多。有些人認為苦屬火，所以能助心火，這是沒有道理的。中藥裡有一個傢伙苦得都成歇後語了，沒錯，那就是黃連。而黃連最重要的功效就是清心火，有的人說久服黃連會上火，所以苦有火性。要是苦有火性，這麼苦的黃連應該一吃就冒火。但是久服為什麼會上火？這是因為黃連的苦寒傷了中氣，中氣一不運轉，圓運動就停滯，火下不來就有上火的症狀，但你再看下焦（按：指臍下、盆腔，包括腎、肝、膀胱、大小腸）必定是一派寒象。這道理很簡單，火下不來，腎水能不寒嗎？所以苦透過瀉火，護心陰，進而能補心的形體。

辛味入肺，辛能散去一些肺氣，使肺不壅塞。辛還能行散水氣於肺，所以辛能瀉肺氣而補肺陰。但不可以認為辛能潤肺陰，就什麼情況都能潤，火旺傷津之人就不能用辛來潤肺。因為辛之所以能潤是因為散水，都沒水了，再散水反而可能更加耗傷津液。所以任何東西在使用前一定要看核心功能，而不能只看結論，這一點對學習中醫的我們來說尤為重要。

腎主閉藏，腎堅固而精氣藏，所以腎氣不固的人可以多食苦味的食物，苦有瀉火存陰之功，陰存則堅。而能軟堅散結的鹹味必定會傷害腎，所以《黃帝內經》總結說鹹能瀉腎。不過我們也可以理解為鹹能使腎不過堅。過堅會不好嗎？會的，你看看有些肝硬化的病人，肝是硬邦邦的，拿刀也切不下去，這就是過堅。萬物太過而不吉，什麼事情都不要太極端。鹹味來自於海洋，屬於至陰之味，所以越鹹的食物，其陰性往往越大。故鹹味入腎，其陰能補腎水，自然也就抑制了腎陽。

甘能入脾，其滋補之功可以補脾之精，不過亦能助溼。多食甘易過於滋膩，會阻礙脾陽運化食物。所以甘味能夠瀉脾之陽，補脾之陰。

五味無論在哪兒，都是以其功能發揮作用的。故不是說肝之味為酸，多食酸就補肝。有些「專家」在寫四季飲食的指導性文章時，會說酸在五行中屬木，春天是木氣主時，所以春天應該多食酸這樣的言論。看起來好像符合邏輯，所以大家也就糊裡糊塗的相信了。

那些肝氣不足、升發無力的人，在春天本可以藉助自然木氣升發之時補一下肝氣。如果聽了專家的話，覺得酸可以補肝，就天天吃酸喝醋，那麼到秋天很可能就會突然死了。春天本來是升發肝氣的好時候，大量的酸味卻將肝氣收斂下來了，到了秋天，斂降之金主時，肝氣就更升不上去，這時便是最容易出意外的時候。

隨時掌握五味的功能，就能保證在這充滿爭議的話題裡不走歪路，無論何時何地，談起五味，就先思考五味的作用。如果大家還記得我說過的蠟燭理論，就會更好了。五味入五臟，其實五味補了五臟蠟燭之體，相應的也就克制了蠟燭之火。

10 想保平安，先爭一口「氣」

「內外感傷，百變不窮，溯委窮源，不過六氣。六氣了徹，百病莫逃，義至簡而法至精也。」任何疾病都離不開六氣變化，這是黃元御廢寢忘食研究《傷寒論》後，對中醫理論的高度總結。真正洞徹六氣理論的，自張仲景以來恐怕唯有黃老了。可以毫不誇張的說，現在研究《傷寒論》，如果不看黃元御的書絕對會是一種遺憾。

六氣理論的出現大大簡化了原來那些複雜而冗長的知識，大道本就該至簡。六氣理論在傳達簡潔明瞭理論的同時，也傳達出了人身之道的精華。這麼說吧，理解了六氣理論，強過一字不落的背誦一整本《中醫基礎理論》。我們會發現，思維的力量遠大於記憶。下面我們就來講這個可以通殺百病的六氣。

把六氣理論說得這麼好，那到底什麼是六氣理論呢？其實我們已經學過了，真的，這麼偉大的理論大家可能已經掌握了。

六氣是指地球上的水和空氣在太陽作用下，發生一系列複雜變化而產生的自然現象，分別為風、熱、暑、溼、燥、寒。這六氣的產生和變化規律，我們在第六論中已經談過了。

地球的一切現象，究其根源，不過都是能量之陽和承載能量之陰相互作用的結果。黃元御認為，人體也有與地球類似的自然現象，而且這些現象的變化規律，與外界的自然現象相一致。陰陽作用有統一規律，就是陰陽運行的圓運動。地球之陰陽在圓運動的規律下產生了六氣，人之陰陽在圓運動規律控制下，當然也會產生六氣現象。而健康的人六氣調和，風、熱、暑、溼、燥、寒會相互制約，故沒有疾病。同理，如果六氣之間發生偏頗，不能相互制約，人就會生病，出現與風、熱、暑、溼、燥、寒對應的症狀。所以只要了解人體中的六氣，就有能力解決任何疾病。

在講人體中的六氣運行規律前，得先知道十二經的含義。我們在第三篇中講過，五臟就像五個國家，腑是他們的附屬國。臟腑分別都有其輸送經氣的路，這些路彙集在一起就是十二經。六氣分別起於五臟六腑，然後透過十二經流向全身，所以十二經實際上是六氣在人體運行的道路。

在學習六氣前，還要做一件事情，就是回顧一下臟腑的干支名稱。甲木為膽腑，乙木為肝臟，丙火為小腸腑，丁火為心臟，戊土為胃腑，己土為脾臟，庚金為大腸腑，辛金為肺臟，壬水為膀胱腑，癸水為腎臟。這知識一定要掌握，要是連名字都看不懂，理解下面的邏輯就會是天方夜譚。

厥陰風木——肝氣鬱滯就會顯風氣

自然的風木，是指地下寒水封藏的陽氣被春風鼓動，萌動而升於地上，進而產生溫暖而有風的氣候現象，這種風木之氣正好對應於人之肝氣。

人體內，腎水得到由心斂降而來的火，溫升為肝氣，肝氣得到脾陽的幫助，積熱上達為心火，所以肝氣生於腎水而長於脾土。

如果水土溫和，則肝木發榮，肝的疏泄之令通暢。如果己土溼陷，脾陽不升，單靠肝木中的溫氣就沒法上達為心火。本來要往上走的溫氣被溼土阻擋，就會振動而形成風。

鬱滯的肝風會就近耗傷肝血，故《四聖心源．厥陰風木》曰：「肝藏血而華色，主筋而榮爪，風動則血耗而色枯，爪脆而筋急。」人體裡的血之所以鮮豔而華（按：光澤明潤），是因為氣血不斷的流動。肝血要是停滯下來，血中之溫氣就像大火熬湯一樣將陰血熬乾，血就會枯而黑，瘀血之所以黯黑，就是這個道理。

溼土阻擋了溫升的乙木，這個時候乙木就像一把利劍，而己土就像一面抵擋進攻的盾牌，乙木的疏泄之力自然會攻擊脾土，這就引起了腹痛。乙木在任何時候都想往外疏泄，既然現在升不上去，那就往下走，所以會出現遺精、泄利、便血等病症。

厥陰風木之為病，都是因為木氣抑鬱而不升，也就是說，如果疾病是因為肝氣的問題，那一定是肝氣鬱陷。也許有人會疑問，肝氣難道不會升發太過？肝陽上亢不是升發太過嗎？

肝氣為木氣，其性喜升發，溫升而能化生為火，為人的各種活動提供動力。如果肝氣升發太過了，就會導致心火太旺，但這種情況並不常出現。我們平時說的肝陽上亢，是因為土溼而木氣升達受阻，肝木中的溫氣鬱久而化熱，導致肝火旺盛而肝血虧虛，這時人會顯現出急躁易怒、煩熱等熱象症狀。

有的人說肝氣主升，所以其病多為升發太過。首先這個邏輯就是錯的。因為肝氣主升，不一定就容易升發太過，就像每個人都想升官發財，但不見得都能如願以償。

再者，肝中的溫氣來源於腎水中封藏的陽氣，水中之陽相對於心火來說就是九牛一毛，只靠這一點陽氣來升發的木氣，又怎麼可能常常升發太過？

黃老說：「以肝木主生，而人之生氣不足者，十有八九，木氣抑鬱而不生，是以病也。」這裡生氣之不足，說的就是從腎陽化生而來的木氣不足。

臟腑像是電瓶，經則像是電線，儲存著厥陰風木的肝臟，透過其獨有的路「足厥陰肝經」，向全身傳遞風木之氣。

足厥陰肝經從足大趾向上行到期門穴，然後還由分支上行到頭頂。中間有什麼穴位就不說了，怕大家看到頭暈，我們只要知道，足厥陰肝經從下貫穿到上，保證了全身各處都有木氣和肝血。

六氣之一的風氣，在肝氣抑鬱不升時顯現，所以出現有關風的症狀時，就知道肝氣鬱陷了，首要任務就是升肝達木。若風傷了血則柔木補血，若風泄了陽氣則補陽生火。

少陰君火——熱氣太過或不足，都是心火出問題

儲藏在地下水中的溫暖之氣不斷上升，使得大氣的溫度越來越高，天氣繼而由溫暖變成火熱，此時這種火熱之氣稱為「少陰君火」，在人體就為心火。

心之火熱與夏天火熱是同樣道理，都是陽氣從下升於上，聚而為熱。肝木在脾陽的幫助下，

其陽氣得到累積化為心火，而向全身傳遞心火的路叫「手少陰心經」。

人體還有一條經脈叫做「足少陰腎經」，這名字與手少陰心經有點類似，那這兩條經絡有關聯嗎？趁著這個問題，我們來解析一下經脈的名字。

經脈名字中的手和足，是描述經脈的起點或者終點。比如手三陽經，是指從手開始走向頭；手三陰經，是從胸走到手；足三陽經，是從頭走到足；足三陰經，是從足走到胸。剛講的足厥陰肝經屬於足三陰經，而其中經氣的運行，就是從足走到胸中的期門穴。

經絡名字中的「厥陰」、「少陰」等，是代表這條經絡中運行的氣的類型。比如足厥陰肝經中的「厥陰」，代表厥陰風木之氣，足厥陰肝經就是傳遞肝中木氣的。手少陰心經中的「少陰」，代表少陰君火之氣，手少陰心經傳遞的正是心火。

而名字最後的臟腑名，代表這條經絡運行的是哪個臟腑中的氣。比如手少陰心經是傳播心臟之氣的經脈，足少陰腎經是傳播腎臟之氣的經脈。

那麼再回到問題，足少陰腎經傳遞著腎中之氣，我們都知道腎水應該屬於太陽寒水，為什麼腎經傳遞的卻是少陰君火？

十二經是臟腑向外部傳遞其自身精氣的路，也就是臟腑裡面是什麼氣，其對應的經脈就是什麼氣，所以足少陰腎經傳遞的是腎臟中的精氣，那腎臟中會是什麼氣呢？事實上，腎中除了寒水外，還有從上斂降的心火。心火由木氣升達而成，而木氣正是水中收斂的心火溫升得到的。所以腎中的陽氣是心火之根，而腎水之所以能上化為心火，是因為腎中封藏了從上斂降的君火。因此，腎中之氣除了有寒水，還有君火，而尤以君火為重。這種臟腑中有兩種六氣的情況，被稱為

「六氣的從化（按：相互影響、轉化）」。

自然界中有風、熱、暑、溼、燥、寒這六種明顯的氣候，一般會以二十四節氣的順序演變，但是演變的過程並不都是只有一氣，有時候會兩氣一起出現。比如又颳風又冷，這是寒氣和風氣一起出現的現象。而人體中六氣變化在圓運動規律的控制下，也會發生兩氣一起出現的情況。心火降於腎水，而使得腎中既有君火又有寒水，所以腎經裡運行的氣是君火和寒水相互而成的氣，故叫足少陰腎經。

《四聖心源．太陽寒水》曰：「以丁火化於癸水，故少陰之臟最易病寒。」黃老說少陰之臟最容易病寒，而少陰之臟包括腎和心，腎臟容易病寒容易理解，因為腎中之陽氣常常虛少，可是心為火臟，怎麼也容易病寒呢？

心的陽火是由腎陽溫升成木再上達而成的，整個圓運動左升的狀態決定了心火的情況。而左升的過程常常會受到阻礙，所以心火也往往會不足而病寒。當然心也會因為火不降於下而炎，和水不升於上以滋心液而熱。

六氣之中，熱火太過和不及都為病，就好比夏天不熱和太熱都是氣候異常。所以治療心的疾病時，要分清心火之虛實，進而確定是要補陽還是降火。

少陽相火——出現暑氣不只會中暑，還會影響排尿

溫熱的陽氣不斷上升，使得地面上的陽熱盛滿。在火逐漸盛熱的過程中，地下的水會隨火上

騰，最終形成既熱又溼的天氣，這種熱溼之氣為暑熱。少陽相火即為暑熱之火，暑火在人入三焦（按：六腑之一，分為上焦、中焦、下焦），初胎於心包。

在人體內，由乙木升達而來的火不斷增大，不斷上達的火，將脾之溼氣和腎之水蒸於上成霧氣，火與霧氣共同形成了暑熱，暑中之火成為相火。相火初生於心包，主氣於三焦。

根據現代的解剖，心包是指心臟外面那一層包膜，具有保護心臟的作用。但是《難經》（按：闡發《黃帝內經》的疑難和要旨的第一部書）認為，憑相火而生的心包與三焦只是一個名字，沒有具體的形狀，所以一直以來，醫者都會糾結於心包到底在哪裡。其實這問題無須糾結，只要知道心包的位置靠近心火就好。離心火近，所以從心火轉變而來的相火，就能存在於心包中。

由木氣化生心火，再由心火轉變成的相火，剛一形成就出現在心包，所以心包的相火並不會很強。在心包中，用來生火的風木之氣仍很旺盛，故心包有相火和風木兩種氣，而相火弱於風木，自然就被厥陰風木從化了。因此，心包稱「手厥陰心包」，其經稱「手厥陰心包經」，病則風熱兼作。

真正相火主氣的是三焦腑，腎中閉藏的陽火，就是三焦相火斂降而成的。

至於三焦在哪裡，爭議就更大了。所以我們只要先知道，人體內有一個充滿相火的地方叫三焦，至於它是人之體腔還是膲（按：同三焦）臟，只能期待今後的研究結果了。

我們在之前說過，少陽相火的主氣時間是小滿到大暑，是一年中最熱的期間，而大暑後就到了秋天，天氣也開始變涼。因為暑氣是由變強的心火蒸水溼於上形成的，所以暑熱比心火還熱，於人亦同理。君火將能量傳於相火，是希望相火去完成一個重要的任務——將火斂降到地下水中，使心不至於太熱。所以，凡出現上熱，皆是因為相火沒有完成下降的任務，跟心火沒有直接關係。換句話說，只要相火能斂降於下，心就不會熱。

三焦裡的相火能隨太陽膀胱經下行於膀胱水腑。膀胱有兩個重要的作用，第一是作為腎臟的腑，要將相火傳遞於腎水中。第二是掌管人體津液排出體外，即是管理小便。

而這兩個功能都與其收藏相火有關係。水腑得相火後，若將火閉藏於水臟中，那水腑就不會太熱。當膀胱裡的水達到一定程度時，升發的木氣就會行疏泄之令，小便則出。如果水腑不將火傳於水臟，那相火就會在膀胱裡聚而成熱，停滯在膀胱的相火就會影響木氣行疏泄之力，最終導致小便不利。

三焦是提供相火的地方，手少陽三焦經也具有運送相火的作用。而我們說過，相火需要斂降於下才不會導致上熱，可是手少陽三焦經的走向是從手到頭、從下往上的，根本起不了往下斂降相火的作用。那相火由肺金和胃土降斂後，是走什麼道路下到膀胱呢？這條道路是「足少陽膽經」。

膽腑之氣亦稱為甲木，甲木原跟乙木同為厥陰風木之氣，而甲木受三焦相火的影響，其氣從化了相火。

足少陽膽經是由頭走足，正好可以收相火下行。足少陽膽經是相火下降到膀胱的唯一途徑，所以導致上熱的直接原因也都是甲木不降。

六氣中的暑氣顯現時，人則病暑，而當人中暑時，暑氣最為明顯。中暑是人在夏熱感受到了外界暑熱之氣，使得自身暑氣過旺所致。這個時候上之相火旺盛，所以病人出現發熱、頭暈甚至神志不清等熱症。

暑氣中除了熱還有溼，這常常被人忽略了。中暑的病人會因為溼氣加重而出現乏力、食慾不振甚至泄利、嘔吐等症狀。所以治療中暑的患者，不能只是清熱降暑，還要注意燥土利溼（例如：治暑神方——人參白虎湯）。同樣的道理，治療相火上炎的疾病也需利溼燥土。

太陰溼土——有溼氣就是脾胃出狀況

大暑過後，金氣將火收於土下，則霧氣化而為水，於土而成溼。太陰溼土就是溼氣，溼氣在人入脾土，而溼氣具體是怎麼產生的呢？

《子華子》（按：道家典籍）說：「陰陽交，則生溼。」那陰陽相交又是怎麼形成溼氣的？溼氣是水火之中氣，溼氣的產生就如同水壺燒水一樣。水得到熱量而變成蒸汽，蒸汽上升到一半遇到阻礙就會變成水溼。心火蒸腎水於上，遇到脾土會停滯而成水溼，人之脾土就好比是水壺的蓋子，所以我們總會發現水壺蓋上有水珠。如果心火旺，則脾之溼氣還能蒸於上而為霧氣，倘若火不夠強大，那腎水被上蒸到中土就停下來了，脾土溼氣就會過多。而溼氣還有一種產生的方法，就是上焦（按：指橫膈以上，包括心、肺）的霧氣被金斂降後化而為水，停於胃土而成溼。

木火在升發的過程中，會攜腎水上升於脾而成溼，金水在斂降的過程中，上之霧氣會涼而成水溼停於胃。所以，雖然胃土受大腸燥金之氣的影響，藉由溼氣從化燥氣，但是只要圓運動一停滯，脾胃的溼氣就都容易旺盛。故黃元御說：「十人之中，溼居八九而不止也。」

脾胃是圓運動的核心，具有輪軸的作用，而脾胃又容易溼氣過盛，所以要時刻注意土溼的問題。中土的溼氣過盛會削弱脾胃運化之力，就會出現腹脹、食慾不振、噁心、嘔吐、四肢無力等症狀。

因為溼氣過盛導致脾不升、胃不降，繼而木水不升、火金不降，從而引發各種疾病，所以黃老治療疾病多先培土燥溼，輪轉中土。

陽明燥金——便祕是燥氣太盛的症狀，問題在肺

隨著金氣收斂的增強，水溼收於地下，大氣就變得乾燥，而這個燥氣在人入大腸腑。肺臟本氣為金氣，行收斂之令。位於上的霧氣和心火遇到清涼的肺氣後，霧氣變成水，而火藏於水中，兩者一同行於下。肺金因為得到由霧氣涼化而來的水溼滋潤而不會燥，所以肺以燥氣從化為太陰溼氣，故稱太陰肺金。

大腸腑之氣多為陽明燥氣，便祕就是因為大腸之燥氣過盛，使得糞便運行之路艱澀不順暢，所以便難（按：難以排便）。辛金因為從化了太陰的溼氣，肺得以不被燥傷，但是如果肺氣收斂過程受到阻礙，上之溼氣沒辦法滋潤肺，肺就會被燥傷。如果肺氣不斂，相火還會逆行而傷肺家。所以肺之為病多為熱燥，而這一切都是因為肺金不降。

戊土以溼氣從化燥金之氣，燥氣能克制住溼氣，所以戊土之氣更偏向於中和，這也為容納各種各樣的食物提供了可能性。因此，我們吃香喝辣的胃都不會有問題。胃土一病可能是因為傷溼，也可能是傷燥，但以傷溼為主，因為溼氣是其主氣。

六氣中的燥氣會在肺金不斂時顯現，通常表現為口渴、咳嗽、氣滯、呼吸不暢。故治療燥氣時，多以涼金斂氣為主。

太陽寒水——寒氣顯現就是腎和膀胱不對勁

地面上的陽熱經過秋天金氣的收斂，又全部回歸到地下的水中。大氣陽氣薄虛而寒，此時的寒冷之氣稱為太陽寒水，在人入膀胱。

膀胱秉寒水而生，寒水能封藏陽氣。膀胱最主要的作用，就是封藏從三焦而降的相火，再把相火傳給腎水，這樣腎水得到陽氣就會變成「溫泉」，溫則陽根固，生氣有源。

而膀胱將相火傳於腎水，仍能保持其寒水之性，所以腎水溫而膀胱水寒為吉象。如果陽氣停滯在膀胱，不傳給腎水，腎陽就會虛衰，腎水變寒，生氣絕根，所以腎水寒而膀胱水熱為病象。《四聖心源．太陽寒水》曰：「癸水病則必寒，壬水病則多熱。以丁火化於癸水，故少陰之臟最易病寒，壬水化於丙火，故太陽之腑最易病熱。」這句話講的就是這個道理。

六氣中的寒氣顯現時，說明了陽氣沒有封藏到腎水中，導致了腎寒而不生火。暖腎補陽是治療腎寒的主要方法。但是也要明白，腎寒可能只是病的結果，而非原因，所以不要一味的補陽，正如對於上熱之症不要一味的降火一樣，要先思考造成腎寒的根本原因。時刻牢記一點：令六氣平和制約，才是中醫治病的大道。

六氣也是圓運動的一部分

六氣理論講完了，圓運動本來是六氣合一為圓，現在被分開來講，可能會比較混亂。而造成混亂的主要原因，是我們在腦海中還沒形成整體的邏輯圖，所以接下來得把整個六氣圓運動總結一下。

進入人體的食物和水，在脾陽的磨化下變成穀氣、穀精和霧氣，穀氣和水隨脾陽從①足太陰脾經上行，穀氣入心而為火，水於上而為霧氣。

隨著火不斷增加，心會將火傳給附近的心包。所以心之火名為君火，心包之火名為相火，雖然異名殊體，但實為同源。

相火與霧氣相合為暑氣，秉清涼之氣而生的肺臟，能夠收斂上之相火和霧氣，其中霧氣透過涼降變成水，降灑而滋潤各個臟腑，水之粗者注入膀胱而為溲溺。

肺行降斂之路是②③手太陰肺經，為什麼肺經要分成兩段來表示呢？這是因為肺要行使收斂之政，胃氣必須先右降，穀精隨胃氣右降，肺金需要穀精承載陽氣。若胃氣不降，那肺金會停滯在②上。

除了霧氣，隨著肺金之氣收斂的相火也要往下降，而相火隨水走④⑤足少陽膽經下行於

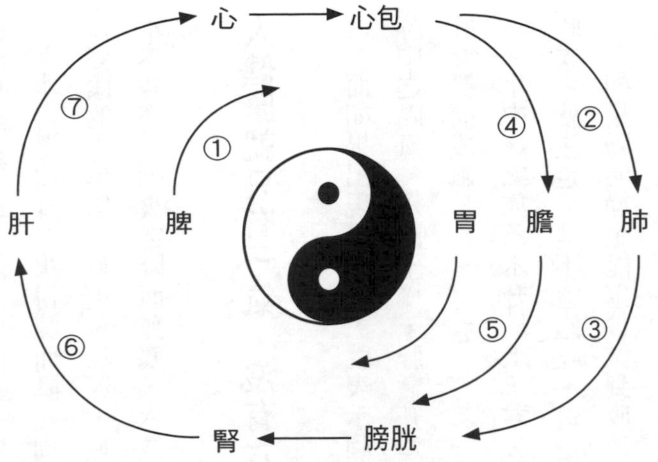

圓運動詳細邏輯圖

膀胱。

大家在這裡要弄清楚，相火是以溫水的形式下斂，火是沒有辦法獨自下行的，必須藉助承載能量的物質才可以。所以，清涼的肺氣使得位於上的相火斂降為水，相火的能量藏於水中，一同行膽經下於膀胱。

足少陽膽經分開④⑤兩段的原因，也是因為膽木要下行必須靠胃氣右降。相火入膀胱後，膀胱作為腎之腑，會將火傳於腎水封藏起來，腎水得相火則為溫泉。

腎水溫升而為肝木，溫暖的疏泄之氣從⑥足厥陰肝經行於上，但是僅僅依靠腎水中的陽氣，肝氣沒法升於上，升到一半時需要脾陽的幫助，脾陽左升，肝氣才能從⑥到⑦升達變成火。

上方「圓運動詳細邏輯圖」，跟在第四十三頁的圖很相似，總體而言，都是水之溫氣上升成為木氣，木氣隨己土上升成為火，火遇辛金則降下，戊土之右降幫助金完成收斂，將火收藏於下水之中。只不過現實比理想略微複雜罷了，上升的火集中在心，而下降之火從心包而出，膽經負責將收斂而來的火降下去，而膀胱負責接收從上降下來的火，腎負責溫升肝木，如此差別而已。

水得溫而升，火得涼而降，周而復始。人體之氣就彷彿只有一氣在有序、和睦的運行著。所以健康的人無風、無火、無溼、無熱、無寒、無燥。上之火本來會熱，因金之收斂而無熱；下之水本該寒，因火之降而無寒。六氣不顯現，皆因圓運動之和諧。

人健康就只有一氣，沒有六氣

而如果出現了六氣，就表示圓運動出問題了。肝木能升，仰賴腎中之溫氣；肝木能達，仰賴脾中之陽氣。水溫土燥，肝氣升達通暢則無風；如果水寒土溼，肝氣就會升發不通暢，行疏泄之肝氣鬱而成風。

水中之氣靠乙木升於上，君火得水陰而不熱，如腎水之不升，君火則熱。圓運動在形成火的時候，就注定了其不會過旺，這是因為水氣和陽氣同時都上升了，所以心火不至於全是熱陽。

如果陽明燥金能確實做到收斂之力，則上之霧氣會化為水，所以肺家不傷燥。而要是出現燥氣了，那就是收斂之政沒有做好，要獨責肺金。

下之水因封藏相火而不寒，如果封藏出了問題，就會病寒。

木火之所以能升，是依靠已土之陽升，金水之所以能降，是依靠戊土之陰降。反過來想，木火左升和金水右降也使得中土陰陽平和。若左陽升達受阻，木氣會挾腎水上行於脾而成溼；右陰降斂受阻，金氣帶心火侵擾於胃而成燥。所以土病影響四象，四象也可導致土病。

圓運動如果一氣平和運行就不會產生六氣。只要六氣中有任何一氣顯現，人則為病。所以我們只要了解六氣，就不會懼怕任何疾病。

臟腑十二經一條一條來看會很亂，我們可以先認為其中有些是為了圓運動，例如足少陽膽經是為了降相火；有些只是傳播臟腑之氣，例如手陽明大腸經是傳播燥金之氣。

如果經絡主要是為了圓運動，就要考慮其運行方向。例如足厥陰肝經用來升發乙木的，所以升發對於足厥陰肝經是最重要的。

如果經絡主要是傳播六氣，就要考慮其氣的虛實。例如手陽明大腸經主的是燥金之氣，就要防止其燥金過盛。治便祕最常用到一味滋潤的藥叫「肉蓯蓉」，就是為了潤大腸之燥氣。

用經絡穴位來治病的道理跟藥物一樣，都是調理氣機之升降來調整圓運動，所以中醫推拿、針灸治病同樣需要辨證論治。有些書寫頭痛推印堂穴，泄瀉按合谷穴等，這種穴位治病的做法看上去簡單實用，事實上違反了中醫辨證論治的準則，但卻一直受到推廣，著實令人擔心。

圓運動的基本理論到這裡就講得差不多了，也許大家一下子無法接受，但沒有關係，不必著急，找一片安靜寬闊的草地，最好能有清風撲面而來，好好感受一下天地的種種現象，同時在腦海中思考一年四季的變化和人體圓運動的規律。切莫急功近利，平和的心態能讓我們收穫更多的快樂。

黃帝內視法——用念力「看見」經絡軌跡

在這一論的最後我們說點輕鬆的話題。前面講的十二經，可以準確的在人體運行軌跡中找到，因而我們在經絡的書籍上，可以看到十二經在人身上的運行圖。上面還有很多名字怪異的穴位，有的經絡就在體表，而有的經絡從體內貫穿到體表。難道大家就不好奇這些經絡是怎麼被發現的，經絡的流向、軌跡、穴位又是怎麼確定的嗎？

我想告訴大家，關於經絡的一切，都是古人透過眼睛，用黃帝內視法「看」出來的。

黃帝內視法被記載在唐代醫學家孫思邈的《備急千金要方》裡，基本做法是「存想思念，令見五臟如懸磬（按：形狀像缽的古代打擊樂器），五色了了分明，勿輟也。」簡單的說就是全身放鬆，眼睛微閉不要看外界，一心想著體內臟腑的位置形狀，和臟腑之氣的運行，逐漸能看到五個懸掛著的磬，而且有五種不同的顏色從磬發出，沿著不同的軌跡運行，這些運行軌跡就被畫下來成了現在的經絡。

這種內視法就是我們經常說的「開天眼」，我自己沒有練過這種功夫，也不敢輕言斷定其真實性，但是曾經嘗試過類似的方法。

我練習的方法叫點燈法，在心裡默想身體有七盞燈，然後按照一定的順序點亮，如果有一盞燈怎麼用意念都點不亮，這個地方就有問題，如果七盞燈全被點亮，人就會有一種舒適感。我體驗過這種舒適的感覺，後來怕方法不對、走火入魔就不敢練了。

尚且不論這些方法是否科學，當我們身心疲憊時拋開雜念，一心沉思，彷彿整個世界都是空的，冥想一段時間，便會發現心情變好，精神也變輕鬆。不信大家可以試試，感覺會很舒服。

我們還沒有能力解釋一些現象，但可以體驗，不要急著批判。我也不知道用黃帝內視法能不能看到經絡，但我相信這世界總有人能看到。經絡中運行著陽氣和陰氣，每一條經絡運行的氣都不同，也就是能量不同，其運動的頻率當然也不一樣，而只要出現頻率差異，就應該會有方法可以感應到。

普通人的眼睛只能感應三百八十奈米至七百二十奈米之間的光波範圍，也許經絡的光波就不在這範圍內，所以我們看不見，但是會不會有人天生能看到其他光波，或是能夠透過一些方法，看到不在這範圍內的光波呢？

美國心理學家雷蒙．穆迪（Raymond A. Moody, Jr. M.D.）所著《死後的世界》（*Life After Life*）說到，人在瀕臨死亡時，能聽到平時從沒聽過的聲音，和看到平時沒看過的東西。我們是不是可以這樣認為，人在瀕臨死亡時，其聽力和視力範圍突然變大了，也就表示，人的聽覺和視覺敏感度是可以改變的。

這個世界上存在一些看不到任何顏色的人，他們看這個世界就像是在看黑白電視一樣，這種看不到其他顏色的情況稱為全色盲。

試想一下，如果世界上所有人都是全色盲，而你去告訴他們，這世界還存在一些能看到除了黑白之外，其他紅、黃、藍、綠顏色的人，他們一定會覺得你異想天開。但這就像是，大家不相信有些人能看見經絡，能看見人頭頂有一光圈，甚至還能看到磁場，是同樣道理。

第二章

三指把脈斷生死，神醫這麼神？

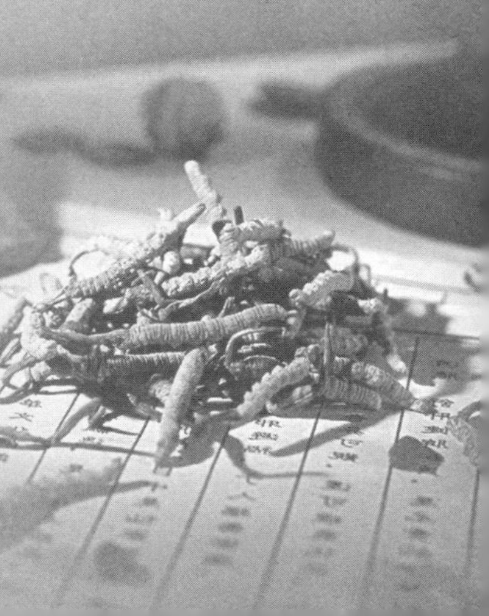

11 把脈——第一個感覺很重要

金庸筆下有一位殺人神醫叫平一指，治病的時候只需要一指搭於病者脈上，就能對病情瞭若指掌。他幫令狐冲治病時，僅憑一根手指就能摸出令狐冲之前誤飲了五毒教的補藥，而且還發生過激烈的打鬥，並正因遭受猜疑而難過。憑藉一指就能洞悉一切，並且絲毫不差，實在是太奇妙了。

中醫的脈法一直以來就有著這樣的神奇色彩，人們都覺得「三指定脈斷生死」太不可思議。再加上小說和電視劇又神化了把脈這項技術，大家對此更是半信半疑。那麼，靠把脈到底能不能洞悉病情呢？

答案是肯定的。以前我也覺得脈法很神奇，一開始學中醫，就是衝著這份神奇。那時還看不懂古文，只好看現代有關脈學的書籍。看了這些書後，我發現「脈」一點也不好玩，而且非常枯燥。疾病和脈象都被一一對應起來，卻沒說原因，彷彿在指脈象是病的標籤。洪脈（按：脈象的一種，型態為脈來極大，如波濤洶湧，來盛去衰）就代表陽盛，弱脈就代表陽虛，至於原因幾乎都是「略」。

這樣令人興味索然的脈學著實令我失望。後來從《瀕湖脈學》（按：李時珍的脈學著作）、

《傷寒論》到《四聖心源》裡的圓運動脈法中，才了解到脈學並不是那麼死板，其實有趣得很。我潛心學習一段時間後，若有所得，但苦於經驗太淺，缺乏時間的洗禮，對脈法的掌握還遠缺火候。所以只能盡自己所能，把有韻味的脈學分享給大家。

把脈的原理——感受氣血運行全身前後的差異

在學習一門技術之前，不一定非要研究其產生和發展的歷史，但是務必要弄清楚技術的原理。因為只有了解原理，我們才能堅信不疑的學習下去，而且原理往往也能引出正確的學習方向。

脈法有很多種，寸口脈法、人迎脈法、三部九候脈法等。現在最常用的是寸口脈法，即是手掌大魚際（按：大拇指根部，握拳時明顯凸起的部位）下面的腕上動脈，具體如何準確的定位等下再說。

這條脈位於手太陰肺經的起始部分，所以平常把脈只是把了手太陰肺經。上一論說過，人有十二條主要的經絡，如果我們能接觸到十二條經絡，就能掌握全身氣血的運行情況，可惜我們做不到。十二經脈中，只有一小部分位於能被接觸到的體表，寸口脈就是其中之一，故《靈樞・經脈》說：「經脈者，常不可見，其虛實也，以氣口知之。」

雖然顯見的經脈不多，但也不只一條，為什麼獨取位於手腕處的手太陰肺經呢？這是因為肺主藏氣，全身的氣都由肺宣發輸布。氣從手太陰肺經的寸口出發，流經十二經後再回到寸口，氣血皆行於脈，獨靠氣而行，所以寸口可以說是氣血運行的起點和終點。

氣在十二經周而復始的運行，這就容易發生牽一髮而動全身的問題，無論氣在哪一經出現問題，都會影響十二經的正常運行，從而導致其他經絡出現異常。這種異常在手太陰肺經最為明顯，因為手太陰肺經宣發出去的氣是外界之清氣，而接收的氣是流經十二經之後的濁氣，一旦出現問題，這兩種氣的差距就尤為明顯。而不同經絡對氣的影響不同，所以造成的結果也會不同，因此，了解手太陰肺經的情況，自然可以知道是哪一條經絡出問題。

打個比方，人體氣血運行的情況就像工廠的生產線，原料從手太陰肺經開始往下傳。生產線上總共有十二個部分組成，每個部分的工作內容不同，有的負責裝螺絲，有的負責包裝。經過十二個部分的生產加工，得到的成品由傳送帶運回到起點，我們在起點檢查成品的情況，就可以知道流水線上哪一個環節出了問題。比如發現成品裡幾乎沒有螺絲，就立刻可以知道負責裝螺絲的員工沒在工作。這就是把寸口脈的原理。

因為十二經的整體性和手太陰肺經的特殊性，令十二經之盛衰悉見於寸口，所以我們能獨以寸口而脈全身。

把脈的正確手勢，要按三個地方

寸口脈分為寸、關、尺三部，如左頁圖示。那這三部應該怎麼定位？沿著大拇指在大魚際（就是大拇指下面那塊大肉）邊緣往下，會摸到一塊略微突起的骨頭，這塊骨頭叫「橈骨」，也

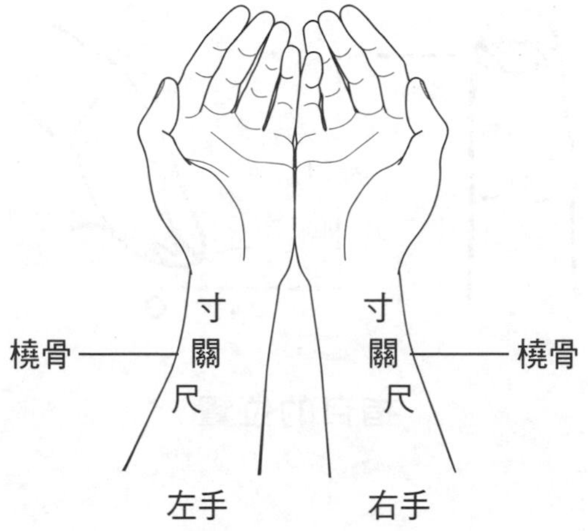

脈之寸、關、尺

就是很多書上寫的「掌後高骨」。在掌後高骨稍微往裡有脈搏跳動的地方就為關部。食指、中指、無名指三指齊平，先以中指按壓關部，食指按壓關前（距離心臟較遠的那一側）就是寸部，無名指按壓關後（靠近心臟的那一側）就是尺部。

三指平齊是指診脈者的手指略彎，使得三指指尖平齊。讓病人將手臂放鬆向前伸平，與心臟大致相同高度，手掌向手心微彎，虎口向上，不要掌心向上。三指平齊以指目緊貼於脈搏搏動的地方，至於什麼是「指目」？《脈說》（按：清代醫學家葉霖的脈學著作）：「以指端棱起如線者，名曰指目，以按脈之脊。」即是指尖指紋比較像直線的部位。手指越接近指尖，感覺越靈敏，而指尖有指甲，所以把脈一般會用最接近指尖的指目。病人的手掌虎口向上時脈更流利，醫生更容易接觸到脈脊，所以患者手

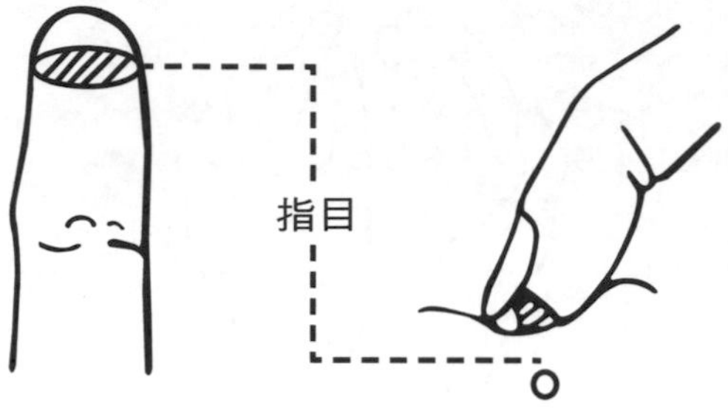

指目的位置

掌應虎口向上，而非掌心向上。

把整體脈象時，三指斜下，同時由輕按到重按，由重按再到更重按，再由重按回到輕按，輕按再到更輕按。手指用力要有一個循序漸進的過程，最忌一下用力過大，一下用力過小。至於寸關尺的分部診法，將在下一論融入醫理後再講。

病人剛睡醒時把脈最好

現在的醫生對於脈診的時間幾乎沒有概念，特別是急診科的醫生，更不會有耐心去關心脈診的最佳時間。但我們還是要知道，一天之中有一個時間是最適合診脈的，這個時間最早記載在《黃帝內經》裡。《素問・脈要精微論》曰：「診脈常以平旦，陰氣未動，陽氣未散，飲食未進，經脈未盛，絡脈調勻，氣血未亂，故乃可診有過之脈。」清晨剛起床的時候，人體氣血沒有受到飲食、運動、情緒等各方面因素的影響，人處在一個相對平靜的狀態，此時的脈象最能反映疾病的真實情況。

但是平旦（按：天亮的時候）診脈有很大的限制，因為普通門診的醫生一天要看幾十個病人，做不到只在清晨時診脈。既然做不到，那又為什麼要講診脈的最佳時間呢？

因為我們可以從中了解到脈診要求的內在精神——要讓病人處在清晨剛睡醒的狀態，也就是要病人在診脈前拋開一切思緒，保持冥思十分鐘至十五分鐘，盡量讓自己感覺像剛睡醒一樣。我們還可以創造一個像清晨一樣舒服、安靜，並且溫度適宜的環境，減少外界對醫生和患者的影響。有時候與朋友坐巴士外出遊玩，朋友把手一伸就想讓我把脈，我都會笑著拒絕。因為像巴士、商場這樣嘈雜的公共環境，是最不適宜診脈的。

醫生把脈時放空最好

診斷疾病一直以來都需要醫生和病人相互配合，醫生的態度會直接影響病人的心理狀況，進而影響診斷的準確性。所以醫生態度要穩重認真、和藹可親，令病人心情平緩的同時，還能取得病人的信任。這一個基本要求明明就很簡單，為什麼履行起來那麼難？現在緊張的醫病關係與醫者冷漠的態度有一定的關係，莫以為有才就可以無德，只有厚德才能載物。

醫生擁有良好心態，還有助於在脈診時保持專注，以便讓自己達到虛靜的狀態。什麼是虛靜狀態？簡單的說，就是什麼也不要想，不要想病人說的話，不要想任何脈學和醫學知識，即「洗淨胸中所蓄，寓孔神於三指頭」。

初學者最忌在心中想像脈的情況，然後再診脈。如果我們已經想好這脈會是洪脈，那一切脈

（按：同把脈），得出的結果十有八九是洪脈。因為在這個過程中，我們已經被主觀影響，切脈時注意力都集中在尋找洪脈上，一得到相關線索就會想當然的認為脈象為洪脈，哪怕最後真的是洪脈，我們也很容易會忽略其他更為細微的內容。

但要怎麼判斷自己是不是在虛靜的狀態下診脈呢？當我們在診脈時，感受到脈象如同一個人在跟我們傳遞他的感受時，就已經進入虛靜狀態了。比如在虛靜狀態下，把到一個很急促的脈象，可以感受到脈傳遞出一種很急躁的心情；或者感受到脈象很微弱時，彷彿能聽見脈象正在說他非常疲憊。

進入虛靜狀態需要醫者保持極為強大的專注力，這對於初學者有難度。我的做法是，每次把脈前微閉雙眼，想像自己正處在宇宙的黑洞中，而脈是我唯一能感知到的物體，這樣我就能一心感受脈傳遞給我的資訊。

用每次把脈的第一個感覺培養手感

在還沒有講任何脈象理論前，我想先傳遞一個資訊——人對脈的第一感覺至關重要。

清末中醫學家彭子益說：「診脈前須先定六脈的整個大體，切不可先注意關脈怎樣、寸脈怎樣、尺脈怎樣。」而定整體脈象最主要的，就是靠診者對脈的第一感覺，也就是醫者在虛靜狀態下，感知到的脈象傳遞而來的第一條資訊。

也許有人會說，用脈來診斷疾病這麼嚴肅的事情怎麼可以靠感覺呢？然而世界上有很多技術，都是憑感覺而被發揮到極致的。有個成語叫熟能生巧，熟之所以能生巧，就是人透過不斷重複相同動作之後，形成了對這項技術的獨特感覺，而憑藉這種感覺便能把事情做得很巧妙。

賣油翁之所以能在不弄溼銅錢的情況下，將油穿過銅錢孔，就是靠長年累月倒油累積出來的感覺；優秀的籃球員經過長久的訓練，能擁有出色的手感，他們只憑這種感覺，就能打出精采的比賽；有一些經驗豐富的醫生，不需要問診和脈診，只需要看病人一眼，就能知道病人身體哪裡出問題，也是因為豐富的診斷經驗讓醫生產生了感覺。

這就是感覺的力量，很難說得清楚，但就是這麼強大。上面提到的感覺，似乎都要經過很長時間的累積才能得到，但若我們一開始就特意去培養這種感覺，以後進步的速度將會是飛速。

每次把脈時要去感受脈給你的第一感覺，不要急著去判斷脈象情況，等體會了感覺之後，再去分析脈象和病機。這樣病人的情況和你對脈的第一感覺，就會在腦中產生連結，等到這種連結穩固後，你就能憑著第一感覺來判斷病人的情況。所以從第一次把脈開始，就去尋找脈傳遞給我們的感覺，這樣堅持下去，就有機會成為脈診的頂尖高手。

不想成為將軍的士兵不是好士兵。雖然我們才剛開始學習脈診，但是也要以成為脈診高手為目標，這也許會讓我們吃不少苦頭，別人會說我們狂妄自大，可是又有什麼關係呢？想要一覽眾山小的人，豈會怕這一點高處之寒？

12 最容易掌握的脈學——圓運動脈法

關於脈的理解，自古以來就有各種不同的版本，有難經脈法、太素脈法、內經脈法等。面對這麼多的脈法，我們經常會無從下手，不知道該選擇哪一家才好。其實學習的過程有時候就像玩電腦遊戲，遊戲難度從低到高才能讓人堅持玩下去，要一開始就是打終極大魔王，誰還會對遊戲那麼痴迷？所以借鑑開發遊戲的思路，今天就來介紹公認最容易理解的脈學——黃元御圓運動脈法。

脈的位置也符合圓運動規律

經絡是人體氣血運行的通道，寸口脈作為手太陰肺經的一部分，必然也充滿氣血，所以研究脈象也就是研究脈中氣血的情況。而寸口脈之所以歷來被用於診斷疾病，是因為全身臟腑氣血的情況，都能在寸口脈上顯現出來，人們根據這些情況，就可以判斷疾病的根源所在。

那臟腑的資訊是如何分布在寸口脈的？《四聖心源．寸口脈法》曰：「心與小腸候（按：對應）於左寸，肺與大腸候於右寸，肝膽候於左關，脾胃候於右關，腎與膀胱候於兩尺，心主三

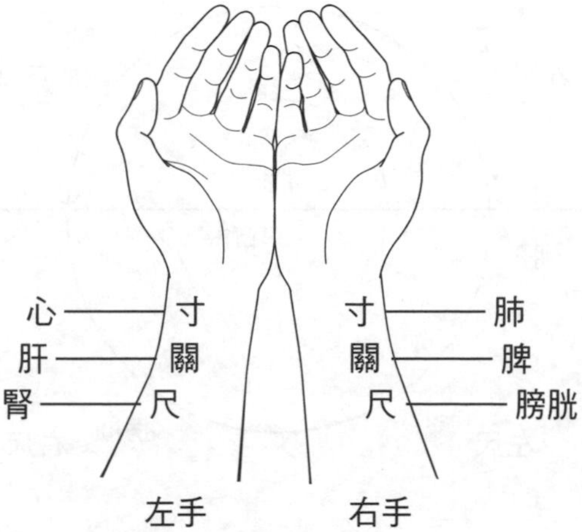

臟腑在脈中的分布

焦，隨水下蟄，亦附此焉。」

心主三焦是心包和三焦的意思，不是心主導三焦，心包和三焦的相火問題等下再談。現在先看其他已經在寸口處被黃老分配好位置的臟腑（見上圖）。

學會圓運動理論後就可以知道，臟腑有主次之分，臟主管腑，人體氣血的運行規律大多由五臟決定，五臟氣血的運行狀況決定了人體的健康程度。所以在思考疾病根源時，先以五臟為核心找問題，再考慮腑，下頁圖就展現了這種思路。又因為膀胱在圓運動中有獨特地位，所以六腑中只有膀胱出現在圖中。

接下來我將根據黃元御的脈法理論，畫一幅中醫歷史上還從未出現過的圖——圓運動脈圖。

將左右手的寸、關、尺連成一個圓，把脾的位置放在中心，就成了這個圓運動脈圖

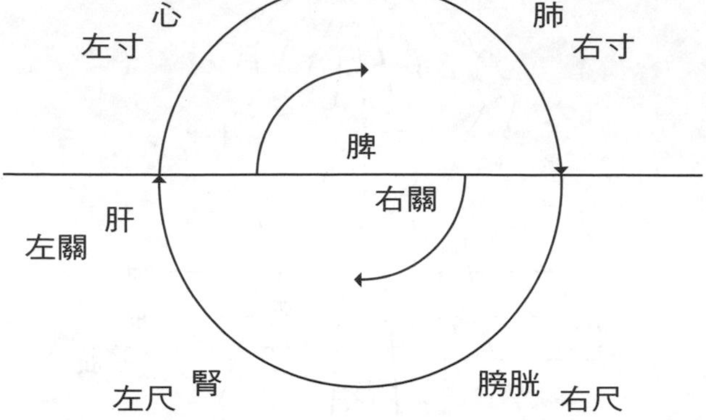

圓運動脈圖

（見上圖）。大家發現沒有，上圖和圓運動規律圖幾乎一模一樣，難道說，脈法也符合圓運動規律？

沒錯，脈法符合圓運動規律，正是黃元御的獨特思想。從左尺到左關，再到左寸、右寸、右關、右尺，再回到左尺構成了脈之小圓，透過這個小圓，可以了解人體內氣血運動之大圓的情況。眼睛是靈魂之窗，而寸口脈則是圓運動之窗。換句話說，診脈者合握病人的左右脈，就猶如掌握了全身之氣血。接下來說說圓運動脈法的具體情況。

把脈不是按著就好，有的要輕壓，有的要重按

陽浮而陰沉，這是陰陽固有的性質。脾土居陰陽之中，所以其脈在浮沉之半，其位在關。浮沉該怎麼判斷呢？

浮脈是指以比較輕的指力就能感受到脈象，沉脈則要用力按到筋骨才能感覺到跳動。我們也可以認為，浮在體表而沉在體內。脾脈在浮沉之半，手指要用適中的力來感知。《四聖心源．浮沉》：「關者，陰陽之關門，陰自此升而為寸，陽自此降而為尺，闔辟之權，於是在焉，故曰關也。」如右頁圖所示，脾就像橫貫左右的一扇轉門，左陰升而右陽降。左升則肝木達，右降則肺金斂，所以脾對應左右兩關。但這就奇怪了，之前不是說脾胃對應右關，怎麼又變成兩關了？

人之氣雖分六氣，然六氣周遊而化一。整個圓運動就是一氣在變化，而寸口脈既然為圓運動之窗，理應也為一氣運行。氣之升降受脾土樞紐的控制，所以氣在升和降時都與脾土有關，左右兩關也就自然都能候脾胃。只不過因為肝也對應左關，所以在右關脈中能更加清楚的了解脾胃的情況。

如果脾土虛弱，那麼就會導致脾陽不升、胃陰不降。由於脾陽不升，所以肝木不達，肝木不達則膽木不降，這是因為肝膽互為表裡，與脾胃之間的關係是一樣的。這個時候兩關部的脈象都會大，左關大是因為陽從腎水左升為肝木，脾不升導致肝木沒辦法繼續左升，所以肝木之氣鬱聚於左關；右關大是因為胃氣不降，而膽木沒辦法右降，所以鬱滯在右關。故黃老說：「左關之大者，肝脾之鬱而不升也；右關之大者，膽胃之鬱而不降也。」

相火透過足少陽膽經下藏於腎水，現在膽木不降，相火也就斂降不了。沒法斂降的相火，會發揮其火易上炎之性，肺金原來的清氣被上炎的相火鬱蒸成火，平常上火的症狀就是這樣產生的，此時肺的右寸脈會變大。肝木鬱陷不升，木中的溫氣就會抑遏於下而生下熱，於是候腎的左尺脈也會變大。這就是黃老所說的：「右寸之大者，肺金之上逆也；左尺之大者，肝木之下陷也。」

左手脈象應該沉但升發

從了解由土虛引起脈象變化的過程，可以知道在研究脈象時，要以六氣圓運動為核心，而不是單獨考慮某個臟腑。所以彭子益建議我們在把脈時，「只覺兩手按著同一個圓運動的氣體」，這是脈診的妙法，也是學習脈法的捷徑。

想根據脈診來判斷疾病，就必須先知道健康的人的脈象，那怎麼用圓運動來看呢？

健康的人六氣皆平和，其土氣沖和則脾能升、胃能降。腎為水臟，其性為沉，但腎水中閉藏著寶貴的坎陽，所以沉中帶浮。沉中帶浮是指，手指用重力按到筋骨時，能感受到脈氣正往上升，這就是「陰體雖沉而內含升意，則沉中帶浮」。所以健康的人候腎之左尺脈沉而濡實，脈沉而能感到氣血柔順、充實有生意。

肝木生於腎水，木氣的狀態為初陽萌於肝血，《黃帝內經》裡說的「厥陰常多血而少氣」，就是指厥陰肝木中血多而氣少的狀況，所以肝與腎一樣皆為沉。然而木中的溫陽比腎中的坎陽多，所以肝沉中之浮性較腎更為明顯。肝木隨脾土而能達，木氣升達於上而成心火。在這個過程中，木氣顯示出升發的本能，肝脈會較其他脈象長，故健康的人候肝之左關脈沉而牢長，給人感覺到脈象雖沉，但有非常明顯往左寸升發的傾向。

肝木隨脾土升發而上達為心火，火有強烈上炎的性質，心雖有離陰卻也改變不了其浮散之性，所以健康者候心之左寸脈浮而大散，就像是氣血都在爭著往外表現自己，好像一群小朋友在爭先恐後的搶著回答老師的問題。心之離陰的存在，使得心脈浮而不過，升浮中帶有一絲和緩。

從腎脈到肝脈再到心脈的過程中，氣血從封藏一步步走向升發，一個健康的人左手脈象，從左尺的沉實逐漸升浮為左寸的浮散。所以在把患者的左手脈時，心裡要想著自己正把著一條升發的氣脈，如果被診脈的人是健康的，從左尺到左寸會呈現出一氣升發、通暢無比的景象。而左手脈象出現異常，基本上就要思考氣機升發這方面，比較常見的問題是肝木因脾土溼而不達，陽鬱而左關脈大。若氣陷於下，左尺脈也會大；若肝氣久鬱，木不能生火，心火乏源，左寸脈就不再浮大。

醫者要特別注意久病之人左尺的情況。左尺候腎，腎陽為心火之根，陽氣只有閉藏於腎水裡，才能不斷的向上升發陽氣。若是陽根浮現，久病之人恐怕病情將要急劇惡化。這情況就好比原本深入土壤的樹根斷了，剩下的一些殘根從土壤冒出，預示著大樹就快要倒了，這時候醫者就要用盡一切方法來延長病人的生命。

右手脈象應該浮但降斂

心之陽氣和蒸於上之霧氣，合為相火歸於心包，位於心包的相火隨肺清涼之氣下藏於腎水，所以並沒有脈位專門候相火，故黃元御說：「心主三焦，隨水下蟄，亦附此（右脈）焉。」相火隨金水下藏於膀胱，雖然沒有固定脈位，但是整個圓運動收斂的過程全都與之有關。

相火行於肺氣時開始被收斂，其霧氣遇清涼之氣化成水，而相火被肺氣斂收後，隨水行於膽經而降。上之火遇到肺金後，其浮散之性會有所收斂，所以健康的人候肺之右寸脈不再像左寸脈那麼散大，而是浮中帶有點短澀，這短澀就是肺金收斂之性，給人的感覺是脈象雖然浮，但已經有往裡收的跡象。

健康者的中氣旺，脾能升而胃能降。胃氣降則肺金收斂之政通行無阻，化氣於相火的膽木也能夠下行。胃腑位於氣血降斂過程的中間，其性不浮不沉，故候脾胃之右關脈在浮沉之半。

但這裡有個問題要解決，右關事實上是候主降斂之胃土的情況，為什麼卻說脾胃都候於此？沒錯，右關是候胃土的，而左關事實不只候肝木，還能候脾土，所以在圓運動脈學裡，左右兩關分別候脾胃。單獨以右關候脾胃，只是因為右關的脈象更能清楚表達胃土的情況，透過胃土的情況，可以反推了解到脾土的狀況而已。這是因為脾胃互為表裡，脾升則胃降，從臟象可以了解腑象，從腑象自然也能知道臟象。這也提醒我們，研究脈象時不要認定右關就是候脾胃，要知道右關到底是屬於氣機升降的哪個部分，對於其他脈位也要這樣研究，才能抓住脈的實質。胃土處在陽火斂降為陰水過程的中間，所以候胃土之右關脈雖然在沉浮之半，但能感覺到正在往右尺收。

胃土降而肺金行收斂之政，上之相火隨水下於膀胱。膀胱為水腑，其性為沉，下行之相火會藏於膀胱之水中，所以沉中帶沉。沉中帶沉是指，手指用重力按到筋骨時，能感受到脈氣還在往裡收，這與左尺腎脈的沉中帶浮剛好相反。上之火下蟄於膀胱，而膀胱還要將相火閉藏於腎水，所以膀胱之氣往裡沉，因此健康的人候膀胱之右尺脈，給人感覺沉實之中仍有往裡收的傾向。

從肺脈到胃脈，再到膀胱脈的這個過程，氣血從升發一步步走向封藏，一個健康的人右手脈象，從右寸的浮散逐漸降沉為右尺的沉實。所以在把患者的右手脈時，心裡要想著自己正把著一條斂降的氣脈，如果被診脈的人是健康的，那從右寸到右尺會呈現出一氣降斂、平和順暢的景象。而右手脈象出現異常，基本上就要思考氣機降斂的問題，主要在於胃氣不降，相火和胃氣鬱滯從脈象上顯現就是右關脈象大；相火上行肺金，火炎於上，那麼右寸脈象浮大；火不下行，水中無火，遂致右尺脈象沉小。還有一種情況就是相火能行於下，但是膀胱封藏不了，相火就會浮現在水腑表面，此時右尺脈浮大，這種脈象常出現在小便淋瀝（按：指排尿次數多、量少，且排不乾淨的症狀）的患者身上。

雙手脈象要能感受氣體的圓運動

左右手的脈象分別講完了，總結就是，左手脈象是一條從尺往上升發的氣，右手脈象是一條從寸往下降斂的氣，雙手合在一起，就是一氣從左升由右降的一個圓運動。

所以彭子益告訴我們，診脈時最好雙手一起診斷，然後「只覺兩手按著一個圓運動的氣體」。兩手分別同時按患者的左右脈，感受脈象給你的第一感覺後，接下來要想著自己正把著一個圓運動的氣體，從左尺上升到右尺下降，再回到左尺是為一圈，感受這一圈的氣體是否運行通暢，如果不通暢，是哪裡出問題，最後在出問題的地方認真探索。這樣就能有效的從脈象找出身體臟腑的問題，進而為處方定藥提供依據。

「圓運動脈法論」的整體框架講到這裡就快結束了，如果這是你第一次接觸到脈學，那麼你是幸運的，相信黃元御老師這種獨特生動的脈法，必定會有潛移默化的影響。而如果你以前學習過其他脈法，而且學得很好，可以堅持原有對脈象理解的思路，當然也可以借鑑這個用圓運動過程來理解脈象的獨特思想。

走向成功的路永遠不是唯一，我們可以學習別人成功的方法，但是不一定要仿效他們的做法。走出一條屬於自己的路，成功會有不一樣的喜悅。這也是我對學習中醫的想法，黃老的思想固然偉大，但我們一定要帶著自己的想法去學習，這樣才有可能將圓運動思想推向更高的境界。也只有這樣，我們才有機會超越偉大！

13 四季變化會影響人的脈象

我們在第十一論已經講了脈法的基礎，上一論也認識了圓運動脈法，知道診脈不過是去感知一個氣體的圓運動而已。現在我們要趁熱打鐵，將這個有趣的脈法延展開來。

四季會影響脈象，春夏偏升浮，秋冬偏降沉

「天地之氣，生長於春夏，收藏於秋冬。人與天地同氣也，陽氣生長，則脈浮升；陰氣收藏，則脈沉降。是以春之脈升，夏之脈浮，秋之脈降，冬之脈沉。」

這句話是在講整體脈象會隨四季變換而發生變化。透過前面的學習我們已經知道，脈象取決於人體內氣血運動的狀況，氣升則脈浮，血沉則脈降，而各個臟腑的相互協調，使得氣血在人體內形成一個圓運動，所以左右脈才會呈現出一氣圓運動的景象。而四季之所以會影響人的脈象，前提也是因為季節會影響人體的圓運動。

春為木氣主時，這時整個世間萬物因木氣而呈現一派百花爭豔、欣欣向榮的暖象。人稟受此時天地之木氣，故人體內的木氣升發之力強盛，圓運動的左邊升發運動加強，而右邊斂降運動減

弱，所以春脈整體都偏升浮。這裡有個邏輯需要先弄清楚，整個圓運動雖然是一氣周流而成圓，但並不是說左邊升發加強，右邊斂降也會順勢加強，因為圓運動的各個環節需要不同的環境，升浮需要溫熱，降沉需要涼冷。

這一點相信大家並不難理解，我比較擔心的是，在理解臟腑之間那個小圓時可能會迷茫。臟腑之間的關係是互為表裡，也就是臟腑相互聯繫、相互依存，幾乎就是同一個整體，只要一方出現問題，另一方必然受影響。例如：肝氣不升，膽氣必然不降，而肝氣升發加強，膽氣斂降就加劇。所以，臟腑中只要改變一方，另一方也會隨這個改變而相應發生變化。黃元御在治療膽木不降、相火上逆的病人時，就常常會加入升肝達木的桂枝，有些人怎麼都想不通，為什麼斂木要用桂枝？事實上，黃老就是利用了臟腑互為表裡這個關係。

臟腑之間的圓與大的圓運動有一些區別，要做到不混淆，只需要抓住六氣的分布就好。臟腑之間的主氣都是同一氣，而圓運動有六氣，不同類型的氣需要不同的環境，所以改變一個環境，會促進圓運動的某個部分，並抑制另一部分。而對於臟腑來說，不是促進就是抑制，要不然就是沒有影響，如此而已。

驕陽似火的夏天為地球帶來許多火氣，人稟火而氣浮，所以夏脈整體偏浮。人稟秋之金氣而氣斂，所以秋脈整體偏降。人稟寒冬之水氣而氣藏，所以冬脈整體偏沉。

為了讓大家能容易記住四時脈體的情況，我決定搬出《黃帝內經》中最有文采的一段話。《素問．脈要精微論》曰：「春日浮，如魚之遊在波；夏日在膚，泛泛乎萬物有餘；秋日下膚，蟄蟲將去；冬日在骨，蟄蟲周密，君子居室。」

這句話用了魚和蟄蟲來比喻脈象，具體的解釋了四時脈體。而這句話也傳遞了一個很重要的資訊，就是在認識脈象的同時，可以從自然萬物中尋找相似的感覺，這也在側面支持了我在第十一論中提到的觀點——診脈時感覺很重要。

五臟脈象不該隨外界改變，否則就是生病

五臟常脈的基礎，我們已經在第十二論中講了，就是左手脈升，右手脈降，從沉到浮再從浮到沉而已。而在這裡要說的是，健康的人的五臟脈象，在任何時候都要保持其原來的特點，這個特點不因任何季節、天氣、環境而改變，只要一改變，就會變成病人。

判斷一個人是否健康，要以體內圓運動是否和諧有序為標準，任何時候人體的氣血都在做升降的圓運動，在不同部位該升時就得升，該降時就得降，這樣人才不會生病。所以五臟對應的脈象，在任何時候都要保持其原本浮沉的特點，不會因外界環境的改變而變化。

舉個例子，候心之左寸脈浮而洪大，健康的人無論何時心脈都應該洪浮，只不過洪的程度會受外界因素的影響，夏天火旺，心稟火而生，所以夏天心脈洪浮程度最強盛。而冬天水旺，心浮散之性受到水性的影響略微收斂，但其性仍為浮散，所以冬天心脈洪浮程度最微弱，但也是洪浮。其他部位的脈也是這樣保持自身特點。

個性是我們立足於社會的根本，我們可以根據外在環境調整個性，但絕不能見風使舵，拋棄立足之根，否則必將在忙碌中迷失自我。中醫之理與人生之道，何其相似。

臟的脈象沉，腑的脈象浮，先學臟的就好

介紹完臟腑互為表裡的關係後，接下來馬上就要講臟腑脈象。

臟腑在寸口脈上的位置分布，在第十二論也已經說過，基本上就是一對互為表裡的臟腑，占據其在圓運動中相對應的位置。《傷寒論．辨脈法第一》曰：「寸口脈浮為在表，沉為在裡，數為在腑，遲為在臟。假令脈遲，此為在臟也。」醫聖張仲景認為，在寸口相同的脈位，浮數為腑脈，沉遲為臟脈。

左手的寸脈對應心和小腸，如果左寸脈較平常更為沉遲，那麼疾病就發生在心，如果較為浮數，病就在小腸。其他脈位亦是。腑脈之所以浮數、臟脈之所以沉遲，就是因為臟腑互為表裡。腑氣行於表，其陽氣比臟多；臟氣行於裡，其陰氣較腑多。故腑性偏浮，臟性偏沉。

健康的人腑氣內交於臟，臟氣外濟於腑，則陰陽平而脈息調。腑病則氣不內交，脈只浮而不沉；臟病則氣不外濟，脈只沉而不浮。簡單的說，臟氣和腑氣之間相互協調，使得陰陽平和。臟病則臟之氣無法發散到外表之腑，所以脈沉而不浮；腑病則腑之氣回不了內裡之臟，所以脈浮而不沉。抓住臟腑之間互為表裡的關係，臟腑脈象就比較容易理解。可是診脈時，我們會發現實際操作的難度，遠比理解理論要大得多。

首先是關於脈象浮沉的問題，腑病脈象浮數，臟病脈象沉遲。可是在圓運動脈象裡，候心之左寸脈本來就是浮脈，如果火氣太旺，心脈會浮而為洪。所以心脈被診為洪脈時，會分不清是心病還是小腸病。同理，右手的尺膀胱脈為沉脈時，也會分不出來是膀胱病還是腎病。

另外還有個問題，腑在寸口脈上的定位並不是唯一，彭子益在其著作《圓運動的古中醫學》中就有談到這個問題：「肝膽脈俱候於左關，卻膽經脈亦候於右關。大腸經脈候於肺脈，大腸位居下部，亦候於左尺脈。」因為腑在圓運動的作用及其位置，在其他脈位可以感知到腑之氣。

基於這兩個問題，我們一開始學習脈法時，是不太可能把出腑脈的。但是不用擔心，腑在醫理中的地位遠沒有臟那麼高，有些脈法幾乎也不單獨提腑脈，比如李時珍汲取他父親李言聞《四診發明》之精華所發明的《瀕湖脈學》，就沒有提及腑脈。

所以，學習臟腑脈象切莫著急，隨著臨床經驗的增加，和對各家知識思考的加深，就能逐漸明白這是怎麼一回事。

出現真臟絕脈就是圓運動停擺，危險！

土者，四維之中氣也。

脾陽左升則肝木上達，木之溫氣化而為心火；胃陰右降，肺金之涼氣降化而為寒水。身為四象樞紐的脾胃一旦正常，則圓運動就是見圓不見真。什麼是「真」？真是指真臟之氣，也就是五臟真正的本氣。

中氣旺實，陰陽調和，圓運動猶如一氣周遊而成。中氣的存在，使得肝、心、肺、腎之氣皆運行起來，所以這四臟之氣雖各有特點，但都不至於太過。比如：腎氣的特點是沉降，因為圓運動，陽氣能下藏於腎中，故腎氣沉中帶浮，腎脈也就沉中微浮。

脾胃之氣性緩，四象稟土氣而緩，所以肝脈弦長而緩、心脈洪浮而緩、肺脈毛澀而緩、腎脈石沉而緩。事實上，心、肝、肺、腎之所以有緩和之氣，是因為圓運動平和。而脾胃是圓運動中的核心，大家都認為四象是脾胃的兒子，會繼承土氣，所以才有緩和之象。其實怎麼理解並沒有太大關係，反正五臟脈象都應該有緩和之意。

如果中氣衰亡，樞紐不動，整個圓運動就會停滯，肝、心、肺、腎之氣不再含有緩和之性，這時四象就都有可能出現真臟之氣。

中氣敗亡，脾胃之氣幾乎全無，此時脾土之脈給人的感覺，就像破舊古廟的屋頂偶爾滴下一點水滴，這點水滴的脈動，是僅存的中氣在做最後的掙扎。

肝木沒有了脾陽，一絲也升達不上去，其疏泄之氣拚了命在做最後抵抗。所以切真肝脈時，就像手指在按壓刀刃，能感覺到肝氣非常急切的想疏泄，但又做不到的絕望。

圓運動不再進行，心之火不再斂降而下，心火只升不降。切真心脈就像摸著轉動的薏仁，能感覺到心火非常躁急，彷彿火氣就要衝出來燃燒切脈的手指。

肺金缺少了胃陰，不再斂降心火，肺之氣弱而不收，其脈如毛髮一樣浮軟無力。腎變成了一池寒水，沒有半點陽氣，所以真腎脈只沉不浮，給人感覺就像石沉大海，即將永遠分離的恐怖。

只要出現真臟脈將必死無疑，因為整個圓運動都被破壞了。真臟脈是病人將亡時的脈象，如果醫者在治病時能發現患者初顯真臟脈，就有機會能及時保住中氣，挽救生命。

宣導「治病必先議病」的清朝名醫喻嘉言，曾治療一個名叫吳叔和的當地富豪。這個病人因為咳嗽吃了別人開的藥後上吐下瀉，所以來找喻嘉言。

喻嘉言剛一診脈，冷汗就從額頭冒出來，脈象躁急，剛勁沒有軟緩之意。他心想這脈象已經接近真心脈，吳叔和應該已經病得很嚴重，就跟對方說：「你今天不能走，得在我這留下，因為你已經病得很嚴重了，不好好治恐怕會有生命危險。」「我身體好得很，一頓能吃下三碗飯，怎麼可能病得很嚴重？你是想騙我的錢吧，我跟你說，我有的是錢，趕緊開藥，我付你雙倍診金便是。」吳叔和似乎有點生氣了。

喻嘉言知道，對方在沒有嚴重症狀之下，不會相信自己有重病，所以也只能反覆叮囑，回去一定要準時喝藥和及時回來複診。

吳叔和剛走出醫館，就把藥扔進了垃圾桶，嘴裡還嘟囔著：「我這麼健康，竟然說我有生命危險……。」結果就在那一年的冬天，某天吳叔和胸腹緊痛，悶得幾乎無法呼吸。這時中氣已經出現衰亡，以致胃氣不降，膽木不斂，上鬱剋胃土，導致胸腹痛；肺金斂降失常，肺氣鬱滯，故呼吸不暢。吳叔和於是又來找喻嘉言，喻嘉言急忙用附子理中湯補其中氣。吳叔和服了十幾劑藥之後，感覺舒服多了，可是病況一好轉，就又把醫生的叮囑當成耳邊風。

第二年的四月，吳家有親人去世，吳叔和難過至極，吐了一大碗血。這下他開始害怕了，趕緊找來隔壁郎中，這位郎中看他吐了那麼多血，居然還說不要著急，這是傷心過度引起氣機運行不暢，所以血才隨逆行之氣外出，只要開點藥補補血，然後控制情緒，很快就沒事。吳叔和聽了這才安心，然後非常認真的吃了這個郎中開的滋潤補血的藥。

原本土氣衰弱的吳叔和，吃了這些助溼敗陽的藥後，變得先痛後嘔、大便黏滯，還覺得渾身像火燒，拚命喝水，只差沒直接坐進水缸裡，這時他想起早在半年前就斷定自己將有生命危險的喻嘉言。喻嘉言看了他的症狀後搖搖頭說：「對不起，你的中氣已經衰亡，津液也盡枯，只剩下一團真火在體內燃燒，這火燒完，你也就……。」果不其然，當熱象消失，吳叔和就走了。

雖然這是個令人惋惜的醫案，但也提示了我們學習真臟脈很有必要。試想一下，如果吳叔和鄰居那個郎中懂得真臟脈之理，還會開滋潤補血之藥嗎？可惜郎中不懂，那我們自己懂了嗎？

舍證從脈——辨證以脈象為準則

舍證從脈是指，在治療時發現病人的脈象並不符合症狀時，以脈象為辨證準則。其實脈象也是症狀之一，舍證從脈就是捨棄其他症狀，服從脈象。

運用舍證從脈的首要條件，是醫者具有診脈的能力，這句話並不是開玩笑的。如果你根本就不會把脈，患者明明是浮脈卻以為是沉脈，當然就會覺得病人全部症狀都不符合脈象。這種情況下就絕不能運用舍證從脈，否則後果不堪設想。

舍證從脈是對於能清楚判斷脈象的醫者，在遇到症狀與脈象不相符時的要求。為什麼會出現症脈不符？是由於醫者水準不夠。似乎我又有點出言無狀了，可是這次真不能怪我呀，因為自號半痴山人的清代名醫王孟英用他的行動支持了我的說法。

在王孟英的醫案裡記載著這樣一件事情：有個人外感風寒後惡寒發熱，全身疼痛（為什麼外感風寒會惡寒發熱、全身疼痛？可以翻回第八篇複習一下）。王孟英一把脈，發現對方的左關脈弦細異常，脈象特別細小，還有點弦急。為什麼這樣的脈是異常？因為外感病的脈象應浮，麻黃湯證脈浮數，桂枝湯證脈浮緩，這是張仲景總結的風寒的脈法。可是現在病人的脈象並沒有浮，而是與之毫無聯繫的弦細。

這種情況對於王孟英來說只是小菜一碟，左關脈象細，表示病人肝血虛，血少就會導致木枯而不升，木想升而不能，所以脈弦急。這時肝木升達不了，營氣乏源，則衛強而營弱，而加上風寒入侵人體，這時營衛失和就更加嚴重。要解決營衛失和，就得補充營氣，而補充營氣就得升肝木，要升肝木就得先補陰血以榮木，所以究其核心就得補充陰血。

王孟英略微思考了一下，揮筆就寫下較大量的熟地黃、當歸，旁人都看傻了眼。病人也略懂點醫術，實在按捺不住好奇就問：「王醫生，我是感冒發燒而已，為什麼你開這麼多補血的藥啊？」王孟英回答：「陰虛極度矣，不可治外感，藥到病除。」病人服藥後果然痊癒。

外感病出現弦急脈象，對於普通醫者來說就是脈象和症狀不符，但對於王孟英這種高手來說就不是，所以脈症不符的原因在於醫者醫術水準不夠，找不到症狀和脈象之間的聯繫。

現在像王孟英這樣醫術高明的醫者少之又少，大多數都是水準不夠，所以舍證從脈就很重要。當找不到症狀和脈象的聯繫時，選擇以脈象為辨證核心，就可以在水準不夠之下解決疾病的根源問題。比如我們像王孟英一樣碰到相同情況的病人，還沒那個能力從肝血想到營衛不和，但可以從脈象知道病人血虛，這時就要舍證從脈，什麼感冒、頭痛統統不管，只管從血虛論治。可以用四物湯嗎？當然可以，還可以加一點甘草護中氣，再加一點桂枝升達木氣，妙哉！

舍證從脈是為了防止像我這樣水準不夠的醫者，在臨床上釀成大錯，所以當我們運用到舍證從脈時，就要反思自己為什麼無法把症狀和脈象聯繫起來，是欠缺哪一方面的知識？是否應該繼續挑燈夜讀？
書山有路勤為徑，學海無涯苦作舟。醫聖之道豈有涯，鴻鵠棄書成燕雀。

14 人還有多少餘命，看脈動就能判斷

看標題就知道這一篇的篇幅必然不短，但請不要害怕。前面已經學過了脈學的基本核心，現在要談的二十四脈，只不過是剩下的小嘍囉而已。

二十四脈是指比較常見、有明顯特點、能作為辨證線索的二十四種脈象。實際上的脈象遠不止這二十四種情況，想要只學習這一篇就能把整個脈法學好是不可能的，這也就是為什麼我一直反對用背誦脈訣的方法來學習脈法。脈有太多種情況，不可能背得完，只要抓住了脈法的核心，別說二十四脈，就算是二百四十脈，也只不過是小菜一碟。

脈法的核心有兩部分，第一是脈的組成，第二是脈的圓運動，這兩部分都說過了，這裡再強調一下。

《四聖心源．寸口脈法》：「飲食入胃，腐化消磨，手太陰散其精華，遊溢經絡，以化氣血。氣血周流，現於氣口，以成尺寸。」脈由氣血組成，脈的狀況基本上是由脈中氣血相互協調決定的。所以當我們遇到任何脈象，都要先分析脈中氣血的情況。這裡的氣血為陽氣和陰血，這與肝中之血和肺中之氣是不一樣的。肝血和肺氣本身就是血和氣的不同組合，而在脈象中，我們要開始學會把陽氣和陰血分開來思考。陽性升浮，陰性沉降，抓住陰陽的特點，再思考由陰陽構

成的脈象就會變得簡單。

脈法的第二個核心部分是圓運動，兩手的脈猶如一氣以圓在運動，左手的脈氣血升浮，右手的脈氣血降沉，左右手把脈象銜接成一個完整的圓。在研究脈象時，務必要把脈的狀態放回到圓運動中去思考，這樣便於迅速找出病的根源，處方定藥也才能做到快、狠、準。

了解脈的組成和脈象圓運動之後，數量眾多的脈象就只是一些蝦兵蟹卒而已。倘若抓不住脈的核心，脈象就會是密集的僵屍，倒下一批又會起來一大批。

陽氣強的浮脈、陰血盛的沉脈

浮脈：舉之有餘，按之不足。

沉脈：重手按至筋骨乃得。

先介紹三種主要的運指方法：舉、按、尋。元代醫學家滑壽在《診家樞要》中說：「輕手循之曰舉，重手取之曰按，不輕不重，委曲求之曰尋。」手指搭在脈上後，舉法是手指用一點點力去感知脈象；按法是用比較重的力道，按到筋骨間去感知脈象；尋法是手指從輕到重，再從重到輕，以尋找到最適當的位置，來盡量捕捉脈象資訊。這三種運指方法以尋法最難掌握，沒有其他速成的方法，多加練習是唯一可靠的途徑。

用手指輕輕的按脈，就能感受到脈跳動得很明顯，隨著手指力度的加重，這種跳動強度逐漸減弱，按到筋骨時跳動幾乎就沒有了，這就是浮脈的情況。一般情況下，講了脈象的狀態後，就會緊接著講對應脈象最常見的病症。每次看到這樣的脈學書籍，我都很著急，怎麼會忽略了最重要的內容？要使脈象能夠指導疾病診斷，得先弄清楚造成這種脈象的原因，若是忽略掉原因，直接講結果，就等於在無形中鼓勵醫者跳過整個脈診的思考過程，而缺少思考過程，就等於丟失了中醫一大半的靈魂。

為什麼會有浮脈呢？這必須從脈的組成說起，脈由陽氣和陰血組成，陽性升發，陰性沉降。脈中什麼東西能令脈象浮？是性升發的陽氣。氣血平和則陰陽相互克制，使得脈不沉也不浮。而陽氣如果比陰血強盛，陽多陰少，陽氣就會發揮升浮之性，陽氣升浮的過程中會把陰血一同蒸於上，導致脈浮。陰氣如果比陽氣強盛，陰多陽少，陰血得以發揮沉降之性，陰血沉降的過程會把陽氣一同斂降於下，導致脈沉。

所以浮脈是脈中陽氣占主導力量，使得陽氣和陰血都浮升於表。陽氣主導就是陽比陰強，細分起來為陽盛和血虛，陽盛則脈浮而有力，血虛則脈浮而無力，所以脈浮只是提示氣血浮在表，陽氣比陰氣強而已，至於是陽強還是陰弱則要再分析。

感受風寒時，寸脈多為浮脈，營衛被風寒侵害，使得營衛不和，氣血停滯於表，所以脈浮。若無外感症狀時，右寸浮多半是肺金不降，相火上炎；左關浮則多為土敗木欲升而不能；若左關、左寸皆浮，此時可能是血虛，也可能是木火旺。如果尺脈浮而不沉，此時腎陽要往外泄，病人就接近死亡了，這種脈象比較少見。尺脈浮而沉就比較常見，多為木氣鬱陷於下所致，此時容易發生遺精和泄利等木氣於下行疏泄的疾病。左寸脈浮為吉象，心火旺盛則精力充沛。總的來說，脈浮是陽氣占主導，陰陽都在外，可能為陽盛，亦可能為血虛。

用手指輕輕按脈後感覺不到跳動，隨著手指力度的加重，脈跳動的感覺越來越清晰，當按到筋骨時，跳動最明顯。認識了浮脈，自然也就能明白沉脈。沉脈是脈中陽氣和陰血都在裡的表現，主要原因是陰血占主導，亦分陰血盛或陽氣虛兩種情況。

陰血盛而陽氣未必虛弱，只是因為陰沉之性強於陽浮之性，所以脈沉，此時能感受到脈沉而有力。若是陽氣虛而陰血未必強盛，只是因為陽浮之性弱於陰沉之性，則能感覺到脈沉而無力。

沉脈出現在尺部時多半為吉象，但若是過於沉弱則為腎陽虛。關部沉，多為中氣虛弱，寒溼壅滯於中土。左寸沉為心火虛，即是最為常見的陽虛。右寸脈沉，多半有痰飲（按：津液代謝不良的產物，稠濁的稱為痰，清稀的稱為飲）停滯於肺。很多人以為右寸沉的原因是肺氣虛，事實上並非都是如此，肺氣虛則金氣不斂上火，火聚於上而炎肺金，肺脈常常浮大。痰飲為陰物性沉，若痰飲停滯於肺，就會抑制住肺中的陽氣升發，所以脈沉。要判斷是否氣虛，還得看左寸心脈，心火涼降而化肺氣，心火不足則肺氣必然虛。不過，肺脈沉也真有可能為肺氣虛。造成沉脈的狀況複雜而多變，所以只要抓住沉脈是陰血占主導，陰陽都在裡，可能是陰盛，亦可能為陽虛。

浮脈和沉脈並不能直接判斷出陰陽強弱，只能判斷陰陽在裡還是在表，所以《四聖心源・浮沉》說：「浮沉可以觀表裡，不可以定陰陽。」

跳得太慢的遲脈、跳動過快的數脈

遲脈：一息三至，去來極慢。

數脈：一息六至，脈流薄疾。

一呼一吸是為一息。一息間脈正常要跳動幾次呢？黃帝就曾經問過岐伯這個問題，岐伯是這樣回答的：「人一呼脈再動，一吸脈亦再動，呼吸定息脈五動，閏以太息，命曰平人。」人呼氣一次脈動兩下，吸氣一次脈再動兩下，在呼氣和吸氣之間的時間裡，脈又動一下，總共為五動，若是深呼吸則一息六動。所以根據《黃帝內經》的記載，一息五至六動是正常的。但是後來醫家幾乎一致認為，一息應該是四至五動。他們得出的結論來源於實際生活經驗，所以一息四至五動的準確性比較高。

遲脈是「來去極慢」，給人感覺脈跳起和下落的過程非常慢。數脈「脈流薄疾」，給人感覺脈跳動得非常快。而正常的脈象，不應該給人極慢或薄疾的感覺。醫者呼吸長度不一，患者瘦胖高大不一，故以一息之脈動來判斷脈的情況會產生較大偏差，所以診脈時一定要帶上感覺。

接下來先問一個有點奇怪的問題，脈為什麼會跳動？我自己的思維是，脈之所以會跳動，是因為脈由陽氣和陰血組成。跳動這個動作由動和靜兩者共同完成，只有靜沒有動，或是只有動沒有靜，都形成不了起伏的跳動。陽則性動，陰則性靜，動靜結合，所以脈象律動。陽氣在脈中負責升，而陰血負責去收斂跳動的陽氣而降，所以脈會呈現一起一落的律動感。

脈就好比是一碗正在沸騰的滾水，水泡不斷的冒出，再不斷的消失。首先必須有火，水才會冒泡；其次要有水，如果沒有水，也就沒有冒泡這回事。燒水的火越大，水沸騰得越劇烈，冒泡也越多；而若是水很多，但火力並沒有那麼猛，水的沸騰程度就沒那麼劇烈。脈的跳動道理與沸水相似。

遲脈是一息動三下，去來極慢，給人感覺就好像水正在緩慢的冒泡。水在什麼情況下沸騰的程度會變慢？無非就是火太弱或水太多。火弱則人為陽虛，陽氣少則鼓動能力減弱；水多則人為陰盛，陰盛一般是指痰溼多，陰盛而顯得陽虛，所以脈動緩。

黃元御說：「遲則為寒，陰盛則寒。」他認為遲脈的原因是陰盛，這好像跟我們講的不一樣。之前反覆說過陽為能量，陰是承載能量的物質。這個物質不只是實在的物質，還包括空間等一切沒有實體的物質。這麼說吧，我們如果把太陽從宇宙中去掉，那整個宇宙就會是全陰體，任何東西都是陰，包括物質和空間。而這個全陰體能承載能量，所以太陽光能在空間中傳播，能量能夠儲存在物體裡。

古人常說的陰盛，不一定是在說陰血旺盛，反而常常在說陰寒盛。有時候，一間屋子會給人陰森之感，不是因為裡面有很多水，而是因為溫度低，溫度低的原因自然是能量低，所以陰寒實際上是缺少陽氣。可是，明明是陽虛偏要說陰盛，我也不喜歡這個邏輯。所以我認為可以逐漸廢除這樣的說法，沒有必要引起思維的混亂。但在沒廢除之前，我們看到陰還是要分清楚到底是說陰血還是寒冷。

遲脈是陽氣鼓動過少，原因集中在陽氣虛和陰液盛，而要進一步確定原因，還是必須綜合其他脈象來看。

數脈是一息動六下，來去極快，給人感覺水正在劇烈的沸騰。水在火大或是水少的情況下會劇烈沸騰，故數脈的原因是陽盛和陰虛。這裡的陰虛當然是指陰血、陰液虛，陰寒似乎也沒有虛這個概念。

陽氣鼓動過盛則脈數，陽盛則鼓動之力加劇，陰虛則鼓動之性相對加強。當水量比較少時，水比較容易煮沸；而當火很大時，水也比較容易煮沸。無論陽盛還是陰虛都會表現出熱象，所以黃元御說：「數則為熱。」

陽盛和陰虛的治療方法不一樣，一個是瀉火，一個是滋陰。出現數脈時不一定適合用大量的寒藥，這要回到圓運動來思考。如果脾胃溼寒，脾不升，胃不降，肺金之氣不斂，相火上炎而右寸脈數，此時就不適合用大量寒藥，應該溫水寒燥土溼，使脾胃恢復樞紐之力，金降而火自然能消。如果火象很明顯，就略微加點黃連、芍藥瀉火。這種燥溼溫水的瀉火方法，對於清上熱之火非常管用。

血足津多的滑脈、血虛津枯的澀脈

滑脈：往來流利，替替然如珠之應指。

澀脈：往來難，如輕刀刮竹，如雨沾沙。

關於這些脈象的描述，都是來自於李時珍的《瀕湖脈學》，滑脈和澀脈的特點，只是抓住兩個詞「滑潤」和「乾澀」即可。脈象的潤滑程度由什麼決定？是陰血，血多則滑，血少則澀，跟氣沒有直接關係。所以滑脈和澀脈都只跟血有關係，至於氣如何影響血，血的狀況又如何影響氣，統統都可以先不管。

滑脈宛如一條滾滾河流，血足津多，給診脈者一種潤滑感。病人出現滑脈，多有水飲痰溼。水痰亦為津液，能潤滑脈象，也可能是火旺蒸騰水溼於上而潤脈。有孕之脈也常常為滑脈，這是因為母親為了養育胎兒，體內氣血都會增加，所以脈象滑而有力。但是也有一些孕婦不會出現滑脈，那就是氣血不足所致。

澀脈宛如一條快要乾枯的河流，血少津枯，給診脈者一種乾澀感。病人出現澀脈，皆因血虛或陰虛。婦女停經就會出現澀脈，是因為血虛乾枯。

滑脈與澀脈的核心，是抓住血和津液的量，但是在臨床分析時卻不能只停留在血和津液。把到滑脈時，首先要知道是陰盛，接下來得考慮為什麼陰盛，是有痰溼？還是熱蒸騰陰液而滑？又或是氣虛而不化水？把到澀脈時知道是陰虛，接下來得考慮為什麼陰虛，是火盛傷陰？陰陽兩虛的出血症？還是單純的只是陰虛？

從一個脈象思考出一些問題，再沿著這些問題尋找別的線索，辨證的過程就是這樣一步步的逼近疾病的根源。

氣血充足的洪脈、氣血虧虛的微脈

大脈：指下大，來盛去衰。

小脈：指下小，細而微長。

《瀕湖脈學》並沒有論述大小脈，上面大脈的描述來自洪脈，小脈來自微脈。事實上，辨別大小脈根本不用多說明，脈管大則為大脈，脈管小則為小脈，如此而已。

《四聖心源．大小》有一句非常經典的話：「小脈未可以扶陽，大脈未可以助陰，當因委而見源，窮其大小所由來也。」其中「窮其大小所由來」提醒我們學習脈象的正確方法——窮脈象之緣由。弄清楚脈象大小、沉浮的原因，基本上就找到了疾病的根源。這樣在辨證論治的過程中，可以避開很多因素的干擾，思維會非常清晰。

如果不去分析脈象的成因，只是死記硬背的將脈象與常見疾病對應起來，臨床辨證時不思考，這樣只要遇到稍微複雜一點的脈象和疾病，就會不知所措，然後就只能記起什麼方就開什麼藥。這樣的醫生著實令人害怕。我反覆強調思考脈象的重要性，就是希望大家能掌握正確的脈象學習方法，因為脈象的情況太多、太複雜，學會自己思考，「窮脈象之緣由」，學習脈象就會輕鬆很多。

決定脈大小的，毫無疑問是脈內氣血的含量，氣血多則脈大，氣血少則脈小。運動員和身體雄健的人，脈象常常大而有力，皆因氣血充足；而體弱多病的人，脈象常常小而無力，皆因氣血虧虛。所以，可以用脈的大小粗略判斷一個人體質的好壞。

但在研究疾病時就沒這麼簡單了。脈大並不一定氣血都多，只需要陰陽一方多就會呈現脈大。其中大家最熟悉的一種大脈是洪脈，洪脈粗大，搏動急而有力，是由盛陽充斥脈而成，所以脈象洪大的病多由陽氣過旺所致，洪脈出現在哪個脈位，對應的臟腑就是陽盛。但是不是都應該用清熱解毒的方法呢？脈象洪大的地方，陽盛而成火，但產生火的原因除了有火多而盛之外，還有陽氣不行，聚而成火。例如水寒土溼，木不升，金不降，而木中溫氣聚而成火，關尺洪大；金不斂相火炎而上，則寸關洪大。把到洪脈時別著急用黃連，要分辨清楚洪大之脈在哪，圓運動出現什麼情況導致出現洪脈。

脈大也可能是盛陰填充脈而成，這一點是我自己思考脈象時的收穫。黃元御認為，脈大都是氣的功勞，並沒有談到血。雖然陰性沉降，但是陰多也必定能使脈道充盈。體內有痰飲的病人，脈象常常大而滑遲，遲脈是陽氣鼓動太少，有可能是陽虛，也可能是陰盛，而滑是陰盛。所以綜合遲脈和滑脈，就可以知道病因是陰盛。由此可知，脈大也可能是陰盛。要分辨脈大是因為陽盛還是陰盛，方法很簡單，結合其他脈象便可。陽盛脈會浮或數，所以脈大而浮數便為陽盛；陰盛脈會沉或遲，所以脈大而沉遲便為陰盛。

把脈象分開來講，就是為了將脈象合在一起思考做鋪墊。單獨一個脈象往往定不了陰陽，更加判斷不出疾病的原因，常常需要幾個脈象一起思考，才能辨別清楚症狀。想測試自己診脈水準的高低，就看診脈時能辨別出脈象的數量，數量越多、水準越高。所以我們剛開始學習診脈時，要盡可能的辨別出更多脈象，不要擔心診脈時間太長，患者會懷疑你的水準。我在把脈時常常會花十分鐘至二十分鐘，直到對方不耐煩，但我很珍惜每一次的診脈，因為都是可以進步的機會。

小脈基本上都是虛證，常常是陰陽兩虛，但並不一定要陰陽雙補。例如心脈小，心為火臟，氣多而血少，脈小雖然是陰陽兩虛，但陽氣傷得更為嚴重，故以補陽為主；肝脈小，肝主藏血，血多而氣少，陰陽兩虛之下陰血傷得更重，故以補陰為主。因此，對於小脈要分清不同臟腑陰陽的偏重，也可以綜合其他脈象，來判斷陰陽兩者哪一方更為虛少。

脈象相近，其脈理亦相似。很多醫家把小脈分成陽虛的微脈和陰虛的細脈，這種分法其實荒謬。《瀕湖脈學》曰：「微為陽弱，細陰弱，細比於微略較粗。」意思是細脈雖然很小，但是比微脈稍微粗大一點。這樣的表述會讓人誤以為，這是兩種截然不同的脈象，事實上並非如此。李時珍自己也說，尺部見微脈為精血虛弱，細脈也可為氣衰。一開始說細脈為陰虛、緩脈為陽虛，後來卻說細脈也有可能陽虛、緩脈也可能是陰虛，這著實令人討厭。所以我認為可以忽略這種混亂的表述，真正的傳承本就包括繼承精華和摒棄糟粕呀。

橫跨寸關尺的長脈、短於三部的短脈

長脈：過於本位脈名長。

短脈：兩頭縮縮名為短。

判斷長短脈的方法很直接，超過寸關尺三部的脈為長脈，長度不及三部為短脈。長短脈是整體的脈象，而影響脈象長度的主要因素是陽氣。黃元御說：「長則氣治而短則氣病。」陽升於木火，所以左脈象偏長；陰降於金水，所以右脈象偏短。

腎中的陽氣溫升為肝血，血升而為心火，在這個過程中陽氣不斷在升發，這個升發的過程對應左手脈象，呈現出生意盎然的景象，所以肝脈沉滑而長，心脈浮滑而長。雖然黃元御把整體的長脈分成了肝長脈和心長脈，但在臨床上會發現，健康的人整條左手的脈象都是偏長，這是陽氣升發的緣故。上之火由肺金斂降而下收於膀胱，同時陽氣不斷在沉降，這個沉降的過程對應右手的脈，呈現出落葉歸根的景象，所以肺脈浮澀而短，腎脈沉澀而短。雖然黃元御把整體的短脈分成了肺短脈和腎短脈，但是在臨床上會發現，健康的人整條右手脈象都偏短，這是陽氣沉降的緣故。

如果左脈短則為陽氣升發不足，右脈長則為陰氣收斂不足。可是左脈長卻不一定是平脈（按：正常的脈象），問題仍然出在陽氣升發上。肝木在水溫土溼的情況下，升達於上為心火，如果水寒土溼，升意不遂，木氣想升卻升不上去，就會被迫往下走，造成左脈超過左尺而長。

這種左尺長的脈象很常見，因為土溼木鬱之病經常發生。左關肝脈急切，就像一條弓弦，左手脈的長度明顯超過了左尺，這就是典型的肝木鬱陷不升而下行疏泄的脈象。此時鬱陷的木氣被溼土擋住去路，必然會攻擊脾土，故腹中疼痛；而木越被鬱就越想疏泄，往上不行就往下走，故會導致泄利。肝木不升還會導致膽木不降，膽木不降又會涉及相火收藏的問題。

基本上，圓運動的一個地方出問題，就能引發很多症狀，同理，只要能找出最核心的根源，一系列的症狀就能一次解決。我會在第三章中跟大家分享尋找疾病根源的方法，之後的內容會比現在的理論更輕鬆有趣，然而沒有經歷這段痛苦的時光，就不會品嘗到快樂中最感動的味道。

觸感像溫水的緩脈、像冰塊的緊脈

緩脈：應指和緩，如溫湯之緩。

緊脈：舉如繩索，如寒冰之緊。

緩緊者，寒熱之性也。

這裡說的緩脈並不是緩慢的脈象，而是緩和之脈。按緩脈就好像按熱水袋一樣，診脈者能感覺溫泉般的和緩。而按緊脈就好像按冰塊一樣，診脈者會感覺到寒冰緊縮之象。《四聖心源．緩緊》曰：「陽盛則緩，陰盛則緊，緩則生熱，緊則生寒。」

緩脈對應著熱象，緊脈對應著寒象。如果無法體會緩、緊脈的意思，請多摸摸溫水和冰塊。哪裡出現緩脈、哪裡就有熱，哪裡出現緊脈、哪裡就有寒，無論外感還是內傷都是如此。下面講講外感風寒最常見的兩種脈象——浮緩脈和浮緊脈。

外感風寒疾病的根源，都是體表營衛不和，營衛不和故氣血停滯於外，所以外感病脈浮。傷風病是衛氣被外風打敗，然後內鬱營血，營中之溫氣鬱而成熱，所以脈緩，故傷風病脈象浮緩。營中的溫氣聚而成熱，所以有的人會出現一些上火的症狀，如喉嚨紅痛、咳嗽，此時舌尖紅，脈浮緩而數。按照這一論所學，我們來解析一下浮緩而數的脈象，浮是陰陽在表，以陽為主導，而緩是陽盛之脈，數是陽氣鼓動過盛，綜合來看就是陽盛陰衰。

前面曾說過，遇到陽盛別急著降火，必須看為什麼會陽盛，若是火多而盛，自然可以降火，但如果是陽氣運行受阻而生火，就不能清熱。在傷風病中，這火是營中之溫氣在升散的過程中，受到阻礙鬱滯而成，此時若是用了清熱的方法，損害營中的溫氣，營氣升散就更加困難。所以在外感傷風證有熱象的情況下，仍然要用溫熱的桂枝，這是因為桂枝能使營氣溫升，溫氣不再鬱陷，熱象自然就消除了。我們平常所聽到的風熱感冒多是這種情況，多數醫者看到熱就會用大量寒藥，這種做法無疑是錯誤的。

傷寒病是營血被外寒打敗，營中的溫氣受損，衛氣遇寒而收斂之力增強，導致內鬱營氣。傷風和傷寒都是衛氣內鬱營血，只不過傷風是衛弱營強，傷寒是衛強營弱而已。營中的溫氣受損，則體表陽虛而寒，所以脈浮緊。

這裡我要重點強調一下，人之所以寒是因為陽虛，而非外寒成邪進入人體。好多醫家（包括古代的醫家）在治療外感風寒時，總會說用麻黃湯可以發散寒邪，大家就理所當然的認為寒邪會侵犯人體並停在體表，所以要發散風寒。但請試想一下，寒邪怎麼能穩定存在於攝氏三十七．五度的人體中？更何況人感受風寒時，溫度還可能變成攝氏三十八度以上，體表有寒邪，溫度反而越高，這根本就不合道理。感受風寒時，人惡寒是因為陽虛，而不是體表有寒邪，這個問題對於治療風寒證沒有什麼影響，但會影響思維的科學性，也影響了《傷寒論》的研究方向，所以不得不重視。

堅硬如石的石脈、柔軟但中空的芤脈

石脈：按之堅硬如石者。

芤脈：中空外實，狀如慈蔥。

石脈是陽虛之脈，芤脈是陰虛之脈。

石脈按起來像堅硬的石頭，也可以說像堅硬的冰塊。所以石脈常常與緊脈在一起，皆為陽虛寒盛之脈象。陰血缺少陽氣的溫暖而寒凝沉結，所以陽虛脈才會摸起來像石頭一樣。

腎脈最容易出現石脈，當上之陽氣不降於水中，腎脈則石。腎中的陽氣是一身陽氣之源，要是腎中全無陽氣，陽根則斷，等到耗光最後的中氣，人就會死。所以腎脈雖常為沉石，但要有柔緩之性，此緩為腎中之陽性。《老子》曰：「柔弱者，生之徒。堅強者，死之徒。」在哪裡出現石脈，所對應的臟則陽虛而寒。至於要補陽還是調整圓運動，則要視情況而定。

芤是蔥的別名，之所以稱為芤脈，就是因為按芤脈時的感覺，就跟按蔥管一樣。按蔥管是什麼感覺？去弄一根蔥回來按一按體會一下，再對照下面的說明，你會格外有印象。

蔥管是中間空兩旁有蔥葉，初摸起來好像很飽滿，但稍微一用力按就能感覺到中間是空的。而芤脈就是這種感覺，總結來說，就是脈浮大柔軟而中空。為什麼會造成這樣的脈象？血虛而陽氣外浮。血體為實，氣體為虛，血虛則脈空，氣浮而脈浮大柔軟。心脈最易出現芤脈，當下之陰水不升火中，則心脈芤。心雖為火臟，但亦含有陰血，心血又稱「離陰」，是人一身之陰根。

芤脈還會出現在突然大出血的病人身上，血出則中虛，陽氣浮空而為芤。治療大出血的病人首先要補血，但卻不能只補血而已，因為人體的血是陰陽混合體，血脫則血中的溫氣也隨之而出，所以補血的同時還需要補陽氣。突然失精亡血的病人，會出現芤脈，而若是長期血虛的病人，則會出現革脈。革脈也是中間空、兩邊實，但是摸起來不再有蔥管的柔軟感覺，而是會像鼓皮一樣死板。這是因為陽氣要有血的承載才會生長，長期血虛會導致陽氣衰滅，陽氣少則不能使脈軟緩，所以脈象變堅硬。

分清楚芤脈和革脈，對於治療女生經後腹痛有一定的幫助。很多女生因為經後血虛，肝木失榮，枯燥生風衝擊脾土而腹痛。所以治療時多半會用補血柔肝而達木的方法。要緩解經痛還算容易，但若是反覆經痛，芤脈和革脈就能幫助我們釐清，患者是因為這一次月經而血虛，還是長期血虛。如果是芤脈，則說明患者是這一次月經出血過多，要考慮是因為有熱，還是木鬱而化風。如果是革脈，則說明是長期血虛，治療時就不能以緩解腹痛為標準，否則病人下個月還會經痛，因為根本的血虛問題沒有解決。

會突然漏拍的促脈和結脈

促脈：來去數，時一止覆來。

結脈：來去緩，時一止覆來。

促脈和結脈有一個共同點「時一止覆來」，這是指，脈持續跳動時會突然停拍一下，隨即又跳動起來。脈在停止跳動的那一瞬間，是一種無脈的狀態，會有這種情況，是因為脈的跳動需要陽氣之動和陰血之靜相互協作，而出現無脈就是陰陽欲亡、陰血欲亡或是陽氣欲亡，後兩者分別會導致促脈和結脈。

促脈跳動數快，在快速跳動的過程中會突然停止一下，然後繼續跳動。《瀕湖脈學》曰：「促脈為陽極欲亡陰。」陽極盛所以脈動數快，陰血欲亡則脈能動而不能靜，只動不靜則無法跳動，所以會出現脈象停止跳動的情況。陰欲亡導致陽氣鬱迫不通而成促脈，故出現促脈要瀉火存陰。

結脈跳動遲慢，在緩慢跳動的過程中也會突然停止一下，然後再跳動。《瀕湖脈學》曰：「獨陰偏盛欲亡陽。」陰盛凝結所以脈遲緩，陽氣欲亡則脈能靜而不能動，只靜不動亦無法跳動，所以會出現停拍的情況。陽欲亡導致陰氣凝澀不化而成結脈，故出現結脈要補陽通鬱。

收斂降沉的弦脈，和更寒、更沉的牢脈

弦脈：端直以長，如張弓弦。

牢脈：似沉似伏，實大而長，微弦。

弦脈應該是二十四脈中最有特點，也是最被人熟悉的一種脈象。弦脈之所以稱為弦，是因為按弦脈就好像按琴弦一樣。如果家裡有吉他的朋友，不妨從一弦按到六弦，反覆體會按弦時的感覺，就跟按弦脈幾乎一樣，而且弦脈也像吉他弦一樣有粗細之分。

緊脈是指脈象如繩索一樣緊縮，主陽虛寒證，而弦脈是指脈象如弦一樣緊張，那這兩種脈象有關係嗎？

我們說過脈象相近，其脈理亦相似，之前為了避免混亂，才把細脈和微脈都歸為小脈。而弦脈與緊脈一樣是向內收斂的脈象，所以導致弦脈的根本原因也是陽虛實寒，之所以會把弦脈和緊脈分開來，是因為弦脈跟肝木有著非常密切的關係。

腎中的溫陽升而為木氣，木氣因脾陽而上達，所以水土溫和，肝木發榮，木靜而風恬。肝木的血是由腎水上升而來，而血中的溫氣來自腎陽。腎中水多而陽少，故由腎陽升化的肝陽非常稚

弱，所以健康的人肝脈會呈現陽虛陰盛的沉弦脈。在水不寒土不溼的情況下，肝陽雖弱但仍能升發向上為心火，所以正常的肝脈是沉弦中帶有上浮的和緩之性。

木氣本身就非常稚弱，當水寒土溼時，就會鬱陷不升。這時肝脈的弦象會比較明顯，但並不是因為肝木寒，而是因為腎水寒和脾土寒。之前可能把脈分得過細，容易讓大家一直沉思在脈血和脈氣中，但是脈的重點仍是在整體圓運動當中，如果大家忘了圓運動脈法，只記得陽氣升浮、陰血沉降，請一定要回到第十二論的圓運動脈法，那裡才是脈法的核心。像是弦脈就需要回到圓運動中思考，水寒土溼而導致左脈之氣陰盛陽虛，所以左脈緊縮而弦。但此時肝並不一定是寒象，有些醫者根據臨床症狀認為弦脈可能是肝火旺盛的脈象，這樣一下寒、一下又不寒就會混亂，然而這只是我們自己思維混亂而已。

腎水如果寒冷，說明腎中的陽氣不足，腎陽不足而生氣不足，原本木氣就已經很稚弱，現在生氣不足，木氣就更弱。木氣的升達需要脾中陽氣的幫助，如果脾陽衰而土溼，脾陽不僅不能助木氣上達，脾中的溼氣還會阻礙木氣升發。所以水寒土溼會導致木氣鬱陷不升，從而導致整體陽衰，表現為緊弦脈。木氣雖然虛弱，但是一旦發生鬱陷，木中的溫氣在鬱陷的空間裡就會聚攏而化熱，此時脈因木氣之熱而成弦而急數。所以有時候會發現左手的關脈弦而有力，一派肝火旺盛的景象，有些醫者一見到數而有力的脈象，就毫不猶豫的清肝火、平肝陽，這樣見火就滅，就怕當肝火被澆滅時，生命之火也隨之而熄。

弦之為熱，是因為木氣太過鬱而成火；弦之不為熱，是因為木氣不及；弦還為飲，是因為木氣不能疏泄水分；弦也為痛，是因為鬱陷的木氣衝擊臟腑經絡。而這一切皆因水寒土溼，導致木氣鬱陷不升。

牢脈沉而微弦，是沉脈的一種脈象。牢脈與弦脈的區別，就在於其脈象更加沉，而沉是陰陽在裡的表現，弦脈是陽虛導致，故牢脈之寒比弦脈還要強。

極度衰弱、命在旦夕的濡脈和弱脈

濡脈：極軟而浮細，輕手可得，按之無有。

弱脈：極軟而沉細，按之乃得，舉之無有。

濡脈的脈象極軟浮細，摸起來就像水中的布一樣，輕輕按時，指下能感覺到脈動，用力按時，什麼感覺也沒有。

弱脈的脈象極軟沉細，要用力按時才有感覺，輕按時反而感覺不到脈動。

濡脈和弱脈都為脈細而軟，一派毫無生氣的景象，只有陽氣、陰血皆虛少，脈才會細小軟弱無力。濡脈和弱脈都是正氣衰極，氣血大傷所致，那兩者有什麼區別呢？

濡脈是輕手可得的浮脈，弱脈是重手才得的沉脈。我們說過，浮脈是陰陽在表，陽占主動所致；沉脈是陰陽在裡，陰占主動所致。既然陰陽皆虛，為什麼還有浮沉之分？這就涉及陰陽對立、相互制約的問題。好比拔河，陽往外拉，陰往裡扯，正常情況下，五十個陰和五十個陽會剛好打成平手，所以正常的脈象是不沉也不浮。而如果是六十個陽和四十個陰在拔河，陽勝則脈浮，同理陰勝則脈沉。陰陽兩虛的情況下，如果陰陽的數目一樣，例如都是十個，脈一樣會不浮不沉，但是鼓動之力會小於平常。如果陽為十個，陰為八個，陽強於陰，則脈浮；同理，陰強於陽則脈沉。故濡脈是陰陽兩虛，但是陽氣比陰血略多一些，所以脈浮，而弱脈是陰陽兩虛之下陰血比陽氣多一點，所以脈沉。

但無論是濡脈還是弱脈，都是正氣衰極的脈象，在治療時務必先保護中氣。中氣若一敗，將回天乏術。

陽氣外洩的散脈和伏脈

散脈：大而散，有表無裡，渙散不收。

伏脈：重按著骨，指下裁動，脈行筋下。

散脈是浮散虛大，脈在無序跳動，時而快、時而慢。

伏脈要重按到骨頭才感覺得到脈跳動，比沉脈還要深處。

陽性升發，但是人體陽氣最多的心脈也只是浮而不散，這有賴於胃降金收。散脈是浮到極點，呈現「樹倒猢猻散」的景象，所以黃元御說：「散者，氣泄而不藏也。」出現散脈時，陽氣正在往外泄。如果散脈出現在寸脈，是心陽在往外泄，此時要重用收斂之藥，降胃氣、斂肺金，使心陽收藏於下。如果是尺脈出現了散脈，是腎陽正在往外泄，命不久矣。

陰性沉降，但是人體陰氣最多的腎脈也是沉而不伏，這有賴於脾升木達，而伏脈是沉到極點，呈現萎靡不振的景象。所以黃元御又說：「伏者，氣鬱而不發也。」沉脈是陰陽都聚在裡，可能是陽虛，也可能是陰盛。而伏脈只不過比沉脈更為深入罷了，所以伏脈的原因也是陽虛和陰盛。陽虛導致氣無力而不發，陰盛導致內有積聚而氣鬱，這兩個原因都會導致脈伏而不發。

陰陽相搏的動脈，和暫停跳動的代脈

動脈：動乃數脈見於關，上下無頭尾，如豆大，厥厥動搖。

代脈：動而中止，不能自還，因而覆動。

動脈是指上升之氣和下降之氣在關部相撞，鬱滯相搏，所以會像豆一樣大。關部主中氣，中氣是陰陽升降的樞紐，陰水隨脾陽而上升，陽火隨胃陰而下降。如果中氣衰亡，陰陽二氣就會鬱在關部，相搏而動。陰陽相搏最終會分出勝負，若上升之氣強於下降之氣，則陽攜帶陰液而出為汗；若下降之氣強於上升之氣，則陰中內鬱陽氣而成熱。

代脈與結脈和促脈一樣，都是脈動會停止，但是結脈和促脈在停止後能馬上恢復跳動，而代脈不會立刻恢復跳動，而是停頓一段時間。我們說過，脈象的跳動需要陽氣之動和陰氣之靜相互協調，結脈是陰極盛陽欲亡，促脈是陽極盛陰欲亡，而代脈是陰陽皆欲亡。

不管是什麼脈象，只要脈在跳動的過程中會停止，就都為危脈。**古人能從脈停止的次數，來推測患者的死亡時間，如果脈動四十下停一下，患者將剩下四年壽命；脈動三十下停一下，則剩下三年壽命；脈動二十下停一下，就只有兩年壽命；脈動十下停一下，只剩一年壽命。**

當然這是古代的醫家透過臨床總結而來的，未必十分準確，但也能提示我們，脈象跳動在一定時間內停止次數越多，患者越接近死亡。我曾經在一位胃癌晚期的患者身上把出代脈，大約是四十下停一下。當感受到脈象停止的那一刻，我覺得整個世界都是黑暗的，心裡難受至極。但我還是忍著難過對他說：「沒事，一切都滿好的。」

小結

從理論走向臨床——從拒絕死背開始學中醫

經過了理論的學習，大家也許都已經不再畏懼陰陽、五行，這些原本認為玄乎的知識，而且還可能對中醫的整個框架有一定的了解了。我覺得各位現在可以放下緊張的學習心情，總結一下收穫，然後給自己一個大大的獎賞。接下來，我將把前面的中醫理論帶入各種疾病中，努力讓大家能學以致用，在今後的臨床和生活中，能真正用到中醫知識。

如果已經全都弄懂了前面的理論知識，後面的內容會像郊遊一樣輕鬆有趣；如果現在仍然感覺身陷囹圄、頭暈難受，那我會建議你放棄，這世界還有很多有趣的東西可以學，不是非要中醫不可。

在進入第三章之前，我想再囉唆一件事情——請大家不要再用死背來學習中醫了，之前我也表達過對於背書的厭惡，這裡我想更徹底的表明反抗背書的態度。這個觀點原本想在前言就說了，但是擔心大家一開始就討厭我，所以就忍住了。之所以會再爆發出我的憤怒，是因為某天看到一條某個知名中醫協會的招聘資訊。這條招聘資訊大概是這樣寫的：「為了復興中醫文化，現招聘……要求能熟練背誦《黃帝內經》、《傷寒論》和《溫病條辨》。」

看完之後，我憤怒夾雜著難過，發現我竟然連一本都背不全。我百思不得其解，難道會背這幾本書，就有能力復興中醫嗎？一臺普通的電腦就能輕鬆裝下包括這三本在內的所有中醫經典，如果記憶真的有用，那流傳了兩千多年的中醫，早隨著電腦的普及而復興了，但這有發生嗎？

不可否認，背誦經典已逐漸成為學習中醫的一股熱潮。想透過這種方法讓大家重視經典，對於中醫來說原本是一件好事，但是方法錯了，一切都適得其反。背誦看上去是一種最簡單、最容易普及的學習方法，但是它會磨滅掉大部分人對中醫的學習熱情。

經過第一篇及第二篇的學習，大家應該已經知道中醫貴在思考，只要把道理思考清楚，知識自然就能烙印在心裡。如果什麼都沒弄清楚，就來背誦《黃帝內經》、《傷寒論》這些書，就會覺得枯燥難懂。原本滿懷熱情，以為只要背好《黃帝內經》就能成為一個好醫生，然而背一次、忘一次，就算背下來了好像也沒什麼用處，這樣折騰下來，怎麼還能對中醫保持好感？

中醫的基本知識原本就很多，臨床上的疾病更是千變萬化，學習這麼龐大的學科，最不應該採取的方法就是死背。我認為，很多人之所以能背誦這麼枯燥難懂的內容，是因為大家都在提倡背誦經典，也沒有人提出更好的學習方法，所以他們別無選擇。當然，在學習中醫的過程中，也不能完全拋棄背誦，有一些基礎知識和經典藥方的確必須記住，但是絕不能本末倒置，不加思考的背誦。

在治療氣血不通暢的疾病時，優秀的醫生會先去除阻礙物，然後再行氣通血。如今停滯不前的中醫，就好像一條氣血不流暢的血管，不要急著尋找方法行氣通血，應先把阻礙氣血通行的「菀陳」（按：菀指鬱滯，陳指陳積，形容鬱結已久的廢物）消滅掉才行，而死背學習法正是需要被消滅的阻礙物之一。

自古以來，像黃元御、金元四大家之一的李東垣、朱丹溪等，這些中醫大家從不鼓勵自己的學生背書，因為他們深刻的明白，中醫是依附著中國傳統哲學思維而生，只有憑藉理性的思考才能領悟其中精髓。然而現在越來越多人宣導背誦經典，是因為大家已經習慣去記憶別人的知識，模仿他們的方法，而在嘗到「山寨」的甜頭後便開始厭倦獨立思考，最終喪失了思考的能力。從一定程度上來說，背誦經典其實就是厭倦思考，一心只想著套取他人知識的山寨行為。

中國之所以是四大文明古國中唯一延續至今的國家，並不是因為領土和民族血統保持不變，而是因為一直保留著特有的傳統哲學文化。中華民族從古至今，都在以哲理的眼光去觀察這個世界，但如今我們的思想受到了西方追求成效的衝擊。兩度獲得諾貝爾文學獎提名的國學大師林語堂曾說：「四千年專重效能的生活能毀滅任何一個民族。」所以，為什麼我們要拋棄令中華民族能在四千年的風雨中屹立不倒的文化，而一味去接受那只存在了短短時光，而又註定能讓任何一個民族毀滅的異國文化呢？

西方國家已經開始注意到自己文化的局限性，所以近年來刮起了學習東方文化的熱潮。然而我們卻仍一味的崇洋媚外，恐怕到頭來芝麻還沒撿到，西瓜先被搶走了（按：指因小失大，得不償失）。到那時，我們是不是要低下頭來，跟別人學回原本屬於我們自己的文化呢？

從背書一下子跨越到民族文化似乎有點誇張，但是想大家想想，如果連屬於我們自己的中醫，都要用西方追求成效的學習方法來研究，在其他領域裡又怎麼還有中華子孫的立足之地？

第三章

有時得補，有時得瀉，弄錯了，你當然會生病

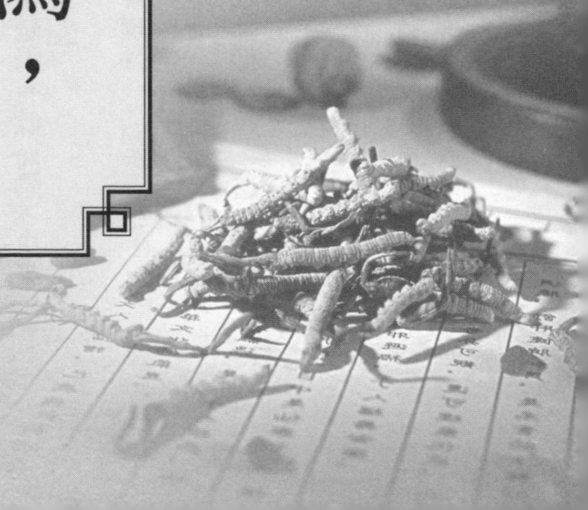

15 最滋補的中藥，白飯

「醫法中乖，貴陰賤陽，反經背道，輕則飲藥而病加，重乃逢醫而人廢。」這是黃老在《四聖心源》開始講疾病時說的話，他認為，「貴陰賤陽」是離經叛道的行為。當他老人家在說一些醫者常常助陰敗陽時，文字裡總會透出一股強烈的憤怒。

「天地為萬物父母。天大也為陽，而運於地之外；地居天之中為陰，天之大氣舉之。日實也，亦屬陽，而運於月之外；月缺也，屬陰，稟日之光以為明者也。」這是朱丹溪在《格致餘論》中的內容。朱老師認為，人是天地所生，天地陽盛陰缺，所以人體經常是陽有餘而陰不足，並主張滋陰降火。

兩位大師都是中醫歷史上舉足輕重的人物，一位是乾隆特招入宮「妙悟岐黃」（按：乾隆親題「妙悟岐黃」四字褒獎其學識）的神醫，一位是金元四大家之一、「滋陰派」的創始人。這下可好了，兩位中醫界的大神，其核心理論竟是截然相反，而他們的醫術卻都那樣高超，這該如何解釋？

我原本以為可以不介入「補火派」和「滋陰派」的鬥爭中，現在發現逃不掉，可是我又沒能力解決這個歷史遺留的大紛爭，怎麼辦呢？沒關係，遇到問題別急，先吃飽喝足了再說。

商人喜歡在飯桌上談生意、簽合同，朋友常常利用聚餐來緩解彼此的壓力，戀人透過一頓美味的燭光晚餐能增進感情。吃飯成了中國人解決問題慣用，而且效果顯著的方法。那如此激烈的中醫陰陽之爭，能不能透過一頓飯來平息呢？我想是可以的，而且只需要一碗白飯。

吃維生素、人參？不如多吃白飯

我認為，中醫的核心，不應該放在討論陰陽兩者孰重孰輕上，而應該在吃飯上。人與大自然最大的區別，在於有沒有太陽：自然界中有太陽，可是人體內沒有。人體不但沒有太陽，也不能像植物一樣直接利用太陽能。可是人的一切活動都需要消耗能量，所以只能靠吃飯來攝取。

食物和水進入人體後，會被消化為穀氣和穀精，然後被運化成氣和血，氣血滋養全身，人就不會生病。「民以食為天」這句話若用中醫理論分析，那就是**食物和水為人帶來了陰和陽**。

我覺得，「滋陰派」、「補火派」和現在很多中醫，都忽略了吃飯能為人帶來陰陽這個常識。在治療虛證（按：人體氣血不足時的虛弱症狀）時，無論是陽虛還是陰虛，都應該先調理好脾胃，讓攝入的穀物和水來補充人體的陰陽。特別是久虛之人，必須先恢復脾胃的運化能力，不然鐵定會成為藥罐子。

早在七千年前，水稻就開始被人類當成主食，經過漫長歲月的磨合，水稻成為最適合人類的食物，所以當有人問我，什麼中藥對人體最有好處時，我總會毫不猶豫的說：「白飯。」

沒有任何一種中藥的價值，能比得上一碗香噴噴的飯。觀察一下身邊的人，就不難發現，那些平時胃口好的人大多身體強壯，而飲食不規律、挑食的人大多體弱多病。所以天天抱著維生素、人參、靈芝當飯吃的人，請不要再執迷不悟了，你們在一條名為「養生」的路上，加快了離去的步伐。而中醫們也可以停止討論陽易虛，還是陰易虛了，只要先管好病人的脾胃，讓他們吃得好、喝得好，陰陽之虛的問題自然迎刃而解。

「中氣旺則胃降而善納，脾升而善磨。」中氣的盛衰影響著脾胃的功能，進而影響後天生化之力。而這麼重要的中氣最畏懼溼氣，黃元御說：「溼則中氣不運，升降反作，清陽下陷，濁陰上逆。」中土容易溼氣過盛，歷來許多大師們對此都深信不疑。治療脾胃的名方，也多以培土燥溼為主，如四君子湯、理中丸，還有接下來會講的黃芽湯。

不過雖然大家都認為中土易溼，但這也可能是歪理，所以我們有必要自己思考一下「土易溼」這個問題。

脾胃無溼氣，才能把白飯變能量

左頁圖顯示了溼氣的形成過程，下之水得到上之火則蒸發上行，水行到中土而成溼氣。若位於下的水虛，形成的溼氣不足，則脾土傷燥；位於上的火虛，則溼氣無力上蒸，停滯於中而土傷溼。所以土可能病溼，也可能病燥，但臨床上卻以病溼最為常見，其中原因要從脾陽運化食物說起。

食物和水進入胃中，得靠脾陽磨化，才會變成穀精和穀氣。充滿能量的穀氣助養脾陽，則

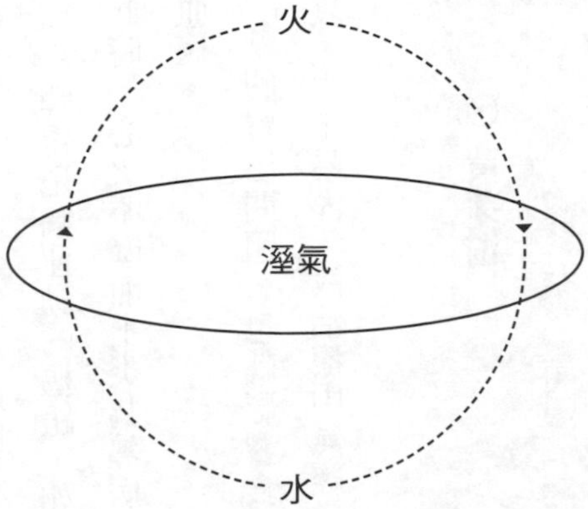

溼氣的產生

陽不衰，承載能量的穀精補充胃陰，而陰不虛。所以當脾陽旺盛時，人透過飲食就能使得陰陽平和而不生病。但是當脾陽衰敗時，食物和水就會囤積在胃中，不化為穀氣和穀精，導致中土陽不升、陰不降，百病皆起。

人的中氣原本陰陽平和，但因吃五穀雜糧、縱慾過度、心情變化等因素，很難一直保持平穩，那中氣容易陽虛還是陰虛呢？

當脾陽稍微偏盛時，食物進入人體後，脾陽磨化能力加強，同樣份量的食物會變成更多穀氣和穀精，穀精和水能夠立刻補充胃陰，而增加的穀氣因其陽性升於上而不添熱。所以，透過吃飯和喝水，就能解決中土陽稍微偏盛的問題。換句話說，中土的脾陽才剛剛略微偏盛，食物和水一進入人體，馬上就能中和這個局面，所以內傷病（按：因陰陽氣血不調和而引發的疾病）也就發展不起來。當然不吃飯、不喝水的人除外。

當胃陰稍微偏盛時，食物進入人體後，脾陽磨化能力減弱，同樣份量的食物轉化成的穀氣和穀精會變少，使得穀氣助升的脾陽也變少，脾陽會越來越虛。而脾陽一虛，腎之水上行到中土就會減慢上蒸的速度，陰溼之氣越來越盛，中土陰盛陽虛的局面就會越發嚴重。

綜合上面的分析可知，生病的人，十有八九的脾陽是衰敗的，土中之溼氣也大多過盛。所以黃老說：「十人之中，溼居八九而不止也。」

脾胃是圓運動的樞紐，如果脾胃的中氣衰敗，中樞功能失常，會導致整個圓運動出問題。此時，心火不降而上炎為熱病；肺氣右滯而為氣病；腎水得不到心火而為寒病；肝血左瘀而為血病。

脾胃出問題，也就影響食物運化和整個圓運動，所以「醫家之藥，首在中氣」。而脾陽易衰，中土易溼，故治療中氣經常會用瀉水補火、扶陽抑陰的方法。

⊙黃芽湯

人參三錢　甘草（炙）二錢　茯苓二錢　乾薑二錢

煎大半杯，溫服。

人參、乾薑補火助脾陽；甘草、茯苓培土燥溼。全方補陽燥溼，令中氣輪轉，清陽復位。

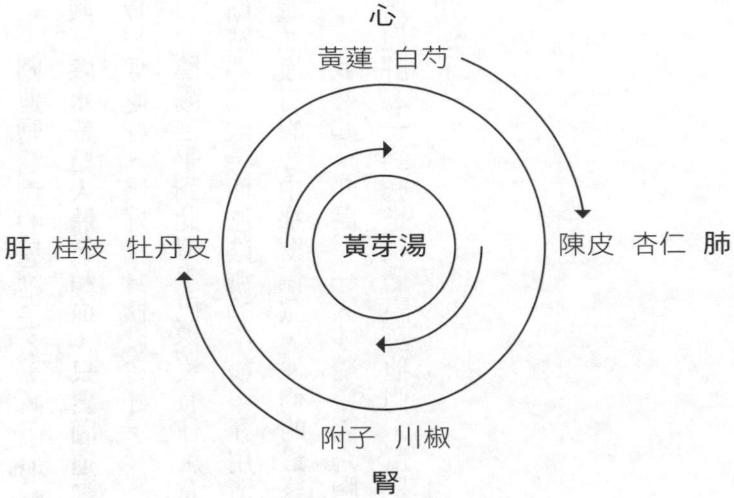

圖運動治病根本方

黃芽湯位居黃老所有藥方之首，幾乎所有疾病的治療都以此為基礎。這是因為，中土是圓運動的核心，只要中土輪轉，上之心火能降，右之肺金能降，下之腎水能溫，左之肝木能升，圓運動和諧則無病。

黃芽湯能令脾胃運轉起來，進而帶動整個圓運動的運作，此時治療四象的病證就會簡單得多。若心火因為圓運動的停滯而上炎，人便會心悸煩亂，則加黃連和白芍清心火；若肺氣右滯不降，人呼吸痞（按：胸腹間梗塞不適）悶不通，則加陳皮、杏仁理氣通滯；若腎水下寒，遺精泄利，則加附子、川椒；若肝血左鬱，凝澀不行而血瘀，則加桂枝、牡丹皮以舒肝（見上圖）。

四象的疾病眾多，所以會有專方來對症，但基本上都離不開這個思路。只要我們弄明白圓運動的根本藥方，就已經掌握了治病的整體框架，以後只要不斷充實這個框架，就將有能力對付各種疾病，我們距離成為一名優秀醫生的夢想，就越來越近了。

圓運動治病的思維是：先將中樞脾胃治理好，再調四象，令整個圓運動正常運行。透過**吃飯、喝水帶給人體氣和血，只要圓運動正常，氣血、陰陽則能相互協調轉換，疾病自然消失**。所以只要吃好、喝好，身體就會好。

陰陽之爭到此似乎已然沒有什麼意義了，事實上，黃老總說陽貴陰賤，遇到心火上炎也會果斷清心瀉火。而滋陰派的中醫，在用清熱滋陰的藥物時，也時常會用溫熱藥保護脾胃。所以這兩派並沒有想像中那麼偏激，他們的最終目的也都是在追求陰陽平和。

我想起一句話：「天才總會因為胸蘊太多獨特見解，對事物具有太深的情感，因此不被常人所理解。」到底是我們誤解他們，還是他們誤導我們，也許只有當我們達到那樣的高度時，才能知道了。

16 一外二內三根四除，中醫的看病過程

學習這一章，是為了以後在臨床上能夠解決相同或類似的疾病，就像今天學會了陽虛的根源，往後要是辨證出病人是陽虛病，我們自然就有能力治好這個病。在學習各類疾病根源時，一心想著未來要是遇到這種病的患者，該怎麼去分辨、思考、處理，當我們真正面對疾病時，就能做到胸有成竹和應變自如。所以大家不妨把分析疾病根源當成一次模擬的治病，在學習時，「做一個沒有病人的醫生」。具體的做法可以分為四個步驟：一外、二內、三根、四除。

一外——問出病人自己的感覺

盡可能詳細了解病人的痛苦、感受等外在症狀，毫無疑問的是醫生治病首要工作，我們得先知道病人哪裡不舒服，才有頭緒往下進行。所以著急的病人有時會讓醫生很為難，一直不說哪裡不舒服，叫我怎麼幫你治？

透過望、聞、問三診收集到病人噁心、乏力、食慾不振等外在的症狀，進而把這些症狀綜合起來，經過初步思考可以得到一個預測性的結果。

比如我們收集到的症狀就是噁心、乏力、食慾不振，這些症狀提示病人脾胃虛弱，就可以初步懷疑是中氣虛，然後以這個結果去切入後面的診斷中。如果發現脈象和舌象（按：舌苔及舌頭的形態、色澤、潤燥等變化）都驗證了中氣虛這個結果，那一切就好辦，按照第十五論的內容去分析、治療就可以了。但如果發現脈象、舌象並沒有中氣虛的跡象，那就表示我們可能遺漏了一些重要的症狀，就得回過頭來再多問病人一些資訊。

「一外」是在了解病人對身體的主觀感覺，也是我們收集「情報」來對抗疾病最重要的一個過程。所以相對應的，在學習疾病根源時，我們首先要知道疾病會有哪些症狀，這些症狀有什麼特點。古代的醫書基本上不太記載疾病的症狀，因為這些是最淺顯易知的，醫家會把精力用在更為重要的分析疾病根源上。所以我們有必要在遇到一個疾病名稱時，用心去了解這個疾病有什麼症狀。

如果心想：像咳嗽病、吐血病、便堅（按：糞便乾硬）病、經痛病、腹痛病，名字不正是其臨床主要症狀嗎？我們還沒學中醫就知道各種病的症狀了，根本不需要這樣大費周章的提醒。那麼大家可能得馬上回去補習了，然後回來告訴我，奔豚病有什麼症狀？瘕疝是什麼病？淋瀝又是怎麼回事？

二內——診出病人圓運動的異狀

掌握了外在症狀後，通常醫生就會使出四診（按：望、聞、問、切）中最具有中醫特色的一招——切脈。切脈的首要目的，是了解病人體內圓運動的異常狀況。若是尚未練成切脈之術，可習舌診、手診（按：觀察手上的紋路診斷疾病）以輔之。反正不管用什麼方法，就是要知道病人此時體內六氣圓運動的情況。

掌握了病人內在六氣情況之後，可回過頭去衡量病人說的外在症狀是否重要，再以內在情況為主線進行問診，挖掘出更多有用的資訊。比如透過切脈知道病人左關肝脈弦數異常，能判斷病人是肝氣鬱結不升，而肝氣鬱結最常伴隨易怒、頭暈目眩，所以這時就可以問患者，近期會不會無緣無故的發火、頭暈。

如果病人說出：「對！對！沒錯，非常容易發火，而且一生氣就更加不舒服。」這樣肯定的答案，就可以先排除一些多餘的資訊干擾，一心專注於肝氣鬱結的問題。

若是「好像會，又好像不會生氣，頭也好像不暈」這樣模糊不定的答案，那我們就得懷疑自己的判斷，重新進行切脈。當我們的推論被病人否定時，心裡一定會有壓力，覺得病人可能質疑自己的能力，這樣勢必會影響切診的準確性，和治療過程的和諧，所以有的醫生乾脆診完脈就立刻書寫藥方，結束看診，而我雖然不才，但勝在臉皮厚，每當自己的判斷出問題時，我會揚起嘴角略作調整，再一次定下心切診。

「二內」能讓我們知道病人身體內在氣血的情況，也能不斷訓練我們切診的能力和抗壓性，故有著非常重要的意義。而與之相對應的，平時學習時就必須弄清楚各種疾病所對應的圓運動狀態。每學習一個病症時，就想像自己正在為一個得了這個病的患者診治，應該會把到怎樣的脈象，看到的舌象應該是什麼樣子。這樣做的好處，是以後在臨床上切到相同脈象時，可以快速、準確的判斷出是何種疾病，所以不要覺得當一個沒有病人的醫生會很傻，不嘗試一下這麼有用的學習方法，才是真正的傻子呀。

三根——找出疾病根源

我們根據一外、二內這兩個過程得到的診斷結論，進行追根溯源，就能尋找出疾病的根源。在臨床上一遇到疾病，就花大量時間來分析其根源所在是不切實際的，所以「三根」所需的知識，基本上都得靠平時學習來累積。分析各種疾病的根源，正是我們要在這一章裡完成的主要任務。

學習了這麼多的理論知識，我們應該能知道，治療疾病不能只靠症狀，無論是外在症狀還是內在症狀，還必須思考造成這些症狀的真正原因。比方說，當我們經過四診判斷出病人肺氣鬱滯，不能著急開降氣破滯之方。無風不起塵埃，無禍不起事端，凡事皆有因果，疾病發生的道理亦當如此。從圓運動的理論知識可以知道，胃氣不降、相火上炎、氣虛不斂等都可能造成肺氣鬱滯，所以肺氣鬱滯不一定是根本原因，如果只降氣破滯，那我們就會犯下治標不治本的錯誤，只有找到肺氣鬱滯的根本原因，才可能做到藥到病除。

尋找疾病的根源是一件困難和嚴謹的事情，需要具備用理論知識分析各種症狀，和按線索推理疾病的能力。這樣一件聽起來就很困難的事，是幾乎不可能在短暫的治病過程中思索完全，所以就需要我們在平時學習中多花時間思考、多花精力尋根溯源。雖然尋找疾病的根源不容易，但學習方法卻不複雜，只要一直問自己，所得結論到底是不是最終的根源就好。如果你暫時還聽不明白沒關係，在以後的日子裡，我會一一介紹黃元御大師尋找各種疾病根源的思路和方法，保證能有所收穫。

四除——對症下藥

當我們經過重重努力，成功找到疾病的根源後，針對這個根源，再兼顧標症（按：症狀），就能開出拔草除根的良方。如果之前所有工作都能夠順利進行，那這治病救人的最後一步，就會猶如砍瓜切菜（按：形容操刀快利無比）那樣簡單。只要找到問題的所在，何患沒有解決問題的良策，令人可惜的是，這麼淺顯的道理竟被忽視了。所以我常常在想，在這略微顯得急功近利的現代，中醫之所以發展不起來，很可能是因為我們的思維正在倒退，如果不幸真的如我所想，那這恐怕比中醫發展不起來，更值得我們去重視。

「四除」是對症下藥的過程，很簡單，卻也不容有任何差錯。如果我們的目標是成為一名妙手回春的中醫，就有必要研究大師們如何在藥方上做到幾乎完美。這需要我們研究經方中的每一味藥、用量，甚至是服藥要求。如果我們只想安分守己的做一名普通的中醫，最起碼也要清楚大師的方中，每一味藥的功能。所以在學習這一章節時，我們將花一些時間來解釋黃元御老師的藥方。

一外、二內、三根、四除，這四個步驟構成了整個治病的過程，看似有點教條式的死板，但實際上是不是那樣無趣、繁瑣，就等大家真正走上臨床，自然會有答案。

接下來我們試試以這種方法來學習陽虛和陰虛。

陽虛——能量不足，心火虛少

根據「一外」的原則，我們首先要弄清楚，什麼是陽虛？有什麼外在症狀？

陽虛，顧名思義就是陽氣虛少，陽氣是支撐人活動的能量，所以陽虛患者是處在「能量不足」的狀態。陽虛的症狀都是能量不足的表現，像是精神不振、困倦乏力、四肢發冷等。陽虛患者給人的感覺，就像一輛快沒油的老爺車，走著走著就會突然不動，所以在臨床上看到病人少氣懶言、疲憊不堪，一派「缺少能量」之象，就可以初步懷疑其可能為陽虛。可是單靠猜測不能治病，我們還得了解病人的內在情況，那麼陽虛的人內在六氣是什麼情況呢？

六氣進行圓運動回圈，最主要目的是將陽氣輸送到心，再由心宣發到全身各處，身體各個機能得到陽氣而發揮正常作用。所以「心火衰少」是導致陽虛的直接原因，也就是說，陽虛的病人其體內心火必定衰敗。學過圓運動脈法後，現在判斷心火是否虛少應該不成問題了，左寸心脈沉遲無力即為心火虛，如果把到這個脈象，就能再一次確定患者為陽虛。

陽虛補陽、陰虛補陰似乎是中醫界的真理，起碼大家不會對此有太大異議，所以很多醫生判斷出病人是陽虛病後，就會用大量的補陽藥，如人參、生薑、附子、川椒等。可是這種做法正確嗎？上一論我們說過，人只要吃飯就可以補充陽氣，所以不需要藥物來補充。現在陽氣虛，重點

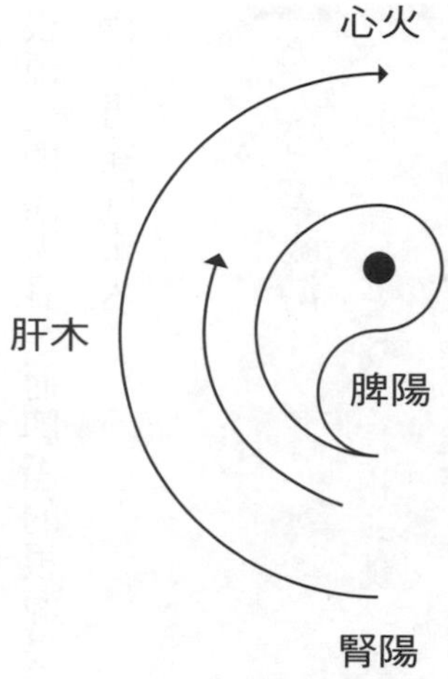

心火的生成途徑

不應該只放在「虛」這個結果上，而是應該考慮「為什麼會虛」？必須找出導致陽虛的原因並解決，不然再多的補陽藥，也是杯水車薪。

陽虛的直接原因是心火衰少，所以順著產生心火的途徑，就能順利找到陽虛的內在根源。

《四聖心源．陽虛》曰：「陽盛於上而生於下，水中之氣是曰陽根。」陽性浮動，腎中的陽氣浮升而親上，化為木氣，木氣依賴脾土左升而化為心火。圓運動整個左升的過程，就是生成陽氣的過程，所以只要其中任何一個環節出問題，都可能導致陽虛。若要追根溯源，腎陽虛是導致陽虛的根源。到後面我們會發現，治療疾病大多要協調整個過程，而不是集中在一個點上。道理很簡單，千里之堤雖然潰於蟻穴，但是你要修理一座快倒的堤防，不能只補一個蟻穴，必須修補由這蟻穴引起的所有裂痕。

我們找到陽虛的根源後，接下來只要對症下藥就好。整個圓運動左升的過程不協調都會引起陽虛，要治療陽虛病人，就必須整個左升過程都要處理。但病人的情況不盡相同，所以在治病時要根據不同情況靈活處理，心火生於肝脾，脾不達而肝不升，溫氣頹敗而人病陽虛。脾土不升的根源是脾溼陽衰，而脾溼的根源是腎水嚴寒，所以治療陽虛的總合思路是，得先溫腎水和燥脾溼，再達肝生火。

⊙天魂湯

甘草二錢　桂枝三錢　茯苓三錢　乾薑三錢　人參三錢　附子三錢

煎大半杯，溫服。

甘草、茯苓培土燥溼；乾薑、附子溫補脾陽、腎陽；人參、桂枝達木扶陽。腎水得到陽氣而能騰，土燥則脾陽能達，木得桂枝溫氣能升。天魂湯令整個左升的過程重新運動起來，為心源源不斷的帶來陽氣，所以陽虛得天魂則癒。

如果病人是因為肝血虛導致木氣不升，此時可以在天魂湯的基礎上再加當歸、地黃、何首烏來補血。陽虛病用補血滋陰藥是運用了蠟燭理論，蠟燭之陽火可以持續燃燒，離不開蠟燭的陰體，所以張景岳說過：「善補陽者，必於陰中求陽。」

陰虛——口乾舌燥，腎水虧少

治療陰虛與陽虛一樣，我們得先知道陰虛的症狀，才能談治療。

陰虛，顧名思義是陰水虧虛。之前基本上都在說陰水是承載陽氣的物質，事實上陰水還能滋潤臟腑、筋絡、皮膚等各個部位的作用。陽虛病用滋陰藥已經說明了陰虛會導致陽虛，所以由陰虛導致的陽虛問題暫且不談。

陰虛的病人基本上是處在「缺水」狀態，因而會燥熱不安、口乾脣裂、皮膚乾熱。陽虛和陰虛的症狀其實很容易記，肚子餓就是陽虛的症狀，而口渴基本上就是陰虛的症狀，所以熱愛生活的人都能明白中醫的實用性。

水透過圓運動集中在腎臟，身體各個臟腑的津液皆源自腎水，所以腎水虧虛是導致陰虛的直接原因，也就是說，陰虛的病人其體內腎水必定虧少。腎水虛少在脈象表現為尺脈乾澀而小，若是把到此脈象再結合臨床症狀，就能確定患者為陰虛。

與陽虛補陽一樣，陰虛補陰的做法也不恰當。健康的人之所以不會陰虛，是因為平時只要喝水吃飯，透過六氣圓運動，就能補充體陰。所以對於陰虛，不能只看到虛這個結果，而應該考慮為什麼會陰虛，要怎麼做才能讓喝進體內的水化為陰液，不然吃再多的滋陰藥也沒有用，一旦停藥，該虛的還是會虛。

陰虛的直接原因是腎水虛少，所以要找陰虛的內在根源，然後順著腎水的生成途徑解決。

《四聖心源．陰虛》曰：「陰盛於下而生於上，火中之液是曰陰根。」陰性沉靜，心中的

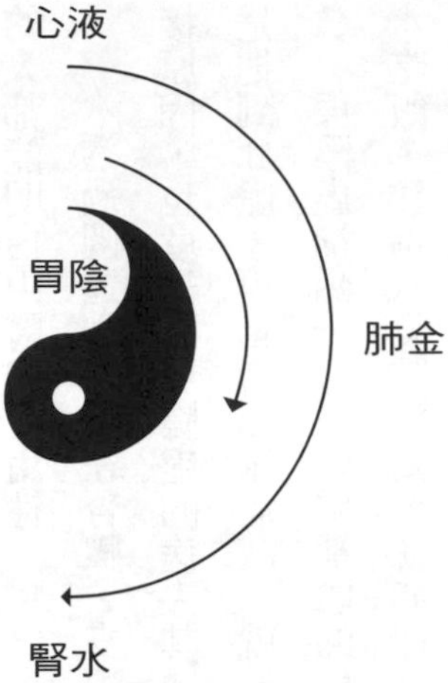

腎水的生成途徑

陰液沉降而親下，化為金津，肺金依賴胃土右降而收藏於下為腎水。圓運動整個右降的過程就是生成陰水的過程，其中任何一個環節出現問題，都可能導致陰虛。若要追根溯源，心液虧虛是導致陰虛的根源。或許大家比較容易理解腎水中藏有陽氣，但心火中怎麼藏陰液呢？這是因為，雖然心之火非常旺盛，但其陽要穩定的存在，離不開陰這個載體，腎水和飲入之水上蒸為霧氣，而滋心陰。心陰與腎陽一樣，對於人來說都彌足珍貴，所以黃老總是強調：「補心之血宜清，補腎之氣宜暖。」

腎水生於肺胃，胃不降則肺不斂，心火不收則上熱，陰液消亡而病陰虛。所以治療陰虛應該清上之火，滋心液，降胃斂肺。

牡蠣是這裡面最有意思的一味藥，能斂精藏神，經常被用在治療遺精上，在這裡是為了將右降之水封藏於腎臟中，所以整個湯方集生成陰水和保存陰津於一體，令整個陰虛的治療過程更加完整。

如果病人因為肺氣虛導致金氣不降，可以在地魄湯的基礎上加人參和黃芪，人參、黃芪除了補肺氣外，還能將喝進去的水上騰為霧氣，以培陰津之源，對於治療陰虛病很重要，而這又應了張景岳的另一句話：「善補陰者，必於陽中求陰。」

雖然這一論著重在強調學習疾病根源要經過一外、二內、三根、四除這四個步驟，但弄明白陰虛和陽虛，對於接下來的學習同樣非常重要。判斷陰虛和陽虛要非常仔細認真，不能憑藉感覺，就想當然爾的做出結論。

「渴時滴水成甘露，醉時添酒不如無。」待人處世本應如此，治病救人又何嘗不是。

⊙地魄湯

甘草（炙）二錢　半夏（制）三錢　麥冬（又名麥門冬，去心）三錢

芍藥三錢　五味子（研）一錢　玄參三錢　牡蠣（煅，研）三錢

煎大半杯，溫服。

玄參、麥冬滋心陰；芍藥清上火；甘草、半夏培土降胃；五味子酸收肺金；牡蠣斂神而藏精。地魄湯讓整個右降過程運動起來，為腎帶來源源不斷的陰水。

（按：煅為把藥物放在火內燒紅，使質鬆脆易於粉碎，以充分發揮療效。研為磨成粉末。）

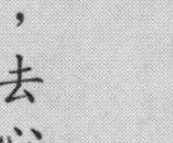

17 何時補陰、何時補陽？補錯了華佗也難救

曾幾何時，我也是在寢室關燈後講鬼故事的高手，但要在這本書裡講鬼神的問題，其實我有猶豫過。現在很多中醫都不喜歡涉及這方面，能回避就盡可能不談，以免被扣上巫醫的帽子。本來我也想這麼做，但骨子裡的反叛精神讓我仍然想說，我對現在普遍認同「鬼神就是迷信、就是偽科學，應被拋棄」的觀點，在學術層面上表示強烈不滿。這樣的觀點本身就不科學，憑藉現在的科學，根本無法證明鬼神存在與否，為何就能一口斷定鬼神不存在呢？

艾薩克·牛頓（Isaac Newton）和阿爾伯特·愛因斯坦（Albert Einstein），一個是現代科學之父，一個是現代物理學之父，兩人可謂是現代科學史上最偉大的兩個人。一談到科學，大家就會一下子聯想到這兩位的學說和理論，但殊不知，這兩位科學巨人在晚年都放棄了科學的研究，轉而學習那些公認與科學背道而馳的神學。這是很多「崇尚科學」的人不願意提起的事實。然而，到底是什麼原因導致這兩位天才紛紛墜入「神門」？

我覺得他們也許真應了那句話：「當科學家歷盡千辛登上真理的頂峰時，卻發現神學家們早已在那裡等候多時。」

要說現代真正登上真理頂峰的人，應該就只有牛頓和愛因斯坦這兩位大神了。所以這不得不

令人懷疑，當他們為追求真理幾乎付出一輩子的心血之後，是不是真的發現了自己這麼辛苦找到的真理，原來早就出現在神學範疇裡，所以轉向神學的研究？

法老的預言、奇怪的金字塔數字之謎、恐怖的死亡三角、中國的《推背圖》（按：中國古代著名預言書，由唐代李淳風、袁天罡合著）、西方的《聖經》……這個世界上存在著很多神奇而詭異的東西，它們都沒辦法被放在科學的顯微鏡下研究，卻真切的存在著。我覺得，這些還沒有被證實的知識都有其研究價值，在面對這些神學內容，我們都是無知的，既然如此，何不先站在無知的原地，而不是非要用一個確切的觀點來掩飾自己的無知不可。

陽脫——陽氣泄盡而見鬼

「仙為純陽，鬼為純陰，人居陰陽之半，仙鬼之交。陽脫則人將為鬼，同氣相感，是以見之。」面對如此內容，我沒有能力解答，只好求助於神醫扁鵲（按：戰國時代醫師）了。

位居神醫排行榜前列的扁鵲，在其著作《難經》中明確提出：「脫陽者，見鬼。」在許多有名的醫案中都有病人「見鬼」症狀的記載，而在現實生活中也不乏一些見鬼的靈異事件，這些事件主角又大多是陽氣接近脫亡的人，例如：陽壽已盡接近死亡的人，或是身患重症在病床上等著生命結束的人。「見鬼」似乎與陽脫有著不可分割的聯繫，但陽脫具體是什麼情況呢？

腎水左升，升於心離，而化陽火，故心火以陽體而含陰精，此陰精即為陰根，陰性清降，心火憑藉此陰根能往右斂，所以火不上逆。這些內容其實早就都說過，中醫整體理論並不複雜，來

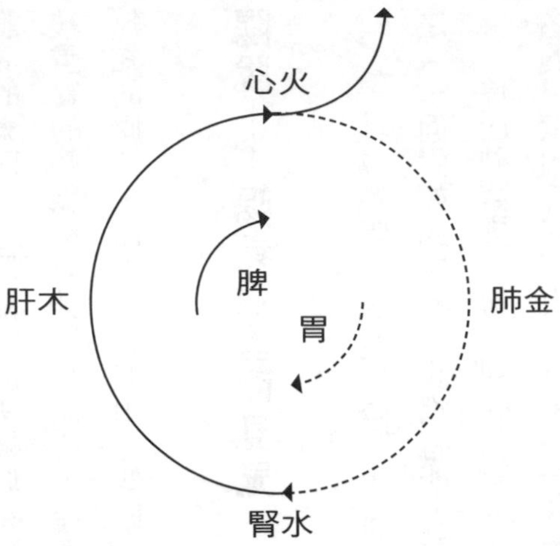

陽脫的狀態

來去去就是那個圓，學習起來也不困難，真正困難的，是如何將這些簡單的理論不斷延展開來。

降斂之機全在於胃，如果胃氣不降，整個圓運動的右邊運作停滯，陽氣收斂受阻，就會飛騰於上而脫。陽脫是危症，陽脫的過程中，陽氣不斷往外溢出，待到體內的陽氣脫盡，人就會死。而在這過程中，隨著陽氣虛少，會出現與陽虛相近的症狀，但其脈象並不會像陽虛病一樣沉遲無力，卻是浮大而散，整體是一派陽氣外泄的情形。

黃老說：「凡人之白晝見鬼者，是其陽氣亡脫，亦將續登鬼錄矣。」當陽氣亡脫，人正往黃泉路去時，則見鬼，這是一個令人不敢接受的事實。那應該怎麼對待這樣的現象？有的人乾脆認為因為陽氣虛脫，所以人產生了幻聽、幻視，這種做法是不負責任的。如果陽脫最終導致的症狀指向幻覺，那為什麼都是幻想鬼神，而不是幻想其他東西呢？

本著不妨礙大家對鬼神文化的研究，我建議遇到見鬼症狀的患者時，直接往陽脫方向思考疾病就好，至於為什麼陽脫會導致見鬼，答案且先定為未知。

陽脫就是陽氣正在外脫，這個時候大補陽氣是普遍認可的，所以大家最喜歡在這時使用具有回陽救逆之功的四逆湯，可是這麼大熱的藥用在陽脫病上，合適嗎？答案是不合適！現在陽氣正在往上脫，此時只用大量熱藥，那陽氣得熱豈不外脫得更嚴重？所以正確的思路應該是，先解決導致陽脫的原因——陽氣不降，再來補陽氣。

⊙兔髓湯

甘草二錢　人參三錢　五味子一錢　半夏三錢
玄參三錢　附子三錢　龍骨二錢　牡蠣三錢

煎大半杯，溫服。

人參、附子急補陽氣；玄參補離火之陰；甘草、半夏培土降胃；五味子涼金收陽；龍骨、牡蠣斂降心神。兔髓湯用玄參、甘草、半夏、五味子，形成一個右收的力，強行將陽氣斂收起來，然後用人參、附子補陽氣，全方使得陽氣能下斂而不再上脫。

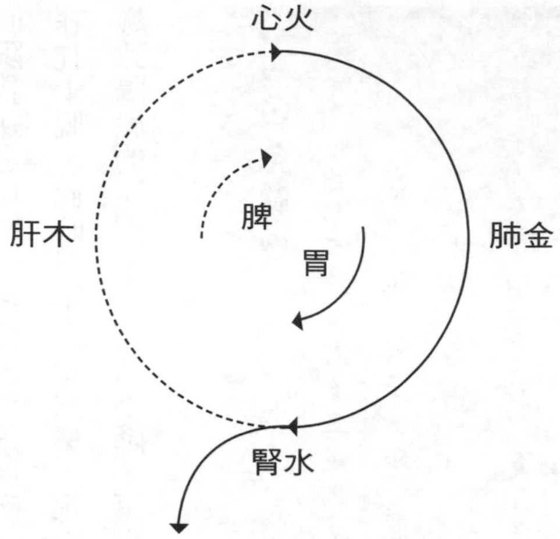

陰脫的狀態

陰脫——陰津流失而目盲

對付陰脫，比陽脫要來得容易，因為並沒有那些超出人類能力解決範圍的內容。心陽右降，降於腎坎，而化陰水，故腎水以陰體而含陽氣，此陽氣即為陽根，陽性溫散，陰水憑藉陽根左升而不下陷。

升散之機全在於脾，如果脾氣不升，整個圓運動的左邊運行停滯，陰精升散受阻，就會馳走於下而脫。陰脫的症狀比陽脫更為直接，精血失藏，便血、遺精皆可能發生。陰脫也是危症，因為整個左升的機制都癱瘓了，腎陽、脾陽、肝陽都已衰敗。左升不動，清陽無法上行，位於上的眼睛、耳朵會因缺少陽氣而功能失調，所以導致看不見、聽不到。故《四聖心源．陰脫》曰：「陰脫者，陽根澌敗，精血失藏，魂神不能髮露，是以目盲。」

陰脫時，精血不斷往外流，這個過程當然會導致陰虛，所以病人很可能會伴隨陰虛症狀。但並不能因此就重用補陰之藥，因為補陰之藥瀉火伐陽，會導致陽根徹底衰敗，到時縱使華佗轉世，也無力回天。正確的治療方法，當然是先讓圓運動的左升運動起來，再兼補陰。

⊙烏肝湯

甘草二錢　人參三錢　茯苓三錢　乾薑三錢

附子（炮）三錢　首烏（蒸）三錢　芍藥三錢　桂枝三錢

煎大半杯，溫服

附子、乾薑溫腎暖脾，補腎陽和脾陽；甘草、茯苓培土升脾；桂枝、人參達木扶陽；首烏、芍藥滋補精血。烏肝湯用附子、乾薑、茯苓、甘草、桂枝、人參，形成一個左升的力，強行把陰水升發起來；再用首烏、芍藥補陰水，全方使得陰水能上行而不再下走。

「陰陽即脫，無方可醫」，對於這樣的危症，要「當見機而預防」，治療時更要萬分仔細，切勿恣意妄為。

18 人參殺人無罪，大黃救人無功

追根溯源是尋找真理最有效的方法，對於中藥的研究，我們也得從根源說起。在尋找根源之前，我們先解決這個問題——中藥為什麼能治病？

人生於天地中和之氣，六氣回圈為圓則無病，圓運動發生偏行，疾病則生。中藥之所以能治病，就是以藥的偏性來醫治人之偏氣。最早宣導中西醫滙通的清代名醫唐宗海就曾說過：「人生本天親地，即秉天地之五運六氣以生五臟六腑。凡物雖與人異，然莫不本天地之一氣以生，特物得一氣之偏，人得天地之全耳。設人身之氣偏勝偏衰則生疾病，又借藥物一氣之偏以調吾身之盛衰，而使歸於和平則無病矣。」

唐老師已經把我想表達的道理說完了，我只能再狗尾續貂一下。由於天性和生長環境等因素，藥物會稟賦獨特的偏性，而健康的人得天地之全，六氣平和，沒有偏性。但在生病時，人身之氣就會產生偏性，偏盛或偏衰，這時就可以選擇適當的藥物偏性來治療，使人恢復平和之性。

用圓運動思維來思考就是，健康的人六氣自行而成圓，若有疾病，則圓運動發生偏向，或不升，或不降，或不達，或不斂，或不運，這時恰當使用具有偏性之藥物，則能令中氣運轉、陰血升達、陽氣降斂，整個圓運動恢復正常。

藥物以其偏性治療人之偏氣，所以在使用中藥前，我們務必要借助中醫的知識弄清楚疾病的偏性。也可以說是，中藥要在中醫理論的指導下才能使用。

而我們知道，中醫理論並不是想像中那麼繁瑣，所以中藥也沒有必要弄得那麼複雜。一味中藥好像有很多種功效，但這些功效往往都是由其唯一的偏性引申開來的，我們只要找到它的偏性，就能輕而易舉的掌握它大部分知識，包括功效、性味、歸經（按：指藥物會對人體哪些臟腑經絡有特殊作用）。至於要怎麼找到藥物的偏性，我們分幾個部分來看看。

治療脾胃的「土之藥」

一開始，我們先介紹治療中土的藥物，中土主運化，脾升胃降，為四象之樞紐，保其中樞地位的藥物皆可為土之藥。

● 粳米

粳米形狀圓短，江蘇圓米、珍珠米、東北大米都屬於粳米，其黏稠性強，適合煮粥。大家平常用來煮飯的米，比粳米更為修長苗條的，稱為「秈米」。粳米和秈米兩者皆可煮飯煮粥，粳米煮的粥較稠滑、口感更佳，而秈米煮的飯較香硬、更有飽足感，但兩者的功效差別不大。

還有一種米常常用來包粽子，不過其性大多太過黏滯，不像粳米和秈米那樣適合經常食用，這種米叫「糯米」。米的種類還有很多，像是現在稱為高粱的稷米，和俗稱小米的粟米。

綜合的看，粳米有養氣、益血、生津、填髓、和五臟、壯筋骨等作用，乍一看，功效多又複雜，但其實四字便可概括乾坤——培土和中。粳米作為糧食進入脾胃，由脾陽磨化，變成精氣，精氣率先補脾陽、養胃陰，故稱培土；精氣中的氣升於上助陽，精則降於下滋陰，陰陽氤氳於中，故稱為和中。如果搞不懂培土和中，可以把粳米理解為「萬能補虛藥」，這裡的萬能不是指可以通治所有病，而是可以補所有虛。

清代藥書《得配本草》這樣描述粳米，「得天下中和之氣，同造化生育之功」。宣導以食代藥的清代名醫王孟英，在其《隨息居飲食譜》中寫道：「粥飯為世間第一補人之物。」透過眾大神的研究成果可以知道，粳米能補陽、補陰、補氣、補血，「萬能補虛藥」的稱號理所當然。

而「世間第一補人之物」也絕非浪得虛名，所以那些放著米飯不吃，卻拿人參、靈芝、冬蟲夏草當飯吃的人，是時候醒醒了，再不醒，惡疾會用一記響亮的耳光讓你們明白，愚昧不聽真言會付出慘痛代價。

粳米培土和中，填補中氣而灌養四象，四象充和而無疾，所以大家每天只需要吃飯，就能健康的生活下去。對於人來說，這樣近乎完美的粳米卻很少被用於治療疾病，其原因有三：第一，人每天都會吃米飯，無須在藥裡重複；第二，粳米經過久煎（按：熬煮）會使得湯藥黏稠，產生助溼、減緩藥力的作用；第三，有另一味藥能取代粳米的功效，卻不會影響其他藥性，就是——甘草。

●甘草

甘草是眾藥之王，人稱「國老」，平常近乎被濫用，又為何擁有如此高的地位？黃元御在其《長沙藥解》（強烈建議學習中醫的朋友們入手《長沙藥解》和《玉楸藥解》，這兩本書凝結了黃老研究中藥的畢生心血，將中藥完美融合在圓運動體系裡，是《四聖心源》的最佳伴讀書籍。）開篇就這樣談甘草：「備沖和之正味，秉淳厚之良資，入金木兩家之界，歸水火二氣之間，培植中州，養育四旁，交媾精神之妙藥，調劑氣血之靈丹。」

被玉楸兄（黃元御別號）稱為靈丹妙藥的甘草，其功效現在多被描述為調和藥性、解百草毒。能真正理解其功效緣由的人並不多見，或許應該說，很少人有探索甘草的想法，都覺得研究甘草，還不如從人參中多提取一些有效成分來得實際。

無論是尊貴的地位，還是調和諸藥的獨特功能，皆因甘草與粳米有相同的功效——培土和中。甘草鎮守中土，脾升胃降，繼而四象環生，單這一味藥就能令整個圓運動運行起來，進而將藥物送達到各處，所以可調和諸藥。對於這方面的內容，黃老也有類似的表述：「甘草體具五德，輔以血藥，則左行己土而入肝木；佐以氣藥，則右行戊土而入肺金……凡調劑氣血，交媾精神，非脾胃不能，非甘草不可。」

甘草能解百草之毒的原因，也是因為它有培土和中的功效。甘草使整個圓運動運作起來，讓草藥的毒性不會停滯在一個地方，會隨著六氣運動不斷運行而稀釋，直到毒性消失。基於調和藥性、和解百藥毒這兩大奇功，絕大多數經典藥方中都少不了甘草，但什麼病都可以用甘草嗎？

清代藥書《本草備要》曰：「中滿症忌之，甘令人滿。」當食物和水停滯於中州（按：同中土，即是脾）而滿時，得用催吐、催泄的方法除滿，此時就不適合用補中的甘草，這答案歷來也被大多數人認可。但並非所有的中滿症都不能用甘草，中氣虛，脾不升、胃不降，上之氣不能下斂，下之氣不能上達，皆停滯於中而為滿，此時就要用甘草培土補中之虛。

甘草在臨床上分為生甘草和炙甘草，炙甘草是用生甘草置於煉蜜（按：蜂蜜的臨床用名）中炒熟，故炙甘草性溫而氣緩，偏於補中。生甘草較為性涼而氣衝，偏於行，所以功效在於解毒、瀉火。

●茯苓

「十人之中，溼居八九而不止也。」中土最易病溼，所以燥土祛溼藥必不可少。可是祛溼的藥有很多，為什麼張仲景和黃元御偏對茯苓情有獨鍾？這要從茯苓的生長過程說起。

子曰：「歲寒，然後知松柏之後凋也。」孔子說，到一年最寒冷的時候，就能知道堅持到最後才凋謝的是松柏。松柏的生命力非常頑強，比其他植物更能抵禦嚴寒，而其頑強的原因是具有充足的陽氣，這從松葉、松樹皮、松花粉的溫熱之性即可看出。要注意一點，我並沒有說因為能在嚴寒的天氣中生存，所以陽氣足，反而是因為陽氣足，所以能生活在寒冬裡。這邏輯一定要弄清楚，因為在冬天裡還生存著另一些植物，其陽氣微弱而陰氣充足，例如：麥冬、天冬等。

松樹的陽氣旺盛，而茯苓是生長在被砍伐後的松樹根上的一種真菌，自然能吸收松樹中充足的陽氣，所以是具有陽氣的祛溼藥，而這種既能補陽又能祛溼的藥物，對於中土來說是非常難得的寶物。

茯苓以其淡味能利竅（按：利尿通便）除溼，淡味能利水溼的道理就像辛味能發散一樣，是無法解釋的，但我們可以知道淡滲利水的方向是往下。治療水溼有兩種方法：一種是以陽燥溼，讓水溼升於上為霧氣；另一種是利水竅，使水溼降於下，以小便的形式流出體外。多數的祛溼藥是以第二種方法除溼，而茯苓兩者皆有。茯苓入中土，除了燥土溼外，它的陽氣能助脾陽，脾陽升而帶動胃氣降，茯苓以升帶降，也會產生和中的作用，所以茯苓非常適合中土。相比而言，生長在楓樹根的豬苓下滲之性雖強，但陽氣比較弱，所以平常要燥土溼時不會選擇它。若溼氣過盛，可用豬苓、茯苓，再加上可以下達的澤瀉一起燥溼，這個速效的除溼法是源自於張仲景的五苓散。

茯苓的功效拆分來說為利竅除溼、生津止渴、寧心益氣，可治療泄瀉、嘔逆、水腫、中風顛狂、腹痛、驚悸、骨蒸癆（按：結核病）熱、遺精……黃元御乾脆認為，凡內傷疾病皆可用茯苓。這些冗長甚至有點矛盾的功效，往往會讓我們摸不著頭腦，如果不知道其助升脾陽、燥土溼的偏性，只看這些功效，很難對中藥產生興趣。若此時還要記憶一些無厘頭的有效成分和白老鼠實驗，那不厭惡中醫就實在說不過去了。

● 半夏

人之中氣，左右迴旋，脾主升清，胃主降濁。一味茯苓獨取燥溼和升脾陽二功，那何藥主於降胃呢？

半夏是黃老用來降胃氣的常用武器。由於很多人不了解圓運動體系，並不注重降斂胃氣，所以半夏一般都被用於除溼化痰、行鬱散痞，很少提及其降胃氣之功。但張仲景在治療因胃氣上逆而導致的嘔吐、肺氣脹、咽痛等症狀時皆用了半夏，其中著名的方有大、小半夏湯。

關於半夏，《長沙藥解》曰：「下衝逆而除咳嗽，降濁陰而止嘔吐」，其降性非常強，強到有毒。事實上，大多數藥物有毒性，都是因為其藥性過於猛烈，例如：附子、甘遂、大戟、藜蘆、大黃等，而半夏也是其中一種。（現在我們談論具有毒性的中藥時，仍處在一個「談毒色變」的狀態，這是一種沒自信、不夠智慧的表現，因為有毒的中藥治病效果，往往會比無毒的要好很多。）

半夏下衝逆、降濁陰的能力強，可排決水飲、清滌涎沫，其降逆之功行於肺、胃二經。我們知道，胃氣不降首先就會導致肺氣鬱滯而不斂，而一味半夏能同時降斂肺胃，這就不難解釋為何半夏有毒，而黃老仍然執著用它。

半夏降濁陰之性太強，稟平和之氣而生的中土並不適合用這麼猛烈的藥物，所以得採取一些措施緩和藥性，降低毒性。於是便有了清半夏、薑半夏、法半夏這三種半夏的炮製品。其中清半夏偏於化痰，薑半夏兼有溫中之效，而法半夏是以半夏、甘草和白礬一起加工，所以兼有調和脾胃之力。

護腎的「水之藥」

陰陽之理，彼此互根，陰降化水，腎水之中已胎（按：孕育、蘊釀）陽氣，此為一身之陽根。仿玄武（按：北方的靈獸）安定北水，保陽根之藥物皆可為水之藥。

●附子

溫腎水的陽氣並不需要很多，可是一旦陽虛水寒，卻非得用「雄壯悍烈之性，斬關奪門之氣」的大熱藥不可。這是因為腎處於深淵，陽非大熱不能達。縱觀本草，擁有如此燥烈之性的藥，非附子莫屬。

把附子看成一團劇烈燃燒的大火，便能掌握附子的精髓。這團火進入人體後，其陽氣迅速向四周發散，無所不達，所以藥學著作《得配本草》在記載附子的功效時曰：「通行十二經，主六腑沉寒，回三陰厥逆。」大熱之性的附子，雖然能行遍十二經，但並非通治十二經，喜涼惡熱的陽臟應該都不會喜歡它，所以不要動不動就用附子，更不應該用附子來養生。

附子的優點在於其陽能直中腎水，補充寶貴的腎陽；其熱能溫脾燥溼，恢復中土的運作。對於這些優點，《長沙藥解》裡是這麼說的：「走中宮而溫脾，入下焦而暖腎，補垂絕之火種，續將斷之陽根。」腎寒則生氣不足，木不升，脾不達，陽氣不振，這之中能導致非常多症狀，所以附子的「適用症」很多，例如：中風、噎膈、寒邪、氣厥、痰厥等。同樣的道理，只有先抓住附子大熱純火之性，再研究這些適用症，才能做到真正的適用。

附子具有毒性是婦孺皆知的常識，其與半夏一樣，可以透過加工炮製來緩和藥性，減少毒性。還有一種既不影響大熱之性，又能減輕毒性的方法，就是搭配甘草。甘草培土和中，令四象周行，可以讓附子的熱性順著圓運動流轉，避免其滯留在同一個地方而產生破壞。

附子的大熱之性已達到能回陽救逆的境界，善用附子是學習起死回生之術的人必須具備的能力。

●熟地黃

補真陰、填骨髓，這是世人所了解的熟地黃藥效。補真陰即為補腎陰，這本是很平常的治療手段，可是翻遍黃元御所有面世的書籍，竟然找不到補腎陰這樣的詞，而很多滋補腎陰的藥在他眼中，也只有潤肝補血的作用，幾乎從不用來補腎水，這是為什麼？

首先，他覺得水易盛而火易虛，腎中最容易虛少的是腎陽，所以補腎陽都來不及了，怎麼還會助陰滅陽？其次，滋陰藥皆能助土生溼，這就更不得了，「十人之中，溼居八九而不止也」，豈能助溼伐命？基於這兩點，黃老不喜歡用滋補腎陰的藥，只有在木枯血虛時，才不得已用來滋養肝血。

既然不能盲目崇拜附子，同樣的，也不應該對以熟地黃為首的滋陰藥存有偏見。一個偉大的領袖，要善於將不同個性的人糅合在一起，發揮出最大的作用。在《金匱要略》中，有一個迄今在治療腎陽虛上一直最具影響力的方子——金匱腎氣丸。張仲景在這方藥中用附子溫補腎陽，同時也使用了大量的熟地黃、薯蕷（按：山藥）、山茱萸，而為防止這些滋陰藥凝滯敗土，特意再用茯苓和澤瀉滲利中土溼氣，最後還加了桂枝和牡丹皮舒肝達木，讓腎陽上行。

張老師是天才中的天才，他一輩子能弄出一個像金匱腎氣丸這樣的方，就已經可以稱為名醫了，而《傷寒雜病論》幾乎整本都是這樣的方，實在是中醫史上偉大至極的人物。但這麼偉大的張老師在治療腎陽虧虛時，為什麼非要用滋補腎陰的藥呢？

張景岳：「善補陽者，必於陰中求陽。」正如黃元御自己所說的「陰陽之理，彼此互根」，補火時佐以陰藥，燥陽之藥得陰潤而不燥，陽火得陰水之載體，其火源源不斷而生。腎中的陽氣彌足珍貴，水寒陽虛之人也很多，而補腎陽常常要用燥熱之性猛烈的附子，此時就非常有必要用熟地黃這類補腎陰藥與其同行，以減弱附子對嬌嫩之臟的傷害。除此以外，熟地黃還能將附子之火藏於陰體中，使得附子補火之力變得和緩、持續；熟地黃體純陰而下沉之性極強，還能將藥性引到深淵之水中。所以在補腎陽時，需要添加補陰藥，而這些藥中又以熟地黃最為合適。

雖然腎中水易多而陽易衰，可是同樣也存在腎水虧虛的情況，如遺精、失血、亡汗等，此時就更應該毫不猶豫的使用滋補腎陰的藥物，而熟地黃仍應為首選。

張熟地老師說：「熟地黃，性平，稟至陰之德。」前面我們把附子當成一團大火，這裡則可以把熟地黃當成一彎碧泉，附子能通行十二經，熟地黃也能「補五臟之真陰」。熟地黃補全身之陰水，而尤以補腎陰、脾陰為主。

特點很明顯的事物往往是瑕瑜互見，熟地黃的缺點和它的優點一樣明顯。既然能補全身之陰，其滋潤凝滯之性必然也很強，而這對於中土而言，並不是一件好事。

所以黃老在談熟地黃時，曾非常憤怒的說：「但至理幽玄，非上智不解，後世庸工，以下愚之資，而談上智之業，無知妄作，遂開補陰滋水之派。」這句話大概意思為：那些補陰滋水的人，你們都是一群無知的人，根本沒資格談論需要高智商才能懂的中醫。雖然黃老說得有點偏激，但在學術上這種疾惡如仇的態度很值得敬佩和學習。熟地黃有滯膩之性，可是不能因此就不用它，但又不能不顧其對中土的破壞力，所以當需要大量使用時，可以用茯苓、豬苓、澤瀉等祛溼藥來除溼護土。

幫助肝木升發的「木之藥」

春風鼓動，初陽平地起，生意萌達，陽升則天明。法青龍（按：代表東方的靈獸）坐鎮左木，助其騰升之藥皆可為木之藥。

● 桂枝

五行之木取象於自然界中蓬勃生長的樹木，以概括萬物的升達之性。肝屬木，喜升惡降，如果要尋找升肝的妙藥，很自然的會往樹木中找，那問題來了，哪一種樹木具有強大的升肝能力呢？

《呂氏春秋》曰：「桂枝之下無雜木。」桂枝為肉桂樹上細小的枝條，而肉桂樹具有奇特的個性，就是在它附近種不了其他樹木，如果把桂釘在其他樹木的樹根上，那棵樹不久就會枯萎而死。肉桂樹展現出強大的「剋木」之性，所以有的人認為桂具有金性，因為金能剋木。

但是，只有金可以剋木嗎？在戰鬥中一定要相剋才能戰勝對手嗎？難道不能以強剋強？

我方與敵方在各方面都很相像時，想要戰勝敵方，就只能變得更強大。肉桂樹「剋木」，其實就是這種以強剋強、以木剋木的行為。肉桂樹天生稟賦強大的升發之性，所以能在與其他樹木的競爭中勝出，而肉桂樹中又以其嫩枝的升發之性最強。這很容易理解，枝芽是一棵樹生長最快的部位，其具有的木性當然也應該最足。

桂枝作為肉桂樹的嫩枝，性與肝合，最能升達木氣。《長沙藥解》評價桂枝時說：「善解風邪，最調木氣。」無論是水寒還是土溼，皆會導致木鬱風動，風又為百病之長，而廉價的桂枝就只進行升肝達木這一件事，所以桂枝堪稱中藥中物美價廉的典範，深得黃老的喜愛。

桂枝令肝氣升達，則鬱陷的木氣就能升，木不會再鬱滯於下而攻擊臟腑經絡，所以能立即緩解疼痛。肝木疏泄之令暢順，則經絡能通、諸竅能開。因為肝木鬱陷會導致很多問題，所以桂枝的適用範圍非常廣，被贊為「良功莫悉，殊效難詳」（按：出自《長沙藥解》）。

上行之肝木能帶動膽木下降，這就是桂枝之所以有降逆之效的原因。肝膽互為表裡，木氣在這兩者間的運動形成一個小圓，肝木鬱陷，膽木必然也會停滯於上，而肝木升達，則膽木必然也能下走。所以在《金匱要略》中，治療膽胃不降導致心下痞塞時用的桂薑枳實湯，就用了桂枝達木降膽，此時桂枝產生以升為降的作用。

桂枝既能升肝，又能以升助膽降，左病右症皆合適，是一味不可多得的達木妙藥。

● 芍藥

肝氣易陷是一個不爭的事實，但是單靠升肝達木並不能解決所有問題。

木以發達為性，己土溼陷，抑遏乙木發達之性，生意不遂，此時鬱陷的木氣會形成一股破壞的黑勢力，以疏泄之力攻擊臟腑而令人感覺疼痛，木中的溫氣聚而成熱，燒灼肝血。所以治療木氣鬱陷的疾病，要適當清風泄熱，減緩鬱木的破壞力，尤其是已經出現腹痛、泄利、血枯膚黑等，明顯木鬱風動症狀的時候。

芍藥味酸，性微寒，入肝家以酸收木，入膽腑以寒瀉火，是一味以泄木斂膽見長的藥。肝是將軍之官，剛直不阿，同時脾氣暴躁，一遇阻擋，就會氣急敗壞，勢要衝破阻礙不可。所以當木氣鬱陷時，其對外的衝擊力非常強，導致的疼痛會非常劇烈，造成的後果也極其嚴重。芍藥就像是將軍的賢妻，無論肝木鬱怒到什麼程度，一遇到芍藥，就會馬上收斂住急躁的性子。芍藥和肝木的組合，讓我想到了中國傳統而又和諧的夫妻相處模式，一個成功的男人背後總是需要一味芍藥，你們找到屬於自己的芍藥了嗎？

《長沙藥解》曰：「芍藥酸寒入肝，專清風燥而斂疏泄，故善治厥陰木鬱風動之病。」肝木鬱陷，疏泄之令不能上行，木氣積鬱到一定程度就會往下行疏泄之政，導致泄利、遺精，甚至脫血。所以芍藥僅透過清風泄木之功，就能同時緩其躁急並收斂妄行的疏泄。

芍藥入足厥陰肝經和足少陽膽經，能清肝中之風，亦能泄膽中之木。肝膽都以風木之氣為主氣，但膽腑肩負著斂降相火的重任，所以甲木被相火之氣從化，膽木病便風熱皆作。稟酸寒之性的芍藥既能收木，又能清熱，在治療膽胃上逆時，常被用來斂膽中的木氣，清甲木中的相火。

● 人參

終於要談人參了，此時我的心情比讓我談「人生」還要複雜。不可否認，人參是一味補益的良藥，按道理說不應該現在才講，早在論土之藥時就應該介紹它了，可是現在人參的使用程度已經近乎濫用，為了將其從虛無的神壇拉下來，我也是不得已而為之。

四君子湯、理中丸、黃芽湯，是古今調理脾胃最常應用的三大名方，而這幾個方竟都以人參作為君藥（按：藥方起主要作用的藥物），人參對於脾胃到底有何特別之處？

人參色黃屬土，能補脾胃，所以華佗弟子吳普把人參稱為「黃參」。因為色黃就與補脾胃聯繫在一起，似乎不太妥當，但也並非完全沒有道理。人參與地黃都有一個奇怪的地方，就是種植過它們的土地，必須經過幾十年後才能恢復重新種植的能力，所以原本盛產人參的吉林，現在已經快要沒地方可以種植了，當地很多參農不得不去其他地方租地種人參。這種奇怪的現象顯現出，人參和地黃具有強大吸收土壤精華的能力，不同的是，地黃吸土中之陰氣，而人參吸土中之陽氣。

《長沙藥解》將人參的功效概括為：「入戊土而益胃氣，走己土而助脾陽。」溫助脾陽是人參常被用於理中的主要原因，脾陽在人在，脾陽亡人亡，脾陽於人運化水穀的作用，我就不再重複了。脾陽升而化火，火清而化氣，人參透過助脾陽而大補肺中的元氣，透過升陽蒸清氣上行而為霧氣，配以涼金之藥，就能生津止渴。人參在扶木助陽上也有奇功，其清陽能補肝血中的溫氣，透過助脾陽還能升達木氣，故人參經常搭配桂枝，一起治療肝氣萎靡鬱陷。

人參與附子皆能補一身的陽氣，附子是以簡單粗暴的方式大補，而人參是從後天生化之源慢慢補起，所以人參適合用於陽虛病人的調養，而附子適合用於亡陽救逆。人參無論是從溫補脾陽的功效，還是緩和的藥性來看，都非常適合養生，但事實上真是如此嗎？

「人參殺人無罪，大黃救人無功。」這是在中醫裡流傳甚廣的一句話，這句話透露了人們盲目崇拜補藥，與極度討厭毒藥的通病。毒藥我們就先不談，怕死是人之常情，害怕有毒的藥物當然也是在情理之中，可是卻不知道一個道理——愚昧而又怕死的人，往往更容易嗚呼而去。對於禁用人參的情況，《得配本草》中明確寫道：「肺熱，精涸火炎，血熱妄行者，皆禁用。」人參溫性雖不強，但患者熱象太過時仍不應使用，那些以人參能生津止渴而除熱，就認為人參性微涼的理論，完全是無稽之談。連人參止渴除熱是因為益氣生津都不知道，就敢斷其性寒，此等庸醫，抓一個得滅一個。

人參雖有助脾陽的寶貴特質，但仍有其偏性，並不適合所有人服用，更不適合當成延年益壽的神草天天吃。我還是那個觀點：只有米飯可以天天吃，只有開水可以天天喝，他物皆不可。

● 當歸

「當歸補血，人參補氣」，這基本上是沒有爭議的結論。肝以陰血而胎生氣，我們在不斷強調生氣的重要性時，不能忘了同樣寶貴的肝血。補血的藥，車載斗量，不勝枚舉，為何當歸能在眾多補血藥中擁有代表性，甚至是統治性的地位呢？這得從其功效說起。

《本草備要》在談當歸補血時說：「血滯能通，血虛能補，血枯能潤，血亂能撫，蓋其辛溫能行氣分，使氣調而血和也。」當歸與其他補血藥不同，在於其具有行散的溫性，在補血時兼能行氣。這種特性對於肝而言，更是妙不可言。肝以升發為性，溫氣虧乏，根本失養，鬱怒而生風燥，陰液損耗而導致血病。當歸既能滋其陰血而潤肝，又能助其溫陽而升木。

芍藥以酸收之性斂鬱陷的木氣，而當歸等補血藥能以陰體收載陽氣，具備同樣的作用。所以當歸除了用於補血外，還經常用來柔和下陷的肝木，不過此時當歸就不如性平的阿膠好用，因為當歸的溫性會助鬱熱。辯證的看待藥物功效，是發揮其最大作用的前提。

補血滋陰藥都有敗土助溼的弊端，別號「乾歸」的當歸也逃脫不了。但這個缺點不需要像補腎陰藥那樣特別強調，因為土運木達，治木離不開治土，而土木皆治，滯膩也就不足為懼了。

但是喜歡用當歸煲湯的媽媽們，不妨再加一點祛溼的薏苡仁和冰糖，減輕當歸的燥性。最好能下幾片檸檬，緩和滋膩的口感，這樣能煲出既美味又健康的愛心湯

穩定心火的「火之藥」

少陰君火升天，萬物欣榮，一派豪氣衝天。然而凡事不能太過，過則不吉，師朱雀（按：代表南方的神獸）守護上火，鎮火清陽的藥物皆可為火之藥。

● 玄參

心火不及的問題前面已經說過很多，再談就太囉唆了，現在我們把目光移向火中更不為人知的「陰液」。

心火中的陰液是滋生腎水的根源，也就是人體的陰根。心火之所以能降斂於下，一個必不可少的條件就是心陰，陽得陰而能收，心中的陰液成為心火下降的物質基礎，同時承載陽氣。上熱之症，皆相火上逆，火性上炎而導致心液消亡，所以在清上熱時，滋養心陰非常關鍵。

補心陰的方法有很多，像是可以鼓動腎水上行，還可以益脾陽而升霧氣。但這些搬水救火的方法，都必須使用溫散之藥來行水，這對於上熱之病來說，並不是最合適的解決方法。最佳方案應該是找一味能直接補心陰的藥，可是補陰藥又多行於下，到底存不存在能上補心陰的藥呢？

玄參告訴我們，一切皆有可能。《玉楸藥解》中是這樣評價玄參的：「輕清飄灑，不寒中氣，最佳之品。」玄參與諸多滋陰藥不同之處就在於輕清，讓它能上行而滋心陰，也因為輕清，其滋陰之力並不像熟地黃、當歸那麼強，更加適合補心中那一絲珍貴的陰水。上熱而傷心陰者，心火不能下行，導致上火和下水不能氤氳相交，圓運動停滯不行。玄參透過補心陰，令水火重新相交，玄參因此得到了「樞機之劑」的稱號。

玄參還有退無根火、清上焦熱、滋下焦水等功效。追根溯源，玄參其實只有滋心陰的作用，其他功效皆是由此引發出來的效應。

心陰作為生水之源，常常被人忽視。晚上不睡覺，明明已經疲憊不堪還要滑手機的人，往往會將那一勺心水消耗殆盡。夜裡是腎水收藏之力最強的時候，人在這個時候睡覺，心火能藏於腎水，腎水得到足夠的陽氣，第二天生氣繁榮而精力充沛。如果這個時候不睡覺，心火不聽腎臟的召喚，強行留於上，就非常容易令心陰受損。

而心陰受損，並不只是導致上火、煩躁這麼簡單，整個圓運動的右降過程都會受影響。首先肺金降灑不了津水，臟腑缺津液滋養而燥；其次心火不能下行，腎水得不著陽氣而寒；腎水一寒，生氣萎靡，一系列的問題就會接踵而來。

玄參是拯救心陰最有效的中藥，拒絕熬夜是保護心陰最有效的方法，並不是所有人都懂得玄參的妙處，但總得知道熬夜的壞處吧。

幫助肺金斂降的「金之藥」

金收水藏，水藏陽祕，上清而下溫，精固而神寧。從白虎（按：代表西方的靈獸）坐鎮右金，助其斂降之藥皆可為金之藥。

● 五味子

令肺金降斂，跟讓肝木升達一樣，都是重中之重。肝木升達可以靠桂枝，那肺金降斂又能靠誰呢？

《素問．藏氣法時論》曰：「肺欲收，急食酸以收之。」要找斂金的藥物，應該往酸味的方向去尋。我們在木之藥說的芍藥就是酸的，那可以用來斂肺金嗎？

從一些醫案可以看到，有醫生用過芍藥來斂金生津，所以應該是沒有問題，但是根據臨床實踐可知，芍藥還是應該用於斂肝柔木。收斂肺金是味酸藥物的共有性質，但我們需要的是專一收肺金的藥，而在這堆酸味藥物中，可能只有五味子符合這種專一。

「斂辛金而止咳，收庚金而住泄」，這是黃老在《長沙藥解》中對五味子功效的總結。不知大家發現沒有，目前為止講的藥物都有一個特點，那就是專一，像附子專一補火，熟地黃專一滋腎陰，玄參專一補心陰，桂枝專一達木升肝，酸澀的五味子專一斂收金氣。這種專一性，讓我們在使用時無須顧慮太多，很容易就能找到最適合派上用場的時機，所以大家在學習中藥時，要有意識的去尋找專一的藥物。

辛金不斂，導致肺氣上逆而咳嗽；庚金不收，導致木氣妄行而泄利。五味子透過斂收金氣，既能降肺氣而止咳，亦能克制木氣而止泄。因此，由於金氣不收所導致的口渴、自汗（按：無故出汗）、水腫等都可以用五味子。五味子在《神農本草經》中位列上品，《神農本草經》在分上、中、下品藥物時有一規則，就是對人體有滋養作用的藥基本上為上品，凡有毒的藥物幾乎都是下品，剩下的就為中品。

作為上品藥的五味子，常用於治療虛勞病，是一味補虛的重要藥物。不過，五味子與人參、熟地黃這些以陽補陽、以陰補陰的補藥不一樣，它是藉由調理圓運動來達到補虛效果。「一物而三善備焉」的五味子收斂金氣，金氣降斂，位於上的陽氣下收，腎水閉藏陽氣而陽根得養，陽根充實，生氣蓬勃，虛勞自解。五味子治療虛勞的作用提醒我們，透過調整圓運動來補虛，或許才是光明大道。

● 麥冬

肺氣右滯最易使相火上逆，相火上炎會令肺燥火熱，而肺又需稟清涼之氣才能斂降，所以涼金潤燥的藥對於肺來說必不可少。涼金潤肺的藥有很多，我們選擇在《神農本草經》上也為上品，而且藥食同源的麥冬來講。

《本草備要》中的一段話，簡潔明瞭的概括了麥冬清熱潤肺的作用：「微寒能瀉肺火，火退則金清，金旺則水生，陰得水養，則火降心寧而精益。」也許以前大家都非常討厭這樣的文字，但現在看這些話，是不是覺得親切又清楚？這是因為我們已經融入中醫理論的世界了，不知不覺中，一切都已變得有趣而簡單。

麥冬以其微寒的天性，瀉除了肺火，肺重新被清涼之氣所充養，此時肺氣能化上的霧氣為水，水帶著心火下降，心不再躁動，則變得寧靜而平和。麥冬與其他清金潤肺的藥一樣，有「清涼潤澤，涼金瀉熱，生津除煩，澤枯潤燥」等功效，而且其涼潤之性一樣會傷害到中土，再加上肺逆上熱之病多因土敗胃逆，所以治療上熱之病常常需要金土同醫。具體的，後面我們還會講。

獨效之藥

我把中藥融在五臟之中的學習方法，基本上就介紹到這裡，介紹的藥物數量有限，餘下的就靠大家自己去完善了。以五臟為基礎，尋找與臟腑個性相符或者相關的中藥，把其最根源的功效印在腦海裡，再結合優秀的本草書籍，在臨床上尋找最合適的時機來使用它們。

最後介紹的這一類藥物，也可以歸為五臟之藥，但又擁有非常獨特的功效。

● 甘李根白皮

治療奔豚之症（按：類似現代的腸躁症）最不可或缺的就是甘李根白皮。甘李根白皮入足厥陰肝經，最能壓制肝氣奔衝。中土陽敗脾溼，肝木升發受阻，木氣就會鬱陷。一般情況下，鬱陷的木氣只不過會衝擊臟腑造成疼痛，或者往下疏泄而導致泄利。但如果木氣長期鬱陷，肝木一直被脾土壓抑著，等到土溼擋不住肝木時，木氣就會往上衝，壓抑越久，上衝的力道就越兇猛，這就是奔豚症。此時治療的關鍵，不是解決土溼水寒的根源，而是應先將上衝的木氣拉下來，這時就需要緩解衝氣能力很強的甘李根白皮。

如果像之前那些藥一樣，追根溯源，甘李根白皮應該是與芍藥一樣，屬於酸澀斂肝的木之藥。但其壓制衝氣的個性太強，所以也只會在非常特別的奔豚症時才會用到它。

● 烏梅

烏梅是治療蛔蟲必不可少的一味藥，原因是其酸味非常強。蟲得酸而能伏，烏梅稟其酸味能殺蛔蟲。蛔蟲喜溼惡燥，治療蟲症要從治理其生長環境開始。烏梅殺蟲也不只是以酸伏蟲這麼簡單，這在後面第三十四論時再詳細講，這裡我們先知道烏梅有對抗蛔蟲的獨特功效就好，這是其他藥物都沒有的。

● 灶中土

灶中土（按：又名伏龍肝、灶心土、灶中黃土）是指土灶底部經長年累月燒結而成的黃土塊。現在只剩一些偏遠地區還在使用土灶，所以灶中黃土已經成為稀貴的中藥資源。灶中土的本質是土，因稟受了灶中的火熱，故既能以土性補中，又能以火性燥溼。溫中燥溼的灶中土最常用於治療便血。水寒土溼，乙木鬱陷成風，肝風上達受阻，退而往下疏泄，此時肝血隨著木氣後脫於大便，這就形成了便血。

其他溫中燥溼的藥基本上都不具備治療便血的功效，為什麼唯獨灶中土有這能力？可以從灶中土的另一個名字「伏龍肝」探知。相傳伏龍是灶神的名字，按照名字解析，伏龍肝應為灶神的肝，那伏龍肝應與肝有關係。「燥溼達木，補中攝血」是《長沙藥解》對於灶中土功效的概括，其中的達木，就是讓灶中土具有治療便血能力的原因。燥溼升木使得土燥木達，木氣通達於上，則風清血藏，便血則止。灶中土兼顧土木兩性，治土而扶木，是一味治療便血幾乎不可或缺的藥，要探究其木性的來源，我認為應從生火的稻草開始思考。

獨效藥適用範圍不像人參、茯苓這樣的藥那麼廣，但有極強的針對性，有時候具有獨當一面的能力。所以在學習常規五臟之藥之外，還得掌握這樣有獨特功效的藥。

冰凍三尺非一日之寒，水滴石穿非一日之功。學習中醫，首先要學會刻苦，其次再學中醫理論，最後才到中藥。看起來過程很繁瑣，事實上這才是大道該有的魅力，用實踐找回靈魂，用能力回擊質疑，我能做到，大家一樣也可以，加油！

19 西醫說精神出狀況，中醫說你神驚

「精神」普遍被理解為人的意識、思維活動的狀態，例如精神煥發、精神恍惚、精神萎靡等。無形的意識狀態是我們對精神最表面的認識，而基於這種認識，我們基本上就不知道該怎麼去解析它了。無形的東西總顯得虛無縹緲，令人無從下手，所以「精神」常常被戴上神祕的面紗。因為其「神祕」，好奇的人多，研究的人少，能得出有益結論的人更是鳳毛麟角，而我今天想試著揭開那令人望而卻步的紗巾。

我們從一個人的表情、神態、眼神、動作等外在表現，能了解這個人的精神狀況，但這種狀況只是一種結果，而且這些一目了然的活動狀態，總會被我們在研究時遺忘。

比如小花是個勤奮努力的孩子，當同學都出去玩時，她總是一個人在教室裡看書、思考問題，所以經過小花的教室，總能看到她那副聚精會神的樣子。「聚精會神」是小花的精神狀態，而導致這種狀態，是因為她正集中注意力在學習。小花還喜愛運動，每天放學後，總能看到她在操場奔跑精神抖擻的模樣。「精神抖擻」是她運動時的精神狀態。可是有一天，小花突然既不看書也不跑步，一下課就趴在桌子上，一副精神不振、疲憊不堪的病態，與平常的精神狀態截然相反，原來小花生病了，「精神不振」就是她生病時的精神狀態。

小花的例子也許能幫助我們增加對精神的認識，一個人的精神狀態，與其進行相應活動的能力會相互結合。小花在學習時展現出聚精會神的狀態，表示當時她有集中精神思考問題的能力；運動時表現出精神抖擻，也表示她有完成運動的信心和能力；生病時精神不振，這時能看出她並不具備平常聚精會神學習和精神抖擻運動的能力。所以精神與活動能力幾乎是拴在一起的，或者可以說，精神是一個人活動能力與欲望的展現。精神狀態好，人就願意接觸新鮮事物，有動力去探索感興趣的問題，能為夢想堅持奮鬥，有能力去做一切想做的事情；而精神狀態差時，一切皆為漠然，恨不得不吃、不喝，一頭埋在被窩裡，就此長眠。

精神來自於能量，能量來自於心火

精神與活動能力形影相隨，基於這樣密切的關係，我們可以從活動能力的角度來研究精神，這樣就能用易於理解的有形來化解無形的問題。

包括運動、思考、感知在內的所有活動，都離不開能量的支持，這能量是陽氣，更確切的說是由心宣發的陽氣。心宣發陽氣的情況，決定了活動的能力和欲望，而精神作為活動能力和欲望的外在表現，當然也就歸屬於心。

《靈樞．邪客》曰：「心者，五臟六腑之大主也，精神之所舍也。」心憑藉供給陽氣的獨特作用，成為五臟六腑的主宰，而精神舍居於此，這蘊含了兩種含義：一是精神歸心所主；二是因為心有主宰的作用，所以精神狀況能反映整個人的狀態。因此，診斷久病之人，多以精神狀況來

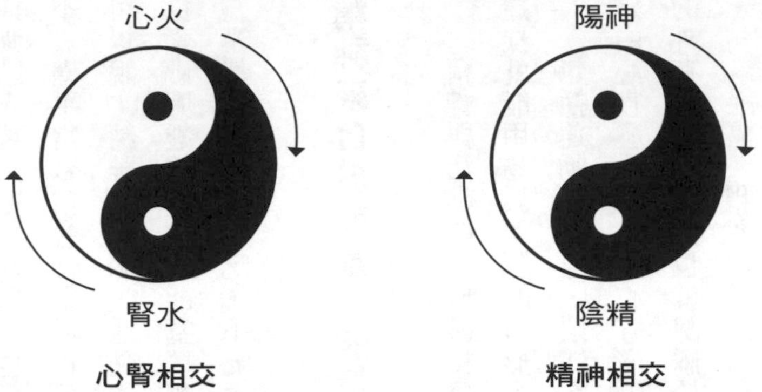

心腎相交與精神相交

判斷疾病凶吉的發展趨勢。

由心宣發的陽氣支撐著人的一切活動，心陽充足則人具備完成活動的能力，精神飽滿而充沛。心陽不足則人不具備完成活動的能力，精神萎靡而衰憊。精神狀況與心陽有著直接的關係，所以我們只要以心陽為切入點，就能清楚的解析「精神」。

心陽亦稱君火，其火的源頭為腎中的陽氣，腎陽溫升於肝而化木氣，木氣升達而為君火。在這過程中，腎水隨行於上，所以君火於純陽中胎陰氣。憑藉此陰根，君火發而不飛揚，相火隨肺胃右降於腎水中，則陽根祕固，於是陽又能升而化君火。這樣一個回圈保證了君火生生不息。考慮心火，不能只局限於陽盛與陽虛，得考慮整個圓運動；對於精神的理解，倒是不必把圓運動分得那麼細節，只需要簡化為心腎相交即可。

心腎相交對於我們來說，只不過是圓運動的簡化而已，可是對於其他派系的中醫們來說，這是一個晦澀難懂的學問。火性上炎為何能下交於水？水性下沉為何又能上行於火？這樣水火既濟的問題，可以難倒一大批人。所以單就這一點而言，我們是幸運的，甚至可以說是強大的。心火與腎水相交，而精神受心火所主，所以影響精神狀態的因素也可以拆分成相交的形式。

《醫碥．遺精》（按：《醫碥》為清代醫學家何夢瑤所著之綜合性醫書）曰：「精者，水也。天一生水，原於有生之初，而成於水穀之滋長，五臟俱有而屬於腎。」無論是先天之精，還是後天之精，都是腎水而已。《四聖心源．精神》曰：「神胎於魂而發於心，而實根於坎陽。」神發於心，心稟火而能發，無論元神還是識神（按：佛教用語，指心靈），均是以火為能量，發揮調控全身或任物（按：支配事物）的功能罷了。精神相交，實際上就是水火相交，而這整個相交結果會決定心火的狀況，進而決定精神狀態。

《四聖心源．神驚》曰：「神發於心而交於腎，則神清而不搖。」神與精相交，則腎水上行而斂心火，心火下降而溫腎水，水溫火清能令精神達到最佳狀態——氣清而神旺，也就是精神飽滿而又能保持平靜，有一股淡淡的愉悅感，像是感冒發燒睡了一晚之後，病癒第二天那種美好的感覺就為氣清神旺。

我們說心火決定了精神狀態，但並不是心火越旺盛越好，旺中有收才符合大道，所以精神狀態也不能一味追求「神采奕奕」。神與精相交，使得心火旺而能斂，故神旺而能清才是最佳狀態。如果精神相交出了問題，就會使得精神出現異常，下面就講講其中一個異常——神驚。

神驚——心火少了腎陽供養，人就會驚慌不安

君火依靠脾土和肝木的升達而達到旺盛，相火隨膽胃右降而下充腎陽，腎陽祕固則君火之源根深，所以心安而神定。心為君主之官，古代的君主最害怕沒有子嗣，無人繼承皇位，大好河山恐止於自己這一代，一想到此等問題自然就會驚慌失措。心作為君主之官，亦會有相同的驚恐，君火支撐著人所有的活動，火一熄，人即亡。所以君火必然要有子嗣前赴後繼的接替「皇位」，不然人就會驚慌不安。換句話說，君火不能熄滅，必須有陽氣源源不斷的補充上來，而這個補充的陽氣，就來自於君火斂降而成。

《四聖心源．神驚》曰：「相火即君火之佐，相火下祕則君火根深而不飛動，是以心定而神安。」腎陽是君火之根，但實際卻為君火所養。相火由君火化生而成，它下行替君火完成供養陽根的任務。而若相火不降，神不交精，陽根失養，君火於上外泄則人就會神驚不安。

神驚是指人略微受到刺激就會緊張不安。火不下行，陽根漸失，君火供養不了陽根，此時受到一點刺激就容易害怕、驚慌。順便說一下，雖然驚與恐常常一概而論，但兩者是有區別的。驚是上火不斂降，陽根失養所致；恐是火已降但不升，腎陽不再上生君火，君火處在真正無根的狀態，此時生命已受到威脅，所以恐懼。

關於神驚，治療它遠比要說明清楚它更簡單得多，降收相火，令陽神閉藏，則君火根深，神驚自除。相火之收，賴肺膽沉斂，而歸根靠胃土右降。胃土不降大多由於土溼，所以燥土降胃、斂膽收火為治療神驚的核心法則。

⊙金鼎湯

甘草二錢　茯苓三錢　半夏三錢　桂枝三錢
芍藥三錢　龍骨二錢　牡蠣三錢
煎大半杯，溫服。
甘草、茯苓培土燥溼；半夏降胃氣；桂枝、芍藥達木斂膽；龍骨、牡蠣藏精聚神。全方降胃斂膽，令相火下祕，而陽降根深，神定心安。

龍骨和牡蠣藏精聚神，經常被用於治療失眠和心悸。這兩味藥常會在心腎不交時被人提到。兩者皆味鹹，性微寒，寒性能清金瀉熱，斂降心神而止驚，鹹味能直入腎臟而保精血。龍骨、牡蠣入手少陰心經和足少陰腎經，其作用推動了神下交精的整個過程，也就是對整個圓運動的右降都有幫助。所以這兩味藥被眾多名醫所推崇，其中就包括著名的《醫學衷中參西錄》作者——張錫純。

神驚只是精神疾病的一個問題，五情顯現、精神萎靡、顛狂等都是精神疾病。精神的問題謹守精神相交、水火既濟便可。而剖析精神，就從活動能力與欲望入手，以有形之實化解無形之虛。這樣，或許精神就不再空洞縹緲了。

20 吃威而鋼治不舉，你在用性命換激情

現代小說之父，法國作家斯湯達爾（Stendhal，本名為馬利－亨利．貝爾 Marie-Henri Beyle）曾說過：「羞恥心是人的第二件內衣。」正如大多數人都會穿內衣一樣，很多人都有羞恥心。當然仍有一部分人沒有，而這些人是極度危險和殘暴的，所以依然有必要用教育來喚醒他的羞恥心。內衣和羞恥心都需要藏起來，但是有時候卻非掀開不可，不掀可能會有生命危險。

偉大的物理學家霍金說過一句非常簡單卻又近乎真理的話：「活著就有希望。」請大家在生病時牢記這句話，拋開我們的羞恥心，把該說的都跟醫生講，讓醫生盡可能詳細的了解我們的情況，這樣才能得到更好的治療，最終順利活下去。

如果換個角度，我們是醫生，首先要知道並不是所有人對生命都有如此高的覺悟。病人往往因為羞恥心作祟，不好意思說出一些極為隱私的情況，而這些情況又往往是治療疾病重要的線索，如若不知，我們治病時就會像盲人摸象一樣，很難全面了解病情。那怎麼辦呢？病人不說，我們可以問呀，不過這問的技巧就得講究，真誠的對待病人，像照顧自己的孩子那樣去了解他們，往往他們就能把一切都告訴我們。

在疾病面前要把羞恥心先收起來，如果病人和醫生擁有這樣的共識，一切就會順利很多，而

這種共識的價值在治療精遺上，就展現得淋漓盡致。

精滿而溢是最輕微的精遺

根據一外、二內、三根、四除這四大步驟，了解和收集症狀的「一外」是對抗疾病的首要步驟，這一步通常較為輕鬆，但在對付精遺這樣的疾病，反而最困難。很多時候病人會不願意告訴醫生，自己遺精或者其他隱私的問題，而如果醫生不透過問診，要憑藉舌診、脈診來了解會非常困難。只有知道遺精了，才能確定治療方向，進而做到藥到病除。

精遺是陰脫的具體形式之一，精液自流是精遺的外在表現。我們知道，圓運動的左運動停滯，肝脾不升，陰精升散受阻，馳走於下而導致陰脫。精遺屬於陰脫的範圍，其疾病根源當然與此一致，故《四聖心源．精遺》曰：「精不交神，乃病遺泄，其原由於肝脾之不升。」以治療陰脫的烏肝湯治精遺病，固然也能解決問題，可是精遺是更加具體的一種病症，其分析過程不應僅僅停在圓運動左升停滯這個大方向中，必須更加細緻，所以烏肝湯對於精遺來說並不完美。

陰精本來藏在腎裡，隨肝木、脾土左升於心，與陽神相交。腎陽是陰精上行的最初動力，腎陽祕固是精能上行交神的前提。如果陽虛腎寒，陰精少了支撐其上行的能量，就會停留於腎臟，待水滿則溢流而出。精滿而溢是最輕微的精遺，就像水龍頭沒關緊一樣，偶爾外流幾滴而已，此時以暖水升陽治之即可。

可是精遺的症狀並非都這麼和緩，有時流溢不止，甚至「宗筋常舉，精液時流」（按：出自

《四聖心源》，宗筋指陰莖）。陰性沉斂，如果陰精只是陷於腎中，不至於外流得那麼厲害。所以若陰精已經流溢不止，一定是有一股力量在推它往外流，而這個力量常常是鬱陷於下的肝木。《四聖心源．精遺》曰：「壬水失藏，則陽泄而腎寒，水寒不能生木，木氣下鬱，則生疏泄。」水寒沒有陽氣生木，木氣衰弱；陽衰土溼，木氣不達，所以水寒土溼，導致了木氣鬱陷於下。木氣為疏泄之性，鬱陷於下，疏泄的作用方向亦往下。這時下鬱的木氣往下疏泄腎精，故精流溢不止。如果木鬱太久化為熱，疏泄之力會變得更強，充斥宗筋，使其常舉而不倒。子夜之後到清晨這段時間，是精遺多發的時段，因為這時初陽剛生，木氣逐漸旺盛，疏泄之力越發強大，但因為土溼，木仍不能上達，所以下泄之力變得更強，也就更容易發生遺精。綜合來看，治療精遺除了讓精上交於神外，還要清風柔木。

⊙玉池湯

甘草二錢　茯苓三錢　桂枝三錢　芍藥三錢

龍骨二錢　牡蠣三錢　附子三錢　砂仁一錢

煎大半杯，溫服。

甘草、茯苓培土燥溼；附子暖腎補陽；砂仁稟其香氣於下，行水鬱，理濁陰；桂枝、芍藥疏木清風；龍骨、牡蠣收斂腎精。全方溫陽燥溼，疏肝清風，行鬱斂精。令陽能左升，精能上交於神，使得木清風靜，下泄之力除，遺精自止。

如果肝木鬱陷化熱明顯，可以增加芍藥的用量來清肝熱，甚至可以用阿膠來柔木清風。但正如之前論陰脫時說的那樣，不能因為看到陰在外脫，就重用補陰、斂陰的藥，這些滋潤固澀的藥容易敗陽助溼，使得陽氣生發更為困難。所以，用滋陰填精的左歸丸來治療精遺，看似能解燃眉之急，事實上卻害人不淺。

本論的最後，我們來談談宗筋舉與不舉的問題。《素問．痿論》曰：「入房太甚，宗筋弛縱，發為筋痿，及為白淫。」正如大家所想的那樣，宗筋指的正是陰莖。宗筋舉起是木氣充盈於陰莖的表現，有病態和常態之分。精遺病的舉，是鬱陷的木氣充斥於下的表現，此時木氣下盛上虛，故為病態；因為性交或者意淫而導致的舉為常態，此時木氣上下皆盛。清風柔木能解決病態的宗筋常舉，那宗筋不舉該怎麼辦？

木氣充盈於下，宗筋則舉，會不舉，必然是因為木氣沒法充盈。威而鋼（Viagra）或其他壯陽藥物，之所以效果迅速、明顯，是因為它們能在短時間內將身體的木氣召集在陰莖，這種拆東牆、補西牆的方法，弊遠遠大於利。原本木氣已經衰弱，還畢其功於一役，事後木火更衰，待火滅木萎，人也就差不多了，所以服用壯陽藥真的是在用生命換取激情。對此，中國國醫大師鄧鐵濤有個十分貼切的比喻：「病馬走不動，猛施鞭打使之奔跑，不死何待？」

虛則補之，木氣既然是因為虛衰才無法充盈，那補陽達木就可以啦。治療不舉，我推薦本論的玉池湯，如果實在心急如焚，可稍加鹿茸。

21 腹痛，主因是氣血不通

痛？為什麼會痛？怎麼樣才會導致痛？這樣近乎常識的問題，卻往往會因為「太平常」而被人忽視。徹底認識問題是徹底解決問題的關鍵，養成剖析每一個症狀產生原因的習慣，以後才有能力去思考複雜的疾病。

有一次上課時聽到老師說：「痛的原因有兩個：一個是不通則痛，一個是不榮則痛。」就像老師說的那樣，大多數人在談到疼痛的原因時，都能脫口而出「不通則痛」和「不榮則痛」這兩個詞，然而我認為，像「不榮則痛」、「不通則痛」、「熱極生寒」等這類概括性的短語，必須在解析透澈後才能用來治病，不然中醫就沒有科學性可言了。

腹痛——氣血運作不順，轉向「揍」向臟腑

那「不通則痛」是什麼情況呢？氣或血在運行時遇到阻礙，原本可以通行的路不能走了，氣、血就會蓄積而產生向外推擠的力量，這個力量作用於臟腑經絡就會痛（這一刻我儼然回到了物理小老師的時代，哈哈）。簡單的說，氣血被堵住後就會拚命往外擠，這樣附近的臟腑經絡就

像挨揍一樣，便會產生疼痛感。這就是「不通則痛」的原因。

依我愚見，只有受到力量撞擊才會痛，所以「不榮則痛」在因果關係上並不成立。氣血的運動是協同而行的，有氣的地方就有血，會出現「不榮」，一定是因為「不通」。因為不通的地方，陽氣會燒耗陰血，造成血枯，氣動成風而攻擊臟腑經絡，這個過程就產生兩個結果：不榮和痛，所以人們才有「不榮則痛」的認識。

但事實上，「不榮」和「痛」是一起出現的症狀，並不是因果關係。疼痛的直接原因是遭受攻擊，而追根究柢是因為氣血不通，這跟榮不榮沒有本質上的關係。

《素問．舉痛論》曰：「經脈流行不止，環周不休，寒氣入經而稽遲，泣而不行，客於脈外則血少，客於脈中則氣不通，故卒然而痛。」後人就是以這句話為理論依據，將疼痛發生的原因分為「不通則痛」及「不榮則痛」。可是如果我們認真分析這句話，便會發現，岐伯認為，疼痛發生的根本前提是「泣而不行」，而這正與氣血不通造成疼痛的觀點不謀而合。提出「醫門八法」的清朝名醫程國彭，在其著作《醫學心悟》中也提到了相似的觀點，他說：「所謂熱則流通，寒則凝塞，通則不痛，痛則不通也。」

失榮的痛，是因為氣直接攻擊失去血保護的臟腑，所以會更加刺痛。不通的痛，是因為臟腑有血的保護，所以一般為脹痛。力量攻擊導致了痛，而攻擊力最強的莫過於木氣。木主疏泄，故氣血能行而不滯。如果一些原因使得木氣停滯，其強大的疏泄力會轉變成對臟腑的衝擊力，所以因木滯而產生的痛一般都較劇烈。而肝又主血，鬱滯的木氣耗血，這個時候就會非常非常痛。好多女生來月經時那種天昏地暗的痛，大多就是這種痛。

腹痛部位不同，起因也不一樣

下面我們來說一說木鬱導致的腹痛。

腹痛有兩種，一種是少腹（按：小腹）痛，另一種是心胸痛。少腹痛是因脾土溼陷，肝木升發受阻，木之枝葉不能上發，橫塞於下而攻擊脾土。心胸痛是因胃土逆滯，膽木下降受困，木之根本不能下培，盤鬱於上而攻擊戊土。乙木從下往上升，甲木從上往下降；乙木行於內，而甲木行於外。所以，乙木鬱則痛在下方的臟腑，甲木鬱則痛在上方的胸肋。

這裡有個問題，甲木隨足少陽膽經，經過胸肋行於外，但甲木是因為戊土的阻擋而鬱滯，疏泄之力攻擊戊土，按理說痛的位置應該是戊土，怎麼是心胸痛呢？其實當戊土擋住了甲木的去處時，甲木越鬱越疏，其疏泄力會向四周攻擊，這個時候戊土所在的地方當然會痛，但在甲木鬱陷附近的臟腑經絡也會被攻擊，充滿甲木的經絡疼痛尤其明顯，所以足少陽膽經經過的地方如心胸，疼痛感會異常明顯。

在這裡，脾土、胃土都扮演了阻擋者的角色，所以脾不升、胃不降是導致不通的根本原因。因為脾胃的問題，導致附近的兄弟也被攻擊，有點害人也害己的意思。故治理好脾胃，清除氣血運行的障礙，把「不通」變成「通」，是治療腹痛的根本法則。

清除了阻擋者之後，也得治理攻擊者，也就是鬱滯的甲木和乙木。因為乙木主氣風木，而甲木以風木之氣從化相火，所以乙木病則風多熱少，甲木病則熱多風少。治療攻擊者，乙木著重治風，甲木著重於治熱。風為木性，所以少腹痛會比心胸痛更難受，而事實往往亦是如此。

⊙治療少腹痛之方——薑苓桂枝湯

桂枝三錢　芍藥三錢　甘草二錢　茯苓三錢　乾薑三錢

煎大半杯，溫服。

甘草、茯苓培土燥溼，乾薑溫中。三者合用，祛土溼，升脾陽，從而解除阻擋，為乙木升達打開出口。桂枝升木，芍藥清木風，二者合用，瓦解掉攻擊部隊。

全方升脾達肝，變不通為通，木氣通達則疼痛止。

⊙治療心胸痛之方——柴胡桂枝鱉甲湯

柴胡三錢　鱉甲（醋炙）三錢　甘草二錢　桂枝三錢

半夏三錢　芍藥三錢　茯苓三錢

煎大半杯，溫服。

甘草、茯苓、半夏培土燥溼降胃，這也是先清除阻擋，為甲木降收打開出口；芍藥清木風；桂枝達乙木而降甲木。因為甲乙互相為表裡，乙木升則甲木能降，但藉由升乙木來降甲木，效果比較慢，所以再用鱉甲、柴胡幫助斂膽，收甲木之力。

全方降胃斂膽，令停滯的膽木往下通行，心胸自然不痛。

（按：醋炙為將藥物加入一定量的醋拌炒。）

少腹痛劇欲死、四肢冰冷、唇口和指甲青白的人，脾土溼寒已經非常嚴重，大量的木氣都被阻擋而鬱陷，故疼痛劇烈；木升達不了，形成不了陽火，導致全身陽虛而冷。此時需要重用茯苓、甘草，瀉溼培土，把阻擋的土溼燥化，然後用薑、椒、附、桂來驅寒，以達木鬱。

在這裡要注意一點：在少腹疼痛、四肢冰冷的情況下，重用的是培土燥溼的甘草、茯苓，並不是附子等大熱的藥。因為培土燥溼、打通阻礙是治療腹痛的關鍵，如果沒先清除阻礙就用大熱的藥，也許會導致鬱陷的木氣更旺，疼痛加劇。面對越危險的疾病，就越要弄清楚導致疾病的根源，只有把握住最本質的矛盾，才能在有限的時間內化險為夷。

肝鬱木氣聚而成風，風動耗血，此時宜加芍藥、阿膠、首烏，以榮木息風。木榮風退時，當立減補血藥，以免敗土氣。甲木逆而上熱，則用芍藥、柴胡、黃連以泄風熱。但是要注意用量，切莫過大，否則敗了土氣，胃不右降，火最終也是白清。

22 腰痛，縱慾過度最傷身

腰痛是很常見的疾病，普遍存在於各行各業辛勤工作的人身上。在烈日下揮灑汗水、拚命勞作的農人，總會忙到腰酸背痛才願意休息；久坐電腦前為未來奮鬥的上班族，根本無暇顧及腰痛這個頑疾；日夜穿梭於城市各街道的司機們，無不苦於腰痛這個職業病……。

作為醫療工作者，我們當然有責任去解決，這個困擾各行業勞動者的疾病，然而導致腰痛的原因到底是什麼？為何這麼多人有腰痛問題？

《四聖心源．腰痛根原》曰：「腎居脊骨七節之中，正在腰間，水寒不能生木，木陷於水，結塞盤鬱，是以痛作。」黃元御不愧是從普通民間大夫一躍成為乾隆私人醫生的大神，常常一句話，就能簡潔明瞭的把複雜的知識介紹清楚，不得不膜拜呀。

我們在第二十一論時已經釐清，痛的原因皆因「不通」，所以腰疼當然也是因為氣血不通，而腰的位置正是腎之所在，一切就得從腎水說起。

木氣無法疏泄，轉為攻擊腎臟，就會腰痛

在五行相生理論中，木生於水，可是殊不知「生於水者，實生於水中之火」也。木氣升達於上而為少陰君火，所以火為木之子。少陽相火藏降於下而為腎陽，腎陽溫升而為木氣，所以火也為木之母。既是母親又是兒子，很亂吧？

事實上，早在第一次談論五行時，我就曾向大家傳遞這樣的資訊：不能死板的認為五行之間的生剋，是固定的一物生一物、一物剋一物。五行皆陰陽相互氤氳而成，陰陽的變化呈現圓的回圈規律，所以五行也要順著「圓」規律來看。故黃老說：「陰陽生長之理，本自回圈，木固生火，而火亦生木。」

木生於水，實則生於水中的陽氣。所以只有腎中陽根溫暖，生機盎然，木氣才會源源不斷的從腎水中生發出來。如果腎水冰寒，化生木氣的陽氣不足，原本要升於東方的初木，就會突破不了腎水的束縛，而鬱陷在水中。木氣的疏泄之力於是成為破壞力，攻擊腎臟及其附近的經絡，就會腰痛。

使得木氣抑鬱於下而致腰疼，還有另一個原因，那就是土溼。「火旺則土燥，水旺則土溼，太陰脾土之溼，水氣之所移也。」木氣攜寒水上升至脾土，導致脾溼陽衰，而脾土陰溼，木氣必然會下陷，甚至又墜回腎水，所以木氣抑遏於下而腰痛作也。

這裡有個問題要解決，剛剛才說水寒不生木，那攜寒水上行到脾土的木氣從哪裡來？我之前也被這個問題困擾許久，後來發現，令我們有這樣的疑問，很大原因是古人在表達觀點時過於偏

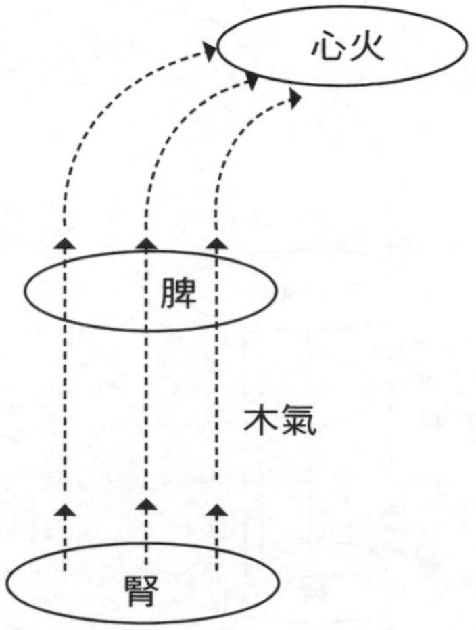

木氣生長之常態

激，而這種偏激在黃元御這種天才的身上，也表現得淋漓盡致。

水寒必然生不了木，但活人的腎水不可能為千年寒冰，總會有溫氣存於裡面，所以不管什麼情況，總有一些木氣能升達於上。同樣的道理，黃老總說土溼脾陽不升，但是一定還是會有陽升於上而為心火，不然人就會死。所以古人在講述道理時，說到的心火不斂、肺氣不降、腎水不升、肝血不達、脾土不運等，都是留有餘地的，並不是真的病入極致。陰陽完全不升不降，只有等到「人永遠睡著了」才會發生。

偏激的表達方式有助於我們理解邏輯，但這就要求我們得自己理解最確切的情況。

水暖土燥，木氣發榮，升發於上為心火。在健康狀態下，木氣從下之腎水通暢無阻的緩緩升於上，人心情順暢，精力充沛。

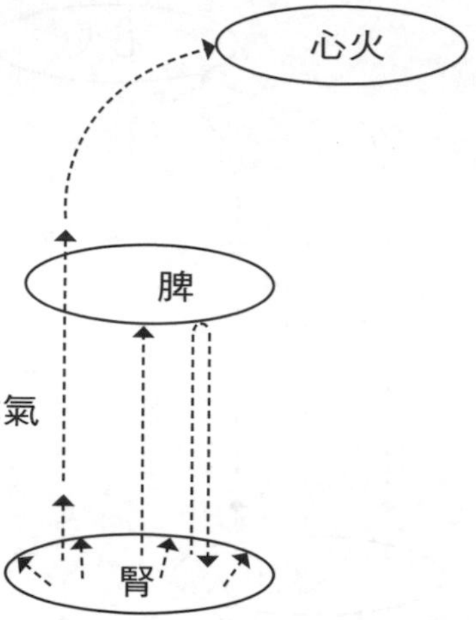

木氣生長之病態

水寒土溼，木氣升發的過程不再通暢。首先因為腎水寒，水中的陽氣微弱，能升發出來的木氣不足，大多的木氣都抑鬱在腎中；而能升於上的木氣，與平常一樣把水氣帶到脾土，這時脾土得到的陰水遠多於陽氣，所以脾土溼寒。脾土溼寒，進而導致從水升於上的木氣抑鬱於中土，此時木氣攻擊脾土而腹痛；因為土溼而鬱陷的木氣又會往下行，泄下之精或墜於腎中。所有鬱陷於水中的木氣，結塞攻擊腎臟，所以造成腰痛。

上一論治療少腹痛以燥溼升木為主，但也論了，若出現四肢厥冷等嚴重陽虛症狀，要用附子、川椒等大熱藥。這些熱藥除了驅寒達木外，更重要的是溫補腎水，以補陽根。這也說明了，在治療木鬱剋土的腹痛時，除了疏木外，也要注意生木之源。

⊙桂枝薑附阿膠湯

茯苓三錢　桂枝三錢　甘草二錢　乾薑三錢

附子三錢　阿膠（炒，研）三錢

煎大半杯，溫服。

附子溫暖腎水，令生意盎然；乾薑溫補脾陽；甘草、茯苓培土燥溼；桂枝達木；阿膠清風柔木。整帖藥方的治療方向為「木生於水，水暖木榮，生發而不鬱塞，所以不痛」。桂枝薑附阿膠湯溫補了腎陽，令水暖而能生木；溫土燥溼，使得土燥脾升，令肝木升達之路通暢；最後達木疏肝，增加了木氣上升的動力。木氣能生，升而不阻，行而有力，一氣飛騰於上，無有疼痛之理。

平時一說到腰疼，大家總會開玩笑說，是不是房事過多呀？但是，房事過多真的容易腰疼嗎？答案是肯定的。「色過而腰痛者，精亡而氣泄也。」進行房事的過程中，劇烈的運動會消耗大量陽氣，而過度高潮會傷精，外排腎精時會順走精中的陽氣。縱慾傷精，陽根敗泄，所以「喜愛夜蒲」（按：香港電影名，夜蒲指夜生活）的人往往容易腎陽虧虛。再加上作息顛倒、抽菸、酗酒等壞習慣，大多數夜店達人的問題，都已不是腰痛這麼簡單了。

英國科學癌症研究中心曾隨機挑取一千名三十歲至五十歲的癌症病人做研究，發現其中九九．三%的人長年熬夜，這裡面有大部分人是因為天天趕時髦、泡酒吧才不睡覺的。

23 熱就脫，冷就穿，中醫這樣治百病

《素問．三部九候論》曰：「帝曰：以候奈何？岐伯曰：必先度其形之肥瘦，以調其氣之虛實，實則瀉之，虛則補之。」正如岐伯回答的那樣，治療疾病通常都是「調氣之虛實」，而採用的方法皆為「實則瀉之，虛則補之」。

知之非難，行之卻不易，「實則瀉之，虛則補之」在實際的運用中並沒那麼容易。因為疾病並不都是簡單的虛或實，不然我們只需要立補陽、補陰、瀉陽、瀉陰四方就可以通療百病。雖然疾病不能單純用補或瀉來治療，但是每一種治療方法卻無不由補和瀉組成。那麼在複雜的疾病治療中，該怎麼運用瀉與補，兩者之間又該如何協調呢？莫急，在這之前，我們先來談談氣滯和氣積。

氣滯——肺氣堵塞，根源在於胃氣不降

心火右轉化為肺氣，氣以清涼之性能降斂於下，全身的氣皆由肺氣涼降宣發。所以肺氣以降為順，以逆為病。而導致肺氣逆升的根源在於胃土。胃土不降，肺下行的路堵住了，氣就停滯

在肺中，造成胸膈右肋痞悶，可能還伴隨咳嗽、噯氣（按：從嘴排出胃中空氣的動作）、喘滿（按：胸部滿悶而氣喘）等肺氣上逆的症狀。

胃氣不降，相火亦無下行之路，此時相火會上炎，灼傷肺金。所以氣滯病的情況是肺氣壅滯而不降，相火上炎而不斂，治療應以清肺熱、降胃氣為法則。可是要注意兩點：一是相火上炎而不降，腎水得不到火的溫暖，下必然生寒；二是胃逆的根源在土溼，陽衰土溼，中氣不運，脾陽不升，才導致胃陰不降。基於這兩點，清涼潤肺之力不可以過強，若清涼的藥傷了中氣，益了腎寒，就會導致「肺胃愈逆，上熱彌增，無有愈期也」。

⊙下氣湯

甘草二錢　半夏三錢　茯苓三錢　五味子一錢

杏仁三錢　橘皮二錢　貝母二錢　芍藥二錢

煎大半杯，溫服。

甘草、茯苓培土燥溼；半夏降收胃氣；貝母、五味子清金斂肺；芍藥清瀉膽熱；杏仁、橘皮行氣開胸。全方收肺胃，清上熱，兼行滯氣。胃土一降則肺氣下行的路立即開通，此時搭配行氣藥，下行之力更強，肺滯的症狀立減。

黃老在論下氣湯時並沒多做解釋，也許在他心裡，這只是普通治療氣滯的方而已，但這個方卻被中國現代名中醫師麻瑞亭用了一輩子。麻瑞亭是黃元御第五代弟子，現代研究圓運動思想的翹楚，他擅用下氣湯，擅用到外行的人看了《麻瑞亭治驗集》後，會以為下氣湯可以通治百病。麻老能以下氣湯治療眾多疾病是有原因的，而這個原因就在下氣湯的基礎作用裡。

降胃斂肺，清熱行氣是下氣湯的作用，看似很普通，實際上把整個圓運動的右半部都囊括進來了。甘草、茯苓、半夏，這三者理中州，貝母、芍藥涼肺清熱，五味子酸收肺氣，陳皮、杏仁利氣行滯。全方令氣能右降於腎水，使得上清而下溫。麻瑞亭在此基礎上去掉五味子與貝母，加上了柔肝的首烏，和疏木的牡丹皮，經過這樣一加減，下氣湯就從專注於降肺氣，變成既能右降肺金，又可左升肝木。這樣的下氣湯「握中央而馭四旁，覆升降而交水火」，所以大多疾病可用此加減來治療。

要知道，下氣湯只是《四聖心源》裡一個普通的藥方，卻造就了麻瑞亭這樣的大名醫。如果將《四聖心源》裡所有的方都研究透澈，即使成不了大名醫，要當個小名醫應該也是可以的，所以，加油吧。

氣積——肝氣無力升達，特徵是腹部鼓脹

氣滯是戊土不降，辛金不斂，肺氣塞滯於上所致。然而，即使肺氣能從上降於下，氣仍有可能會發生聚積不行的情況，只不過停滯的位置不再是肺，而變成了肝，這就是氣積。《四聖心

源・氣積》曰：「蓋氣在上焦則宜降，而既降於下，則又宜升。」

位於上焦的肺氣需要降於下，不然就會導致氣滯。而肺氣降於下、藏於水後，又需要升於上。位於下的氣以肝木的形式升發於上，若肝氣旺盛則氣升，若肝氣衰弱，氣無力升達就會陷於下，積在肚臍周圍的腹部。年老體弱的人較容易發生氣積，而有些重疾的病人，到了最後往往肚子會鼓得像個球一樣，這也是氣積症狀。無論是年老體弱，還是患有重疾，他們都有一個共同的特點，那就是生氣不足，氣降收之後，無力升舉，所以全部鼓陷於下。

生氣不足是導致氣積的主要原因，所以治療氣積當以補肝升陽為主。而肝氣的升達得依賴脾

⊙達鬱湯

桂枝三錢　乾薑三錢　鱉甲（醋炙焦，研）三錢

甘草二錢　茯苓三錢　砂仁一錢

煎大半杯，溫服。

甘草、茯苓培土燥溼（若有必要，可加大茯苓的劑量，此方中茯苓的燥溼之力是其次，主要取其升脾陽之功）；乾薑補木中溫氣，桂枝達木，二者搭配有補木氣的作用；砂仁行土鬱、調氣滯，起鬆土之意；鱉甲消瘀破積，行松木之能。砂仁與鱉甲共調中下鬱積之氣，是達鬱湯中僅有的兩味解鬱行氣藥。全方補肝脾以升陽，兼行血中之滯氣，令肝氣升達，積氣自散。

陽協助，故升脾補肝是治療氣積的定法。

氣停滯在肺為氣滯，聚積在肝為氣積，從表面症狀來看都為實證，應該用破氣行滯的瀉法治療。但是經過剛剛的分析，我們知道無論氣滯還是氣積，中氣皆虛衰不轉，應該用培土補中的補法治療。這樣就出現了矛盾，補法會令氣積滯加重，瀉法會令中氣更衰，正如黃老所說：「破之其本更虛，補之其標更實。」該如何解決？

一般情況下來說，虛則補之，實則瀉之。中氣虛則補中，氣積滯則洩氣，所以下氣湯和達鬱湯皆運用了補中洩氣的方法。補中有瀉、瀉中有補，這種半補半瀉的方法聽起來很新鮮，實際上大多數疾病的治療都是運用這種方法，而半補半瀉的經典方也是隨處可見，像是李東垣的補脾胃瀉陰火升陽湯、瀉南補北的代表方交泰丸。

偏補和偏瀉的選擇是半補半瀉法的靈魂。氣滯和氣積的治療，皆運用了半補半瀉的方法，但肺主藏氣，肺之氣旺而肝之氣虛，所以治療肺氣滯時，得偏於洩氣開滯；而治療肝氣積時，得偏於補肝生氣。面對需要同時兼顧虛實的疾病時，參考氣滯和氣積的論治，欲加大瀉的力道時，先想一想有沒有實的本錢，要著重補的方法時，先看看有沒有虛的空間。偏補、偏瀉的選擇，事實上還是立足於「實則瀉之，虛則補之」。

曾幾何時，我一度以為「實則瀉之，虛則補之」與熱就脫、冷就穿一樣，根本不值一提。現在想想，不值一提的，原來是年少輕狂的我呀。

24 人的血液網就是一棵大樹，根不能爛

對於導致血瘀的原因，黃元御是這麼說的：「坎陽虛虧，不能生發乙木，溫氣衰損，故木陷而血瘀。」又是溫氣虛衰、肝木鬱陷，跟氣積的根源一樣，豈不是用達鬱湯來治療就可以了？莫急，等我們深入了解血瘀後，自然就會知道答案。

血藏於肝，由腎水化生而來。血中藏有由腎陽而化的溫氣，所以血性溫和而能行散。如果血中的溫氣衰少，陰血就會凝結而不行，這就導致了血瘀。溫氣虛少即為生氣不足，與氣積一樣，原因都為脾虛肝弱。脾虛肝陷，生氣遏抑於下，血得不到溫氣則寒凝不行。肝脾下陷使得木氣下鬱，常會導致下熱，故《四聖心源．血瘀》曰：「溫氣抑鬱，火胎淪陷，往往變而為熱。」

這下問題來了，我們剛說，導致血瘀的原因是血中的溫氣虛少，現在肝氣下鬱已經化熱了，照道理說，血得熱應該就不瘀滯了，可是血瘀和肝熱還是常常一起發生，這是為什麼？

肝是血的源頭，但不常發生血瘀

肝主藏血，肝氣升達，則血從肝經由血脈灌注到臟腑經絡，使得全身受肝血的滋養。以肝為

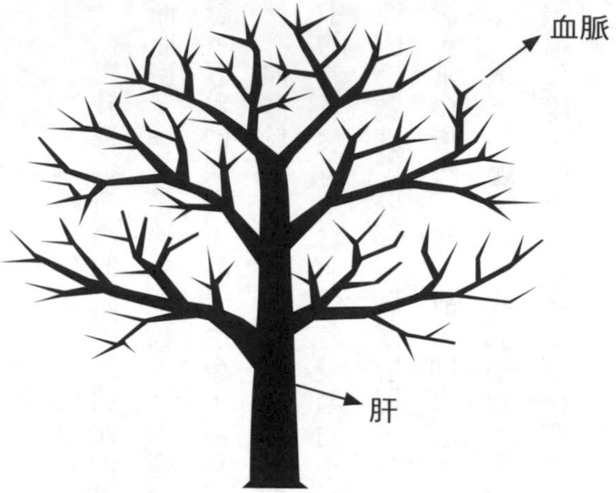

「肝——血脈」之大樹理論

幹，血脈為枝，構成了人體整個血液網，如同一棵大樹，所以我將以下內容稱為「大樹理論」。

血藏於肝，經血脈流向其他臟腑和經絡。肝是血的源頭，肝的狀態決定了血的品質和流動情況，所以血的問題從肝治，是最根本和最有效的。血病的根源在於肝，但要注意的是，血發生病變的地方不一定就在肝，整棵大樹都有可能出問題，病在樹枝是一般情況，若病在樹幹則已是危症。

因為肝木不能升達，溫氣無法疏散，血脈和其他臟腑中的血凝瘀而不順暢，所以出現面色黧黑、舌紫脣暗、肌膚乾枯等血瘀症狀。血瘀基本上不會發生在肝裡，所以即使木氣下陷化熱，血該瘀還是會瘀。事實上血瘀要是發生在肝，會是一件很恐怖的事情。肝主藏血，全身的血皆由肝所灌注，如果連肝都發生血瘀，全身的血會停滯不流動，病人必不久於人世。此時必須急用回陽救逆的四逆湯，瞬間提供強大的木氣和火氣，化解肝中的瘀血後，人才有一線生機。

血瘀一般只發生在經絡裡，而其原因仍舊是溫氣衰損，所以治療必須以補肝升脾為核心。這情況類似氣積，不同的是氣積發生在樹幹（肝），而血瘀發生在樹枝（經絡），所以治療血瘀還得兼疏經通絡，以除經絡中的瘀血。

丹參和桃仁兩者皆作用於血脈，丹參具有疏通血脈的功能，桃仁能破血化瘀，兩味藥合用，既能行又能破，清除瘀血之力緩和而高效。破瘀湯既解決血瘀根源，又治理瘀血，標本並治，幹枝皆順。如果腎陽虧虛，無陽生木，可適當用附子溫水生陽。如果肝鬱化熱，則可多加辛涼疏利的牡丹皮。此時不適合用收斂風木的芍藥，因其收性與丹參、桃仁的通性相對立。

⊙破瘀湯

甘草二錢　茯苓三錢　牡丹皮三錢　桂枝三錢

丹參三錢　桃仁三錢　乾薑三錢　首烏三錢

煎大半杯，溫服。

甘草、茯苓培土燥溼；乾薑、桂枝補陽達木；牡丹皮疏肝清風；丹參、桃仁行脈化瘀；首烏滋木生血，以生新血。全方補肝升脾兼通行血脈，使溫氣升達，陰血得陽氣而通行，血瘀自止。

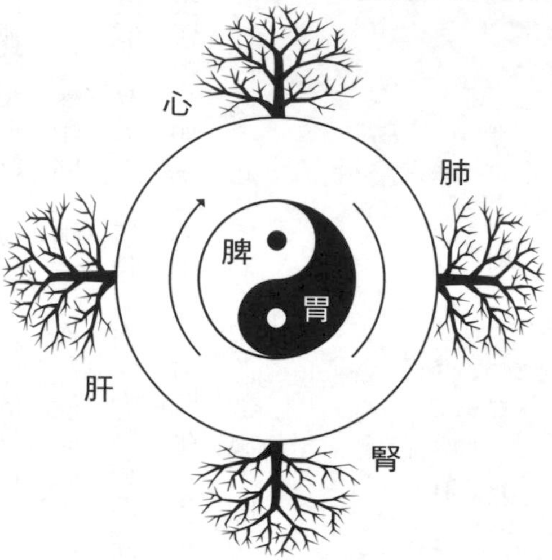

完整的大樹理論

疾病都出自圓運動，讓不同疾病卻有相同根源

當我們熟悉了圓運動理論後，分析疾病似乎就變得簡單起來，但大家可能已經發現了，很多疾病的根源都極其相似，甚至可以說是一樣的，就比如血瘀和氣積。疾病根源一樣，藥方相似度也高，這樣的相似性，讓有些人覺得這些病和這些方根本沒有區別。然而一旦形成了這種想法，以後治病開方就會隨意，覺得只要符合根源就行，不再潛精研思，慢慢的就會有淪為庸醫的危險。

六氣圓運動是中醫理論的主幹，但我們別忘了，圓運動的作用，是為了將六氣輸送到全身。比如肝木左升除了生心火之外，更重要的是將肝氣疏布於全身；肺金右降除了化腎水，更重要的是將肺氣降灑到全身。六氣圓運動以樹枝的形式發散出去，形成一個更為複雜的系統。

每個臟腑就像一棵大樹的樹幹，皆能透過其分枝輸送精氣，以影響全身。所以當圓運動有一方出問題時，常常是樹枝先有狀況，而樹枝又是如此繁多，所以造成了同一個疾病根源下，有許多不同的疾病，這就是大樹理論。

我把大樹理論分享出來，就是想告訴大家，疾病的根源雖然都離不開圓運動，但疾病分為「幹病」和「枝病」。當面對根源相同的疾病時，我們要去分析疾病是發生在枝還是幹，然後選擇更為準確的治療方法，不能因為疾病和藥方相似，就自以為相同，差之毫釐往往謬之千里。

25 遇上大出血，中醫只能乖乖投降？

一遇到流鼻血、吐血、血便、血尿（特別是後三者）時，人們立刻就會心一驚、腳一軟，覺得大事不妙，趕緊送醫院。

大多數人在學習中醫時，面對大出血、昏厥、水腫等重症時，基本上都不會太用心，因為他們覺得這種大場面用不到中醫，學了也沒有用武之地。正因有這樣的想法，當真正面對這些危急的疾病時，我們根本無能為力，只能「見死不救」，將病人推向西醫。大家總因中醫受到不公平對待而憤憤不平，但平心靜氣的想一想，在關鍵時候只會推卸責任、沒有擔當的中醫，憑什麼值得別人尊重？

自身得有過硬的本事，才有資格去爭取更大的舞臺，否則就成了只會喋喋不休的人。所以越是危急的疾病，我們越要學得好。只有具備不懼責任、勇於挑戰的魄力，中醫才有機會站起來接受人們發自內心認可的掌聲。

出血根據血脫的位置，可分為上溢血脫和下陷血脫。我們先來分析上溢血脫。上溢血脫包括衄血和吐血，衄血即指血從鼻子而出，俗稱流鼻血。

由大樹理論可知，升達的木氣將血從肝由血脈輸送到全身，故全身上下皆有血。但血在不同地方的運動方向不同，上焦的血宜降，下焦的血宜升。血秉著溫暖的木氣，本身就具有升性，所以下焦的血往往能升於上，那上焦的血怎麼降？不降又會發生什麼情況？

上焦的血如果不降於下，而下焦的血往上走，上焦的血就會不斷增加，以致上焦再也容納不下時，血就會滿而從口鼻溢出。這就是衄血和吐血的發生原因。我們知道平常血不會上溢而出，也就是說血是能往下降的，那為什麼秉木氣的血能往下降收？《四聖心源．血脫》曰：「以血秉木氣，但能升而不能降，升而不至於上溢者，恃肺金之善斂……。」沒錯，一切能降的原因都離不開肺胃，血降之理亦如此。上焦之血隨著降斂的肺胃之氣往下走，而不至於上脫。所以肺胃不降同是衄血和吐血的根源，但兩者也有一些區別。

肺氣逆行就會流鼻血

衄血即為我們所熟悉的流鼻血，是出血症中最不令人害怕的一種，甚至還有人認為，偶爾的流鼻血是身體太過強壯的表現。肺開竅於鼻，我之前討論過，肺金之所以能保持清涼之性，很大的原因是外界清涼之氣由鼻輸送至肺。鼻子與氣門（按：汗孔）組成了人體六氣與外界六氣相通的窗口。透過這個窗口，人能受外界六氣所供養和調控，人體六氣運行規律亦能與大自然的規律相隨，所以常人能做到日出而作、日落而息。也正因如此，用於預測天氣變化的五運六氣學說亦可預測疾病。

好，扯得有點遠，我們還是先回來。衄血是血上溢的一種，當然還是肺胃不能斂降所致，而衄血是血由鼻而出，可以知道肺氣逆行的情況尤為嚴重。

肺氣逆行，相火上炎，會導致上熱。我們平常遇到的流鼻血大多伴隨著「上火」的症狀，所以大家並不害怕衄血，以為只不過是上火，或者不小心進補太過。這種對待疾病的心態很好，但作為醫者仍應該考慮得更多。《四聖心源·衄血》曰：「火炎金傷，不皆實熱，多有中下溼寒，胃逆而火泄者。」流鼻血並非都是實熱證，也有可能是水寒土溼而肺氣不斂所致。對於動不動就流鼻血的人，後者更為普遍。如果衄病本因水寒土溼，卻被誤以為是「上火」而濫用清熱的藥物，後果會如何，想必大家心裡都有數。

肺氣上逆是導致衄血的主要原因，無論是實熱還是中下寒，皆以降胃斂氣為治療主法。

⊙仙露湯

麥冬三錢　五味子一錢　貝母二錢　半夏三錢
柏葉三錢　甘草二錢　芍藥三錢　杏仁三錢

煎大半杯，溫服。

甘草、半夏培土降胃；五味子、杏仁斂降肺氣；麥冬、貝母、芍藥涼肺瀉熱；柏葉清金止血。全方降胃收肺，涼金止血，使得上焦的血能下行，衄血則收。

在仙露湯中，黃老「破天荒」的使用了三味清熱瀉火的藥，而且連最喜歡的茯苓，也因為其性溫燥而「被迫」停用。使肺金保持清涼是令其能降的前提，所以不管是因實熱還是中下寒，以仙露湯皆能止衄血。但對於中下溼寒的人，理當加乾薑、茯苓，甚至是附子等溫熱燥溼的藥物。

胃氣不降就會吐血

相比於衄血，吐血會讓人恐懼得多，而躲在恐懼的背後，當然是疾病的兇險。吐血與衄血一樣，皆因肺胃不降，但吐血是血由口而出。口為中土之竅，可想而知吐血的病人胃氣逆行尤甚。《四聖心源．吐血》曰：「胃氣不降，原於土溼；土溼之由，原于寒水之旺。」我認為，吐血者的中氣往往已達衰敗的程度，特別是大吐瘀血的病人。

透過第二十四論的分析，我們知道導致血瘀是因為血之溫氣衰弱，而根源為肝脾鬱陷於下。大吐瘀血的病人，同時有吐血和瘀血這兩個問題，吐血根源是胃氣上逆，瘀血根源是脾氣下陷，所以大吐瘀血即為脾不升、胃不降。事實上中氣已經衰敗，土失去了運化的功能，人也接近死亡了。所以黃老說：「大吐瘀血之家，多至於死。」

死亡總讓人感到無助，但我們也無須那麼絕望，因為這還沒到要放棄的時候。肝脾陽衰而陷，血中的溫氣變弱，上焦的血瘀而不行，再因胃氣不降，瘀血沒有下走之路，只能蓄積在上，等到沒地可容時，一湧而出，這就是大吐瘀血的原因。要想一下子就解決根源是做不到的，當務之急，必以先止吐血為主。

⊙ 靈雨湯

甘草二錢　人參二錢　茯苓三錢　半夏三錢
乾薑三錢　側柏葉三錢　牡丹皮三錢

煎大半杯，溫服。

人參、甘草補中氣；茯苓、乾薑去溼溫寒；半夏降收胃氣；側柏葉斂金止血；牡丹皮疏木行瘀。全方補中溫寒，降胃兼通瘀，使得瘀血能化，血能下行，大吐瘀血能止。

如果大吐瘀血後，出現臉色蒼白、惡寒、舌硬不能言，這是血脫導致的陽氣衰亡，得急用人參湯回陽救逆。

當不再吐瘀血後，得以補中培土之方（如四君子湯、黃芽湯之類）補中氣，延續其生命，否則病人之後還會再吐瘀血，並不斷逼近死亡。

還有一種稍為緩和的吐血症，吐血的量不大，顏色鮮紅，常夾雜在痰中。零星吐鮮血的根源和大吐瘀血一樣，皆為中氣衰亡導致胃氣上逆，其血之所以鮮紅不瘀是因為肺熱，所以治療零星吐鮮血，只需在補中降胃的基礎上略加清肺熱便可。

⊙白茅湯

人參二錢　甘草二錢　茯苓三錢　半夏三錢

麥冬三錢　白茅根三錢　芍藥三錢　五味子一錢

煎大半杯，溫服。

人參、甘草補中氣；茯苓溫燥土溼；半夏降胃氣；麥冬、芍藥清肺熱；五味子斂收肺氣；白茅根，涼金止血。全方補中降胃，清熱斂肺，使得熱清血止。

大吐瘀血與零星吐鮮血，雖然只差別在肺熱與不熱，但其中的意義卻很值得我們深思。我覺得，在重病中出現熱象往往都是一種吉象，無論熱象發生在哪，至少都說明了人體內仍有足夠的陽氣來「發熱」，所以仍未到陽亡而「見鬼」的地步。也正因如此，在對付重疾時，無論有沒有熱象，都要先保護住陽氣。

26 治療便血與溺血的基本方法

一波稍平，另一波又已踏浪而來，是大海的呼嘯？不，是戰鼓又一次被敲響，原來這場血淋淋的戰爭還要繼續……。

血秉木氣能升而不能降，所以上焦的血得靠胃肺之氣斂收於下。相比之下，下焦的血憑藉著自身的溫氣就可以升於上。有一句話叫「成也蕭何，敗也蕭何」，不湊巧的是，這樣的事情正悄然發生在我們的體內。

血中藏有溫暖的木氣，原本可以自行於上，但木氣想升達於上，還得問一問脾土是否願意放行。如果脾溫土燥，肝氣得脾陽之助，木榮而血暢，升達無阻。可是如果脾陷土鬱，肝木上達之路就會受阻，本來正往上走的肝血，被溼土一擋，就會逆向而行，往下脫泄，導致便血和溺血。

《四聖心源．溺血》曰：「水寒土溼，脾陷木鬱，風動而行疏泄，穀道不收，則後泄於大腸，水道不斂，則前淋於小便。」水寒土溼，肝氣升達受阻，往下行疏泄之令。肝氣就這樣將下焦的血脫出體外，而下焦只有兩竅可出，所以血下脫自然也就便血和溺血了。血原本秉木氣而能上升，如今卻又因木氣而下脫，木氣成了蕭何，血卻成了那個可憐的韓信。

治療血上溢，是想辦法令上焦的血往下走，而對於血下脫來說，讓下焦的血重新往上走便好。所以溫脾升陽，讓木氣升達順暢，是治療便血和溺血的基本方法。

如果大家對精遺症還有印象的話，就應該記得，是木氣下鬱化熱使得「宗筋常舉」。同樣屬於陰脫範疇的便血和溺血，其木鬱化熱的情況就更加嚴重。精遺是鬱陷的木氣疏泄陰精，血下脫是下陷的木氣疏泄肝血。陰精之中含有腎陽，肝血之中含有木氣，兩者都能上行，顯然肝血上行之力更強，所以要想使得血疏泄於下而脫，與血對抗的木氣必然會比精遺時更多，肝熱的情況也會更加嚴重。所以，在治療便血和溺血時，如何在溫脾升陽時清風瀉火，成為關鍵。

治療便血之方

⊙桂枝黃土湯

甘草二錢　白朮三錢　附子三錢　阿膠三錢

地黃三錢　黃芩二錢　桂枝二錢　灶中黃土三錢

煎大半杯，溫服。

甘草、白朮培土燥溼；附子、桂枝補陽升木；阿膠、地黃、黃芩，滋肝瀉熱；灶中黃土，以溼土而得火化，最能燥溼而斂血。全方溫脾而升肝，兼以清風瀉熱，使得木氣能行於上，則血亦能往上走，所以不再下脫。

桂枝黃土湯是在黃土湯的基礎上，加了升達木氣的桂枝，其藥理與黃土湯相同。黃土湯應該是張仲景所有方中最受爭議的一個，爭議的焦點集中在附子和黃芩。我們知道附子是大熱之藥，而黃芩位居「三黃」（按：黃芩、黃連、黃柏）之一，其寒性是出了名的。在同一藥方中同時使用大寒和大熱的藥，這確實容易讓人摸不著頭腦。

我覺得，這其實表示病人的水土溼寒和肝火鬱熱狀況都很嚴重，所以才不得已，即用大熱的附子暖水土，又用大寒的黃芩清鬱火。而黃元御認為，便血的根源是水寒土溼，因此才會肝鬱化火，所以更應該著重處理水寒土溼的問題，所以他在桂枝黃土湯中，並沒有延續黃土湯中黃芩和附子等量的用法，而是減少了黃芩的用量，以顯出附子的熱性。

然而我認為，對於黃芩和附子的用量不能拘泥於此，若肝熱實在很旺盛，黃芩的用量大於附子，勢必更能止住血，而若沒有熱，則黃芩甚至可以不用，免得助寒增溼。

治療溺血之方

寧波湯以升脾達木為血下脫的治療原則。我們需要注意的是，這個方中沒有使用附子，這是為什麼呢？

《四聖心源．溺血》曰：「溺血與便血同理，而木鬱較甚。」溺血時，木鬱的情況比便血還要嚴重，可以知道肝熱必然也更加厲害。面對這樣的局面，黃老索性先清熱止血，等熱清了、血止了，再管其他問題。

⊙寧波湯

甘草二錢　桂枝三錢　芍藥三錢　阿膠三錢

茯苓三錢　澤瀉三錢　梔子三錢　發灰三錢

煎大半杯，溫服。

甘草、茯苓、澤瀉培土瀉溼；桂枝、芍藥達木清風；阿膠滋血潤燥；梔子利水瀉熱；發灰，又名血餘炭，既能行水通瘀，又善於止血。

木鬱源於土溼，木氣鬱陷越強，表示土溼越嚴重，所以用寧波湯止住溺血後，要再以暖水燥土的藥來解決溺血的根源。其實在治療便血時，也可以採用這種先治標後治本，先清熱止血再暖水燥土的策略，這樣就不用擔心黃芩對脾腎溼寒會雪上加霜，附子對肝木會火上添油。

在談論出血症時，常常會涉及脾主統血這個概念，好多人都認為，血之所以會外脫，是因為脾不統血，所以在治療出血症時，最常選擇溫陽健脾的歸脾湯和黃土湯。但是我一直都在批判像「脾主統血」這樣的籠統概念，雖然治療吐血、衄血、便血、溺血時都會治理脾胃，但誰能告訴我為什麼脾主統血？脾又是出了什麼問題而不統血？

很多人知道脾主統血，但能理解清楚的人卻很少，迄今為止，我還沒有見過能把這個概念解釋清楚的人。我們知道吐血、衄血是因為肺胃不降，而便血、溺血是因為肝脾不升，雖然都涉及脾胃，但卻不獨責於中土，所以只從脾一個方向來探究，根本就論不清楚出血的原因。既然說不清楚，那這樣的概念又有什麼存在價值？以一個解釋不清的空洞概念作為治病的依據，你們都不害怕嗎？

27 我這樣治好了自己的失眠

掰手指小數一下，我應該有近十年沒去看過醫生，好像也很久沒有打針吃藥了。但我並非天生擁有強健體魄，記得在高三為大考衝刺的那段時間，我總是玩命似的念書，常常過度消耗身體，以至於一個星期起碼要去一次醫院。那時老師總激勵我們說，念書一定要念到頭昏腦脹才算數，不然就是白學。一回憶起那段沒日沒夜都在複習的時光，兩眼竟還會不自覺的發暈。

上大學後，課業壓力減輕不少，我便開始遵循中醫的「中」之大道過生活，每天都盡量不太頹廢，也不過度用功，過得輕鬆而充實。對人對事也不太計較，總是保持心情愉悅，所以上大學之後就沒有病到要去醫院的程度（分享我的養生大招：想保持身體健康，只要讓自己的心「不生病」就好）。

但世界上沒有無縫的牆，吃五穀雜糧的人也總會時不時的生病，我當然也會有不舒服的時候。大家總是好奇，醫生生病了該怎麼辦？是自己治療自己，還是去找另一個醫生看病？找其他醫生會不會覺得丟臉？若是自己治自己，治得好嗎？

我都是自己治療自己，不是因為面子問題，而是因為我怕碰到只是要治風寒，卻開出三十多味中藥的醫生，然後忍不住動手揍他，哈哈。

甲午年戌月（按：農曆二〇一四年九月）某日，我在烈日下打了一下午籃球，其間喝了幾大瓶可樂。晚上遇到一些不開心的事，心情突然煩躁起來，有一股怒火瞬間就燒到了咽喉。我努力把脾氣壓下去後，思緒卻變得飛快，從宇宙黑洞想到細胞分化，什麼都想，瞬間覺得自己就是個天才。但這一想就想了一整夜，沒有闔過眼。

起床後竟也不覺得累，背起書包就去上課。下課後開始感覺喉嚨痛，有燒灼感，咳嗽有黃痰，小便赤黃，還容易餓，晚上又睡不著，這時我意識到自己真的失眠了。

失眠其實並不可怕，最可怕的是自己知道自己在失眠。想盡一切辦法也睡不著，從喜羊羊數到灰太狼（按：中國卡通角色）也不行，那感覺真的很痛苦。不會痛，也不會癢，但失眠在無聲之中就能把人折磨得體無完膚。那時我不以為然，只是買了幾個雪梨回來吃，以為降降火就會好，結果不僅還是睡不著，而且別的症狀變得更嚴重了。

我自己把了一下脈，左脈沒有異常，右手的寸脈洪盛，都快要跳出來的感覺；關脈也是洪脈，但沒有寸脈那麼強；尺脈弱，要重按才感覺得到跳動。舌頭則是有點焦黃，兩旁稍有齒印。我在分析病理時總能很快就想清楚，這或許是得益於我花了很長時間去思考圓運動，而這一次也是很快就釐清，我的狀況是胃氣不降，導致肺金不斂而相火上逆，相火不收，所以右寸脈旺，右尺脈弱。

不過這是從脈象得到的結論，並不足以斷證，還必須將結論重新放到症狀上。相火上逆而火上炎，人應該有熱的症狀。舌焦黃、喉嚨紅痛、易饑餓，這些都是上熱之症。而相火不降還會導致心神不斂，所以人可能會失眠，而我的確遭受失眠的煎熬。透過一外、二內的反覆推敲，終於可以確定，這次病的根源就為胃土不降而導致相火不斂，不敢再拖延了，抓藥吧。

⊙相火不降之失眠方

茯苓九公克　麥冬九公克　法半夏九公克　甘草六公克
桂枝六公克　芍藥九公克　五味子三公克　貝母九公克
杏仁九公克　龍骨九公克　牡蠣九公克

煎大半杯，溫服。

甘草、茯苓、法半夏補中培土降胃氣；五味子斂肺；芍藥收膽；桂枝達乙木以降甲木；麥冬、貝母清上火；杏仁潤肺化痰；龍骨、牡蠣藏精斂神。全方培土降胃、斂肺氣、收相火，並且清了上之火，相火一清，心神則能斂收於下。

透過這樣的治療，相火能下收則寐，應該就不會再失眠了，那麼實際效果如何呢？那天晚上八點喝完藥，九點半就開始睏得要命，頭還有點疼，睡前依舊有點迷糊，然後就睡到第二天上午九點。起床後仍然有點頭疼，吃完早餐後又想睡，再從十一點睡到下午四點。本以為白天睡了這麼多，晚上又要失眠了，誰知晚上十一點上床後，一下子就睡著了。第三天早上七點半左右就起床了，一睜開眼就覺得好舒服，神清氣爽，有點重生的感覺。睡了幾乎整整一天，失眠好了，其他症狀也隨之消失了。

這一劑藥的效果很不錯，而且真的就只喝了一劑而已，這再一次說明，黃老的方雖簡潔，但貴在直中要害。所以大家若是用黃元御的藥方治病，發現病人喝了幾劑都沒有效果的話，就得考慮是不是辨證出問題了。

黃元御在治病時，一般都是三劑藥之內解決問題，我自己也一直秉承著這種做法，若是三包藥之內還沒痊癒，就會沉下心去檢討是不是自己診斷失誤。

自己治療自己，是最難得的學習機會

對於一個學醫的人來說，自己生病是一種難得的財富，為什麼這麼說？因為這時自己既是病人也是醫生，沒有溝通障礙的問題，自己最清楚哪裡不舒服，能準確的感受自己的診斷到底有沒有問題，服藥後有沒有效果。所以，自醫對於豐富臨床經驗大有好處。

另外，我也藉由這次生病仔細思考了一下，這個用黃老的金鼎湯加減而成的失眠方，治療相火上逆的失眠效果很好，但是有個問題，就是喝了藥後會頭痛，因為心火被收下來後產生空虛。上焦火大，頭腦得到更多的能量後運轉得多，思考速度會變快，看似精力充沛。但是人總需要休息，越是消耗得多，越是需要休息。頭以火主神明，火一清，神明就會出現虛脫的本質。相火收斂於下，上之心火不足，上焦的經絡氣虛而不通，這就導致了頭痛。所以失眠的病人吃了藥後，頭痛不一定是壞事，也許正說明了此藥已經起效。

很多人認為，黃元御是補火派，崇陽棄陰，幾乎不用寒藥。其實根本就不是這麼一回事，在

《四聖心源》裡，該清熱的地方絕對不會不清。「熱者寒之，寒者熱之」這是亙古不變的真理，只不過在用寒藥時，要避免傷害脾陽和腎陽而已。

遇到熱證時，我會毫不猶豫的使用黃連，藥量不用太多，效果就很好。但是大家都知道，黃連非常苦，而我最怕苦，所以我自醫失眠時，用麥冬、貝母代替黃連，要知道，靈活解決中藥苦的問題，是一名優秀的中醫師應該具備的基本能力。

中醫的核心是治本，要究疾病之根源，但直接讓人不舒服的是標，厚德載物，大道要包含萬象，標與本都拿下才是大道。只會治標是庸工，但只會治本也不是上工，所以該清熱時就得清熱，該止痛時就得止痛。

道法自然，保持靈性，不被所謂的條框束縛住，靈性是創造奇蹟的基石，時刻注意自然，取象於此，取意於此，取道於此。最後還想告訴大家，無論是誰，一旦生病就趕快緊治，不要等到病入膏肓才來悔恨當初。

28 正常的便便，應該長啥樣

「一言而非，駟馬不能追；一言而急，駟馬不能及。」早在第五論中我就許諾，會更詳細講解便和尿的問題，當初聽得稀裡糊塗的朋友，希望這一論能讓你們感受到撥雲見日的愉悅。

首先，我們來談一個較為棘手的問題，正常人的排便過程是怎麼樣的？之所以棘手，是因為自古以來大家都在忙於研究疾病，正常的生理活動解釋得很少，以致我們無法找到巨人的肩膀。不過這也讓我們擁有了成為巨人的機會。

正常的人，中土健運，肝木左升，肺金右降，六氣周遊而和睦。食物進入胃後，透過強盛的脾陽運化成精華和渣滓，精華上奉，渣滓下傳，在大腸形成了糞便。大腸是陽明燥金之腑，受燥金之氣所養。燥金之氣在大腸中最重要的功能是收斂糞便，防止糞便一形成就往外排。不過我們都知道，糞便是一定要排出來的，因為大腸有收斂的庚金鎮守著，因此要排出糞便必然需要一個推力，而這個推力當然還是肝木。

水暖脾燥，肝木升達而行於全身。由於木氣分散到全身各處，一開始到大腸的木氣並不會很多。隨著糞便在大腸中不斷囤積，木氣也隨之增加，當木氣的疏泄之力強於金氣的收斂之力時，人就會在便急的感覺引導下進行排便。因為肺金右降，津液能下灑到臟腑中，大腸得到津液的滋潤，排便過程就如同大河行舟，通暢無比。當糞便從魄門排出體外後，大腸又回到了金強木弱的情況，所以又要等木氣重新累積到強於金氣時，才會進行下一次排便。這樣一來，排便就變得有序、和諧。

排便主要受到乙木和庚金的控制，保持疏斂有度。對此，黃元御是這樣說的：「金性斂而木性泄，其出而不至於遺矢者，庚金斂之也；其藏而不至於閉結者，乙木泄之也。」

正常的排便，木氣隨著糞便囤積而增多，當木強於金時，則往外泄。此後，糞便則一直暫藏在大腸中。而病態的排便，皆因金木在大腸中打破了原有的和諧，變成水火不相容，兩者在腸道中打了起來……。

便祕根源——獨「木」難破「金」剛陣

關於便祕的症狀就不多介紹，問題無非都集中在排便困難上。便祕的直接原因，是金氣在大腸中長期占據主導地位，進攻的木軍攻不破金兵的防守，所以糞便一直收在大腸中，形成便祕。而造成金盛木弱的局面，有金過強和木過衰兩種原因。

外感風寒，營鬱化熱，熱從足太陽膀胱經傳到了足陽明胃經，使得腸胃皆燥。此時大腸燥金之氣非常強盛，正常升達於大腸的木氣，無論糞便囤積到什麼程度，乙木都弱於庚金。金氣一直位於強勢，燥熱之氣使得腸道乾澀難行，造成了「舟無水則停」的狀況。對於這樣的便祕，只須清潤腸道，潤瀉燥金，令燥盛的庚金恢復正常便可。

⊙阿膠麻仁湯

生地黃三錢　當歸三錢　阿膠三錢　火麻仁三錢

除阿膠外，煎一杯，去渣，入阿膠，火化，溫服。

生地黃、當歸、阿膠、火麻仁四者皆起潤燥滑腸之功，潤瀉過盛的燥金，增添腸道的津液，糞便排泄的道路自能通暢，便祕也就隨之而解。如果腸胃熱盛，可加芒硝、大黃來瀉結熱。

（按：火化同烊化，指把藥罐放在火上再煮一下，使阿膠完全熔化。）

金兵把守太嚴，木軍勢必難以衝魄門而出。但如果木軍自己就是一些殘兵敗將，這樣即使金兵只是簡單防守，木軍也無力拿下戰鬥。我想說的是，如果行疏泄之力的木氣衰弱，而大腸中的燥金正常，這樣也會導致便祕。

木氣衰弱的原因，無非就是水寒土溼導致生氣萎靡。而木氣虛衰導致的便祕有個特點，就是糞便呈羊屎狀。羊屎顆粒小，呈長圓狀，大約尾指一半大小。正常人的糞便是一大團，為何會變成一粒粒羊屎狀？這與脾胃運化水穀的功能失常有很大關係。

健康的人中氣健旺，脾氣善運，胃氣善傳，脾陽運一分穀物，胃陰下傳一分渣滓，脾陽不斷運化，胃氣不斷下傳，所以正常的糞便能黏而成團。但如果中氣衰敗，脾胃就會運化失常。脾胃在不斷受我們不良飲食習慣的傷害後，憤然罷工，脾氣不升，胃氣不降，脾胃之氣鬱結在一起。

在這種情況下，食物進入胃後，處在一個無人管的狀態，運化得很慢，下傳得也很緩。食物中的渣滓不能順下，只能時不時往下走一點，這樣糞便就無法黏在一起，最終就會變成一粒粒的羊屎狀。

中氣衰敗，脾陽不升，則肝木也無法升達於上，所以能到大腸中的木氣很少。糞便形成得很緩慢，排便的木氣又很衰弱，大腸卻仍是燥金之腑，這場排便的戰爭讓人看不到一點希望，所以有些嚴重的病人「甚或半月一行」（按：半個月才排便一次）。

⊙肉蓯蓉湯

肉蓯蓉三錢　火麻仁三錢　茯苓三錢
半夏三錢　甘草二錢　桂枝三錢

煎一杯，溫服。

甘草培植中氣；茯苓利溼升脾，半夏燥土降胃，二者合力恢復中土運化的能力，使穀物能運，渣滓能傳；桂枝升肝達木，增加疏泄之力；肉蓯蓉、火麻仁潤腸通便。肉蓯蓉之名取於從容之意，潤腸而不敗脾胃，用於此最合適不過。全方升脾降胃，騰達木氣，潤瀉燥金，使渣滓能順利下行，木氣旺盛而能瀉，便祕乃除。

我們知道，木氣鬱陷於下，很容易久鬱生風，向下行疏泄之令。但這一次，木氣卻沒有形成風，不然也不會便祕了。而未能成風的原因，在於木氣實在太虛弱，即使被溼土鬱阻了，也無力形成疏泄之風。

腎水寒而陽衰，是木衰的根源，但在肉蓯蓉湯中，卻未見擅長暖水生陽的附子，對應中氣虛衰，也僅以甘草培中，未用人參和乾薑來補中升陽。這是因為，雖然病理上應該以暖水燥土為治療的重點，可是附子、人參、乾薑的溫燥之性，會使得大腸更加燥熱，導致便祕更嚴重，所以皆不能用。

這種被稱為「脾約」的便祕很常見，卻很難治。原因就在於不能用熱藥，但是只用潤腸通便的藥，卻又易助溼生寒。我認為，先以肉蓯蓉湯排解掉便祕症狀後，再以暖水健脾的方法調養身體，方為上策。

在食物種類繁多的今天，擁有健康脾胃的人越來越少，便祕不再是簡單用蜂蜜潤潤腸就可以治好，不過也不必想得太複雜，只要記住「獨木難破金剛陣」就好。是增援還是撤兵，就看你們手裡的令旗了。

泄利根源——青龍（木）直搗白虎（金）府

泄利俗稱拉肚子，再俗一點就是：拉個沒完，拉了又拉，拉到讓人精神崩潰。泄利與便祕的症狀正好相反，而其金木之間的戰鬥局面，也從便祕扭轉了過來。

木盛金弱是導致泄利的直接原因，而這一次我們不再分木盛和金弱兩種情況了，因為它們大多會一起出現。

我們知道，拉肚子時糞便基本不會成形，是水和渣滓傾瀉而下。正常情況下糞便是乾的，那拉肚子時的水是從何而來？

《四聖心源．泄利根原》曰：「水之消化，較難於穀，陽衰土溼，脾陽陷敗，不能蒸水化氣，則水穀混合，下趨二腸，而為泄利。」脾陽衰弱，沒有能力將胃中的水上蒸為霧氣，所以水和穀渣一起從胃下流至大腸中。同為陽衰土溼，泄利是水穀同下，而脾約便祕是水穀閉塞難下。相同的原因，居然會導致兩種不同的結果，這是為什麼？

《四聖心源．便堅根原》曰：「陽衰土溼，脾氣溼盛，不能腐化水穀，使渣滓順下於大腸也。」初學中醫的人必然會被這樣的內容難倒，兩邊都寫著陽衰土溼，這該怎麼理解？

我們在第二十一論時已經說過，古人在講述道理時，所說的心火不斂、肺氣不降、腎水不升、肝血不達、脾土不運等，都是過於偏激的說法，而非真的不升、不降，所謂的肺氣不降、肝氣不升、中氣不運等，都有程度區別。就拿陽衰土溼來說，正常情況下，假設脾土的陽氣有五分，溼氣有五分；當陽氣為四分，溼氣為六分時，相比正常情況，就為陽衰土溼；當陽氣為三分，溼氣為七分時，當然也是陽衰土溼；而陽氣兩分、溼氣八分，或是陽氣一分、溼氣九分，甚至是陽氣零分、溼氣十分，也都為陽衰土溼。同樣是陽衰土溼，但因為程度不同，造成的影響也必然不同。

圓運動的問題有程度之分很容易理解，但不知道為什麼，古人在談論疾病時，雖然都心知肚明，但就是不講清楚。根源同樣都是水寒土溼的疾病，但有的重用附子、乾薑，有的卻只用茯苓、桂枝，這顯然是根據程度差異而選擇不同藥力的藥，古人們必然都懂，但就是從來不說。

了解上述緣由之後，現在再來看陽衰土溼導致的便祕和泄利，就變得簡單多了。脾約的便祕是脾陽衰而不運化水穀，使得水和穀物都停滯在胃中，糞便形成緩慢。而導致泄利的原因，按黃老的話是「陽衰土溼，脾陽陷敗，不能蒸水化氣」。這句話只提到了水運化的問題，而未談及穀物。事實上，泄利發生時，脾陽雖然衰弱，但只是無力蒸水溼，並沒有到不能運化穀物的程度。這也就是為什麼黃老會告訴我們「水之消化，較難於穀」的原因。

總結來說，脾約便祕和泄利皆為陽衰土溼，但便祕更為嚴重，而泄利問題較輕。便祕時穀物和水都不能被腐化，而泄利時，只是水不能被蒸化而已。

處理了這個問題後，我們繼續來看泄利。泄利時，陽衰土溼，水不能被蒸化於上，但穀物仍能被消化成渣滓，水和渣滓兩者同行而下傳到大腸中。所以平常拉肚子，都是水和糞便一塌糊塗的往下泄。

我們知道，拉肚子常常是因為突然吃錯東西，或者著涼所致。以現代觀念來說，應該為急症。然而，脾陽是突然受到不衛生的食物或寒氣的傷害，其傷未至太深，所以陽衰土溼的狀況，並沒有可能一病就長達半個月的便祕那麼嚴重。當脾陽一傷，原本升達通暢的肝木突然就升不上去，旺盛的木氣受到阻礙，轉個方向就全往下疏泄，此時下焦僅有兩道可疏泄，一個是尿道，另一個是便道。脾陽陷敗，不能蒸水化氣，水變不了霧氣，肺無水可斂，自然也就無尿，尿道沒有東西可泄，所以鬱陷的木氣全部跑到大腸裡，造成大腸木盛金衰的局面。在這種情況下，一有食物或水進入大腸，強盛的木氣就會立刻把它們通通疏泄出去。而大量的水進入大腸，大腸燥金之腑也已名不副實，都能改名為溼水之腑了。

木盛金衰是導致泄利的直接原因，但根源在於肝脾之陷，所以治療應以溫脾燥溼、升達木氣為主，再兼以斂腸固便之藥便可。

⊙苓蔻人參湯

人參二錢　甘草二錢　白朮三錢　乾薑三錢

茯苓三錢　肉豆蔻一錢　桂枝三錢

煎大半杯，溫服。

人參、乾薑溫補脾陽；甘草、白朮、茯苓培土燥溼；桂枝升肝達木；肉豆蔻斂腸。全方透過健脾祛溼升肝，恢復中土蒸水化氣的能力，使得下陷的木氣能通達於上。再加斂腸之藥，使得大腸恢復金木和諧的狀態，而泄利自止。

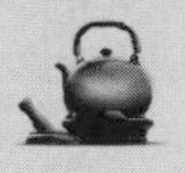

苓蔻人參湯透過溫脾升肝的方法，將木氣升達至全身，大腸中木氣隨之減少，這是一招變廢為寶的妙招。但卻也有失靈的時候，有些泄利患者並不適合服用苓蔻人參湯，喝了可能拉肚子的症狀會更嚴重。這是因為泄利時，下鬱的木氣非常旺盛，可能會鬱為風熱。這個時候只有溫燥的苓蔻人參湯，會增加燥熱之性，使得疏泄之風更強，泄利隨之更嚴重。不過這時也無須棄用苓蔻人參湯，只需要再加些芍藥、當歸清潤肝木就可以了。

凡泄利之病，皆木強金衰所致。話多理簡，該升木還是瀉肝，還得大家自己定奪。

痢疾根源——龍（木）虎（金）決戰血成河

相比金盛的便祕和木強的泄利，痢疾就顯得陌生許多，而其原因亦同樣少見——木與金一樣旺盛。

金木同旺是指大腸裡乙木和庚金都很強盛。便祕是木弱金強，守強於攻，木氣久疏不下，所以糞便難行；泄利是木強金弱，攻強於守，金氣鎮守不住，所以糞便滑泄；那金木同旺，攻守都很強，會怎麼樣呢？

如果是一支軍隊的攻守能力都強，叫做攻守兼備，但如果是敵我雙方各具一攻一守，那這場戰爭必定會持久而激烈。強大的木氣想將渣滓疏泄出去，同樣強大的金氣強行斂收這股疏泄之力，木氣想疏又不能，不疏又不行，最終就造成了排便次數多，但過程不順暢。強大的木氣強行疏泄之力，同樣強大的金氣斂收大腸，讓木氣幾乎無法從魄門而出，疏泄的力量就像一把利劍轉而作用在大腸、經絡、臟腑，使得「血液脂膏，剝蝕摧傷，是以腸胃痛切，膿血不止」。

痢疾的症狀就是便數而不利（按：排便不順且次數多）、便膿血、腸胃痛切（痛切有多痛？大概就是痛得想拿刀切自己，大家意會一下吧），這些症狀都是同樣強盛的金木在大腸中激戰的結果。

關於戰爭或者對決，大家比較感興趣的是勝負結果，可是我想告訴大家，在武力鬥爭中，最受傷害的是環境。

在電影橋段中，兩大絕世高手進行巔峰對決，往往都是在最後幾招才分出勝負，而之前那麼多招數都是撲空，不是劈了樹，就是推了山，這樣算起來，戰場受的傷，比兩個比武的人要嚴重得多。電影的打鬥可能不夠科學，但在現實中，戰火紛飛的地方，無不都是殘垣斷壁、血流成河，戰爭能破壞我們生活的環境。在現實的戰爭中，大家或許不會在意環境的問題，因為可以重建，但如果戰爭是在體內，就不一樣了。

金氣和木氣在大腸中激戰，若是傷了其中一方，都不足為懼，甚至可以說是好事。因為只要傷了一方，激戰就會結束，痢疾也就不再發生。令人害怕的反而是兩者打得難分難解。木氣被金氣擋住去路，其疏泄之力全都作用在大腸和其他臟腑，持續下去就會「膏血傷殘，臟腑潰敗，則絕命而死矣」。臟腑作為金木的戰鬥環境，若變成「殘垣斷壁」，不可能再重建，所以像痢疾這樣有破壞力的疾病務必要趁早治療。

談到治療疾病，當然就得找根源，導致大腸中金木同旺的根本原因，《四聖心源．痢疾根原》曰：「痢疾者，庚金乙木之鬱陷也……水寒土溼，不能升庚金而達乙木，則金木俱陷。」木氣強盛永遠離不開溼土的阻礙，所以痢疾同泄利一樣，土皆溼。因為土溼，木氣只能鬱陷於下，肝木不斷累積，就會形成強大的疏泄之風，行於大腸。肝木中的溫氣久積則生熱，其熱增加了大腸的燥性，使得大腸中行收斂的庚金彌增。

其實，痢疾的根源與泄利很像，皆為陽衰土溼、木鬱化熱。但泄利時，大腸中的庚金並不會很強，會有這樣的差異，原因還是在於兩者陽衰土溼的程度不同。泄利時，脾陽雖然為虛，但也只是不能蒸水化氣而已，仍可以運化穀物，所以水流於下而滑大腸。然而痢疾發生時，很顯然是水不會流進大腸，不然庚金也強不了。所以我們可以知道，痢疾時脾溼的程度比泄利嚴重，甚至到了脾約便祕時脾胃鬱結在一起的程度。

既然痢疾的陽衰土溼程度，比泄利嚴重，但比脾約便祕輕微，症狀是綜合兩者的便數而不利，其治療手段當然還是要燥溼升木為主。

⊙桂枝蓯蓉湯

甘草二錢　桂枝三錢　芍藥三錢　牡丹皮三錢

茯苓三錢　澤瀉三錢　橘皮三錢　肉蓯蓉三錢

煎大半杯，溫服。

甘草、茯苓、澤瀉培土燥溼；桂枝、芍藥達木清風；橘皮行大腸中的滯氣；牡丹皮疏肝瀉木；肉蓯蓉潤腸清金。

桂枝蓯蓉湯中，最有意思的藥就是牡丹皮和肉蓯蓉，痢疾的根源雖然為肝脾溼陷，但金木之爭是造成「血流成河」的直接原因。土溼脾鬱都可以先不理，一定要先解決金木之間的矛盾。為了平息這場激烈的對決，黃老採用最為公平的方式——各打五十大板。牡丹皮疏泄肝木，肉蓯蓉潤清庚金，兩味藥合用，削弱了大腸中木氣和金氣的戰鬥力，打破兩者強強對話的局面，疼痛隨即減緩。如果這種方法沒有效果，可以重用肉蓯蓉，以滋肝潤腸，先滅了庚金，讓乙木一次疏泄個夠，將腐物瘀血通通排乾淨，最後再調肝脾。

便祕、泄利、痢疾，是金與木的三種對決局面，為了在臨床上能更靈活的採取恰當的治療方法，我再送大家一句話：「兵來將擋，水來土掩。」

29 尿病比便病更令中醫頭疼

自古以來，中國最不擅長打海戰，就連當年號稱「東亞第一」的北洋水師也是不堪一擊，相比而言，我們似乎更喜歡陸戰。有趣的是，在中醫裡，大家也害怕涉及水的問題，尿病往往比便病更令人頭疼。我認為，水對於長年生活在陸地的我們來說，可能已經有點疏遠，無論是在海上作戰，還是面對水的問題，我們會不適應，接著是畏懼，最後當然就失敗。

適應別人的不適應，勇敢別人的不勇敢，我們就更容易成功。研究尿的疾病，勢必離不開水，在適應和勇敢的支持下，只要理解水收藏陽氣的功能，尿病就可半解。

與研究便病一樣，我們首先得知道排尿的正常過程，對付異常情況才能遊刃有餘。人體飲入之水，在脾陽的蒸化下，上而為霧氣；霧氣遇到清肅的肺金，轉變為水。其精者入臟腑而為津液，粗者入膀胱而為尿。糞便的排泄受一疏一斂的乙木和庚金控制，而尿的排泄與排便一樣是有度而和諧的，也需要收疏之力的相互調控，不過這次收、疏之力發生了一點變化。

相火隨著少陽膽經下行到膀胱，膀胱中的相火遇水則藏，腎水藏之，所以腎水溫而能生肝木。膀胱中的相火傳於腎水，這使得心火能源源不斷供應陽氣給腎，陽根祕固，人則健康無疾。腎水溫暖，而生氣旺盛，在土健脾燥的情況下，肝木上達而行於全身。木氣達於脈中能行血，走

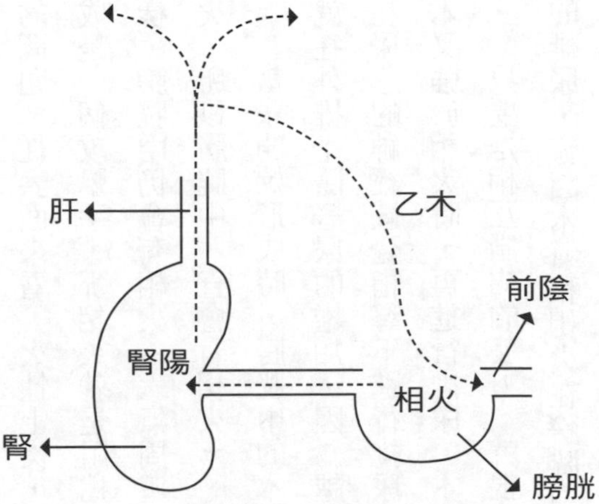

正常的排尿機制

於大腸能通便，發於膀胱則可以排尿。到這裡不難發現，在排尿時，起疏泄作用的仍然是乙木。相比之下，收斂尿液的作用就比較難弄明白。

《四聖心源．淋瀝根原》曰：「相火在下，逢水則藏，遇木則泄，癸水藏之，故泄而不至於遺溺；乙木泄之，故藏而不至於閉癃。此水道所以調也。」一看這句話，很容易會誤以為癸水是那個收斂的力，事實上這是不可能的。水只有對於陽氣才能談收藏，尿本性為水，水藏水並不合理。

「癸水藏之」其實說的是癸水藏相火。膀胱中的相火藏於癸水，使得膀胱的相火不會太旺，作為水腑的膀胱能保持著清利的個性，提供乙木行使疏泄之力一個通暢的環境。如果相火不藏於腎水，那麼膀胱的相火會積聚而變得太過，升達的乙木來到膀胱腑時，會發現這裡彷彿一座火山，熱氣蒸騰著水氣往上走，想疏泄的乙木在相火的衝擊下，根本就不能如願。《四聖心源．水脹》曰：「膀胱之竅，清則開而熱則閉。」清開熱閉正是膀胱之竅的特點，而其或清或熱，則取決於相火是否藏於腎水。相火藏於腎水則膀胱清，不藏於腎水則膀胱熱。

換個思維，收斂尿的力，實際上就是膀胱中的相火。我們先不管癸水藏相火、相火泄於壬水的問題。從表面來看，火性上炎，膀胱中的相火之力往上，而乙木要往下行疏泄，如果把乙木看成是一個攻擊手，那相火就是阻擋者。正常情況下，相火能從膀胱藏於腎以壯陽根，不過即使這樣，膀胱中仍會有相火（六氣周遊而成一體，相火從膀胱到腎，上之火亦從上而下補充膀胱的相火，所以膀胱中一直會有相火），這些相火就會產生防止乙木肆意疏泄的作用。

當尿開始形成時，膀胱中的木氣還很弱，其力小於相火，未能將尿排出，所以尿並非一形成就往外排；隨著尿的增加，因為越鬱越強的性格，木氣也隨之增多，待木氣強於相火時，人就會在尿急的神經感覺指導下進行排尿。尿排完後，膀胱中的木氣與尿一樣，從零再開始累積，等到木又強於相火時，再進行排尿。木氣和相火就是這樣，使得排尿變得和諧而有序。

只要是相互制約的雙方，就很容易因對立而產生矛盾，膀胱中的乙木和相火亦是如此。病態的排尿，皆因木氣和相火在膀胱中失去了和諧，一攻一防又打了起來。這看似與便病是相同模式，可是絕不容掉以輕心，這場關於木氣與相火的海戰，並非表面上這麼簡單，莫重蹈北洋水師之轍，釀當年之慘劇。

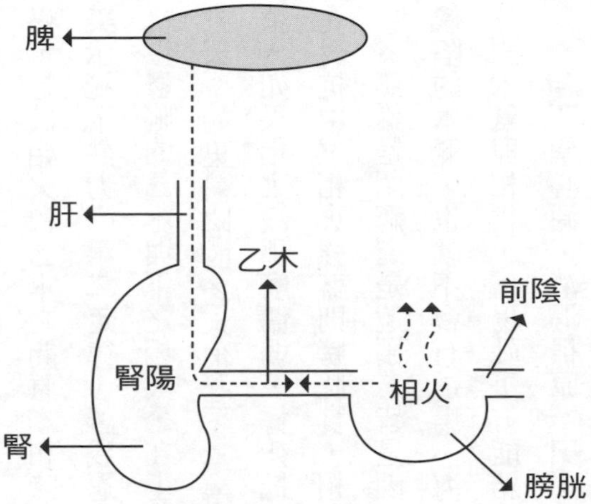

病態排尿的原因

遺溺與閉癃——一方能解兩家愁

正當大家都以為，這會是一場乙木和相火在膀胱中的正面交鋒時，乙木竟然欺騙了我們，來了一次背後偷襲。

下之相火遇水則能藏，膀胱之水得到由上而降的相火，熱量勢必大於還沒封藏相火的腎水，所以相火很自然的從能量高的壬水走向能量低的癸水。

德國的物理學家魯道夫．克勞修斯（Rudolf Clausius）在一八五〇年首次提出熱力學第二定律的概念：「沒有某種動力的消耗或其他變化，不可能使熱從低溫轉移到高溫。」簡單來說，這個定律就是：除非有外力，否則熱量只能自主從高溫轉移到低溫，無法自主從低溫轉移到高溫。所以，相火從高溫的膀胱傳到低溫的腎，是順理成章的事情，但是只要有一個力量，就能讓相火從腎往膀胱泄，而這個力就是鬱陷的乙木。

《四聖心源．水脹》曰：「相火藏於腎水，原不洩露，其泄而不藏者，過在乙木。」當水寒土溼時，木氣鬱遏，往上升達受阻，鬱陷到一定程度時，怒而向下行疏泄之令。鬱陷的乙木直接攻擊閉藏於腎水中的相火，將相火連同腎精從腎趕回膀胱，使得相火從膀胱傳向腎的路不再順暢，打破相火和乙木之間原本和睦的關係，排尿也就變得不正常。乙木疏泄相火的這個過程，完美示範了熱力學第二定律，讓我忍不住要說：「中醫並非不科學，而是科學得太不科學了！」

鬱陷的乙木與下之相火，在壬水和癸水之間形成對峙局面，說得粗俗一點，就是兩個流氓在打架。如果鬱陷的乙木很強，一拳擊退相火，那木氣就可以肆無忌憚的行疏泄，尿就會遺溺不止。如果相火沒那麼懦弱，誓死抵擋住乙木的攻擊，木氣行不了疏泄之力，尿就會閉癃而不出。在對抗中，相火強盛則膀胱實，相火弱少則膀胱虛，所以黃老說：「實則閉癃，虛則遺溺。」

無論是閉癃還是遺溺，皆是因為肝木往下偷襲，而罪魁禍首是溼土。土不溼則木不陷，沒有鬱陷的木氣，也就不會有這場「海戰」。所以以燥土疏木的方法，將鬱陷的木氣升達上去，就會分開木氣與相火，這場戰爭方能結束，閉癃或者遺溺皆能自癒。

《四聖心源．消渴根原》曰：「腎氣丸能縮小便之太過，亦利小便之不通。」同樣一劑藥，竟能治療兩種截然相反的疾病，看似不符常理，也確實容易引來質疑，但這又有何妨，這可是被熱力學第二定律罩著的結論呀。

⊙腎氣丸

生地黃三錢　山茱萸三錢　山藥三錢　牡丹皮三錢
茯苓三錢　澤瀉三錢　附子三錢　桂枝三錢
煎大半杯，溫服。

（注：腎氣丸原作丸劑而服，本湯劑的量是以桂附苓烏湯為標準而改。）

茯苓、澤瀉瀉溼燥土；生地黃柔木清風；牡丹皮瀉熱疏木；桂枝達肝木之鬱；附子暖水以生木；山茱萸、山藥斂腎精以藏相火。全方暖水燥土，清風達木兼以斂精藏火，使得木氣能升達於上，則疏泄之令正常；相火能閉藏於腎水，則膀胱清而能利，尿的排放又因相火能收、木氣能泄而再次變得和諧、有序。

一方腎氣丸能解閉癃和遺溺兩家之愁，但這並非就已然完美。發生閉癃時，鬱陷的木氣向下疏泄，遇到了強大的相火，木氣與相火雙雙陷於膀胱，此時膀胱非常熱。所以治療小便不利時，可加梔子、黃柏以清膀胱的熱。同樣的道理，此時附子就應該少用或者不用，以免助熱。這也是治療溺血的寧波湯不用附子的原因。反正當膀胱有熱時，不要急著溫陽暖腎，應先清膀胱之熱，待熱退後，該暖的再暖。

發生遺溺時，腎和膀胱中的相火都虛少，乙木受到的阻礙很小，所以狂行疏泄之令。此時不僅應重用附子，還得用降胃斂膽的方法，引上之火下來充實膀胱。

淋瀝——木氣與相火之戰

生病的人都知道，排尿困難比尿失禁更痛苦，這其中涉及不通則痛之理。然而還有一種關於尿的疾病，要比尿不出來更痛苦百倍，甚至可稱痛不欲生，這種病叫淋瀝。

《四聖心源．淋瀝根原》曰：「淋者，藏不能藏，既病遺溺；泄不能泄，又苦閉癃。」既病遺溺，又苦閉癃，這就是淋瀝。時而頻數不收（按：頻尿），時而梗澀不利（按：排尿不順），這樣的顛倒反覆，從精神上就能把人折磨得死去活來。更要命的是，每一次排尿都伴隨著無法言喻的痛苦。

導致淋瀝的根源當然也是因為土溼木鬱，木氣往下偷襲，疏泄腎中的相火，相火與木氣再一次短兵相交，只不過這次，並沒有一下子分出高低。與痢疾時金木持久對戰一樣，勢均力敵的木氣與相火，也在膀胱和腎之間進行一場殊死搏鬥。木氣突然強於相火，則尿頻數不收；相火占上風時，則尿梗澀不利。不過與痢疾一樣，勝負的結果不再是重點，值得關注的，是相火與乙木激戰中對人體造成的傷害。相火要從膀胱走向腎，鬱陷的木氣從腎疏泄到膀胱，兩者都很強悍，對峙之下，乙木無法行疏泄之力，於是力量全都作用在附近的經絡、臟腑，造成劇烈的疼痛。

對付這樣令人痛苦的疾病，顯然得舍本先治標，所以不宜用腎氣丸，那又應該用什麼方？

⊙桂枝苓澤湯

茯苓三錢　澤瀉三錢　生甘草三錢

桂枝三錢　芍藥三錢

煎大半杯，熱服。

甘草、茯苓、澤瀉培土燥溼；桂枝、芍藥疏木清風。桂枝苓澤湯起燥土升木之效，是治療淋瀝的根源。

可能有人會說，這個藥方並沒有治標，如果這方可行，那還不如用腎氣丸。這樣說也有道理，桂枝苓澤湯對於淋瀝病的治療只是定一個主線，在這之後，黃老也花了很大的篇幅來闡述該如何治標。黃元御在解釋完桂枝苓澤湯的功效後，緊接著就說：「若風木枯燥之至，芍藥不能清潤，必用阿膠。」細究起來，我們不難發現，乙木是傷害臟腑造成疼痛的直接攻擊手，故要止痛，可先清除一些乙木。酸斂之芍藥最常用於收斂木氣，但如果鬱陷的木氣太強，就得用養血清風的阿膠。

「膀胱之熱澀者，風木相火之雙陷於膀胱也」，肝木和相火皆為溫熱之性，鬱陷的乙木和相火糾結在膀胱，必然會導致熱盛。此時膀胱的熱澀，要比單純的閉癃嚴重得多，所以閉癃時尚可用含有附子的腎氣丸，到淋瀝時就不能再用了。梔子和黃柏一直是清下焦膀胱之熱的妙藥，用於此正合適。

阿膠、梔子與黃柏這三味藥合用，既能清風潤燥，又可瀉熱涼水腑。單單三味藥，就能殲滅乙木和相火的大部分兵力，兩者打不起來，疼痛必然能除。若再配以燥土升木的桂枝苓澤湯，標與本皆可拿下，淋瀝理當痊癒，所以我斗膽借用一下黃老的肩膀，推出治療淋瀝根源的方。

⊙ 桂枝苓澤黃膠梔湯

茯苓三錢　澤瀉三錢　生甘草三錢　桂枝三錢
芍藥三錢　阿膠三錢　黃柏三錢　梔子三錢
煎大半杯，熱服。

淋瀝還會腎結石，顧排石不如先清火

淋瀝病之所以令人害怕，除了疼痛之外，還因為會排出異物。乙木與相火久戰，乙木怒而傷臟腑，臟腑一傷則必有血，所以淋瀝患者在勉強排尿時，常會發現尿中伴有血。這其實也屬於溺血症，所以也可以用寧波湯治療。細心的朋友會發現，桂枝苓澤黃膠梔湯與寧波湯基本上沒有區別。如果血凝成塊，宜用牡丹皮、桃仁化瘀行血。

膀胱熱盛，壬水與溲尿在火的煎熬下，凝結成石，這在西醫中稱為「腎結石」。看到腎結石，大家就會想到排石，所以一系列排石法應運而生。很多患者花了大量金錢，購買了昂貴的排石設備，一開始是有排出石頭，可是過一段時間去醫院檢查，會發現石頭又「回來了」。這種「見石就排」的做法，與「見癌就滅」一樣荒唐可笑，不解決掉產生石頭的根本問題，排再多的石又有何用？對於有結石的淋瀝患者，仍應以桂枝苓澤黃膠梔湯燥土升木並清膀胱之火，讓尿液不再被火熱煎熬，就不會再生成結石。已經產生的結石當然也應該排出，其實方法很簡單，只要增加尿量，讓石頭隨尿排出體外便可，所以可加滑石、車前子利水通尿。

有的淋瀝患者會排出黏連噁心的白物，這種白物為脾肺溼淫所化。脾溼水凝，肺中的痰和脾中的溼氣下注至膀胱凝聚，所以尿白物。應對這樣的症狀，重用茯苓、澤瀉燥土利溼即可。值得一提的是，有時候治療咳嗽痰多的病人時，會出現痰消了，但小便卻變得脹痛不利的情況。這其實是因為上焦的痰溼被趕到了膀胱，痰溼凝聚，故導致小便不利。所以在治療痰溼時，要輔以開竅利尿之藥以排除濁物。

淋瀝的嚴重症狀會令病人痛苦，其複雜多變的形式也令醫生頭痛，然而只要雙方能多一些寬容和等待，攜手戰勝淋瀝也不是難事。

30 反胃與便祕，居然是同一種病

吃喝拉撒是人一出生就會的能力，也是人能活下去的原因。但我們往往對這些能力不以為意，要等到失去之後才知道珍惜。要是大家現在突然吃不下飯、喝不進水、拉不出便、撒不出尿，想必就能立刻懂得，原來平時能正常吃喝拉撒是多麼幸福。可能有人覺得不能吃喝、不能拉撒很不可思議，但現實中還真的就有這種疾病，在中醫上稱為「噎膈」。

噎膈是中醫裡少有的絕症，黃元御就曾說過：「噎病之人，百不一生。」想像一下就不難理解，連吃喝拉撒都不能了，人離死亡其實已經很近。剛剛論完便病和尿病，大家已經清楚不能拉撒的原因，現在可能會對不能吃喝感到疑惑。關於吃飯、喝水，我們最常遇到的問題應該是食能入、入而反出的「反胃」。而反胃與噎膈又十分相近，所以在解決噎膈這個大病前，我們先來認識下反胃這個小疾。

反胃和便祕是同一種病

《景岳全書》曰：「蓋反胃者，食猶能入，入而反出，故曰反胃。」與我們熟知的一樣，反胃就是能吃、但吃了又吐出來的疾病。而造成「入而反出」的根本原因是土衰不運。

食物和水進入胃中，若土氣健運，脾陽善磨，食物和水能被運化成精華和渣滓，精華上奉以化氣血，渣滓下傳則成糞便。若陽衰土溼，脾陽不磨，食物和水只能堆積在胃中，久則逆而上湧。這道理是不是很熟悉？沒錯，脾約便祕之理也是如此。陽衰土溼，食物運化很慢，渣滓下傳得極少，零星斷連，再加上木氣不達，所以難以形成糞便而呈羊屎狀。

事實上，反胃與脾約便祕就是同一種病，只是經常被分開來討論而已。對於脾約便祕側重於潤腸排便，對於反胃側重於降胃止逆，但其實只有合二為一，才能達到最好的治療效果。「入而反出」是因為飲食不消，而飲食停滯不消又是因為脾陽衰而不運化。所以反胃之治，應以補脾燥土為主，再兼以降胃、止逆、潤腸便可。脾約便祕的治法亦與之相同。

⊙薑苓半夏湯

人參三錢　半夏三錢　乾薑三錢
茯苓三錢　白蜜半杯

河水揚之二百四十遍，煎大半杯，後入白蜜，溫服。

人參、乾薑溫中補陽，恢復脾陽運化能力；茯苓燥溼升脾；半夏降胃止逆；白蜜潤腸通便。全方燥土回陽，使飲食能消化，自然吐能止。飲食能化，穀渣則可下傳，再加以白蜜潤腸，糞便行而通暢。

噎膈——中氣衰敗、圓運動停擺的絕症

反胃是食物和水能入，但中土不運，所以反出而為吐。噎膈卻是連給脾胃運化的機會都沒有，因為食物和水根本就進不了人體內。

噎膈患者吃東西時，食物在口中咀嚼半天就是吞不下去，即使用盡力氣，勉強下嚥，也會立刻吐出來。除了吃、喝不下之外，也會糞便燥結不出、小便閉癃難行。上下之竅俱閉，吃喝拉撒皆廢，絕症之名絕非浪得虛名。

噎膈是非常嚴重的疾病，可是根源卻異常簡單——土敗。中土極度衰敗，脾升胃降的中樞功能癱瘓了，緊接著肺不右降，肝不左升，整個圓運動已經要停擺。

《四聖心源．噎膈根原》曰：「陽衰土溼，中氣不運，故脾陷而杜其下竅，胃逆而窒其上竅，升降之樞軸俱廢，出納之機緘皆息也。」胃逆則肺氣不降，上之霧氣不能化水而下，就會鬱塞而化為痰涎。痰與濁氣在上囤積，造成上焦胸膈閉塞不通，所以食噎不下嚥。脾陷則肝氣不升，清陽之氣鬱陷於下，疏泄之令不行；再加上肺金不化水，水穀二竅枯槁失滋，所以便尿都艱澀難行。

穀食不納、糟粕不出，是噎膈最明顯而又最具破壞力的特點。究其根源，這一切全因脾陷肝鬱、胃逆肺壅。而胃逆還導致甲木不降，甲木逆行而剋戊土，使得胸肋痛楚。

雖然噎膈之人倖存機率很低，但是只要病人還有一口氣，就得努力延續他們的生命。

⊙苓桂半夏湯

茯苓三錢　澤瀉三錢　甘草二錢　桂枝三錢

半夏三錢　乾薑三錢　生薑三錢　芍藥三錢

煎大半杯，溫服。

甘草培植中州，茯苓燥土升脾，半夏降胃開痞，三者合力恢復脾胃樞紐之功用；乾薑、桂枝補陽達木；生薑行濁痰；芍藥斂收膽木。

中氣衰敗是導致噎膈的根本原因，所以培土燥溼必是治療的核心。但噎膈是重症，土氣已經極其衰敗，卻絲毫沒用人參、黃芪等溫補藥來建中補陽，這其中的緣由等會再說。

噎膈的患者，上下兩竅都閉塞不通，治療時著重先開下竅。因為下竅開了之後，胸膈的濁氣和痰涎能隨糞便及尿液同出，上焦變得清通，上竅自然也就開了。而開下竅的方法，與脾約便祕和小便閉癃的治法相同，這裡就再囉唆一下。因為肝木鬱陷，大腸腑中行疏泄的木氣很少，再加上肺金不化水，大腸腑乾澀燥熱，所以便難下行。苓桂半夏湯中乾薑、桂枝兩者溫陽達木，使得疏泄之令能行。此外，可加肉蓯蓉或者白蜜來潤滑腸道。

小便閉癃赤澀的問題在這裡會更加複雜，因為不僅是木相閉癃於膀胱，更重要的是因為肺鬱不生水，膀胱中根本就無水可排。苓桂半夏湯中單用了一味祛痰的生薑，若想清光上焦的濁痰是不可能的。其實用生薑是為了解肺鬱，讓肺斂降一些水入膀胱，再加疏木的桂枝、乾薑，小便則能通行。

別看苓桂半夏湯既能升脾降胃，又可祛痰柔木，對於絕症噎膈來說，其實全方就只是為了開下竅。若是為了建中補土，顯然還是不夠力道。若是為了祛痰行鬱，單一生薑也是遠遠不足。所以只有一個合理的解釋，就是為了開下竅。

苓桂半夏湯再酌情加一些潤腸行便、利水通尿的藥，就可先開前後二竅。《四聖心源・噎膈根原》曰：「下竅續開，胸膈濁氣，漸有去路，上脘自開。」下竅開後，濁氣和痰溼能下行而出，這時再重用一下陳皮、生薑、杏仁等祛痰疏利的藥，胸中腐敗之物就能更順暢的清除。

待上、下兩竅開通，體內的濁物悉數能出後，則要開始溫補脾胃之路。培土補中是治療噎膈的根本，所以溫補之法，是決定噎膈治療成功與否的關鍵。四君子湯與黃芽湯最適合於培土補中。

一些救人心切的朋友可能會問，面對噎膈這樣的重症，為什麼要把治療過程分得這麼細？同時運用溫補與開通上下竅之法，這樣標本兼治，效果不是更好、更快捷嗎？這麼講似乎很有道理，但是我可以先告訴大家，要是著急把溫補和開竅之法混而合用，那噎膈就再也治不好了。

無論是病人，還是西醫，到了「無能為力」時，常會把最終希望寄託到中醫上（一直以來我都弄不清楚，這是值得中醫人驕傲還是悲傷？唉）。因為大家知道，中醫治療絕症有絕招，往往可以創造奇蹟。但是大家不知道，中醫的絕招其實很普通，就是一個字——慢。

中醫就是「慢」功夫，治絕症更急不得

「慢」可以說是高深莫測的功夫，但卻也是無奈之舉。重症、絕症會比普通疾病複雜得多，想要一招就戰勝病魔是不可能的事。就比如噎膈，罹患噎膈的病人中氣衰敗程度已經很嚴重，應該抓緊時間溫補中氣，但此時上下竅皆閉塞不通，若溫補太過，必然會更加壅滯。而若重用疏利的藥將濁物排出，則會更傷中氣，此法雖能快速緩和病人的不適，卻也加快了他們的死亡。病人身體本質極度虛弱時不能重補，症狀嚴重卻不可急泄，所以噎膈真的不易治療。

略懂醫術的人，診到本虛標實，會自信滿滿的行補虛泄實之法，但一不留心，就會造成補則使其標更實，瀉則令其本越虛。現實中很多病人並非病死，而是被這樣「醫死」，但可恨的是，追究起來，「實則瀉之，虛則補之」，醫生並沒有犯任何錯誤呀。這個世界，殺了人而不會身陷囹圄者，唯有庸醫也。所以黃老經常將庸醫稱為豎子（按：指愚弱無能）、比作閻王鬼伯，絕非恃才驕橫，而是對那些遭受庸醫毒手的患者愛得深沉呀。

治療噎膈病時，病人身體虛弱但卻不能重補，所以苓桂半夏湯中並沒有出現人參、黃芪等補中妙藥；症狀嚴重確實，卻不能妄用疏利之品，所以採取了先通下竅、再開上竅的良計。在整個治療過程中，補法和瀉法要靈活、反覆、交叉使用，瀉一些標實，補一點本虛，像噎膈這樣的絕症就有機會治癒。

中醫治絕症的良方就是「慢」，不是懶懶散散的慢，而是慢條斯理的慢。在這個「慢」的背後，隱藏的是中醫人在面對困難、危險時的勇敢和鎮靜。再回頭看看如今治療癌症時，那無

所不用其極的治療心態和手段，以及龐大、令人難過的癌逝人數，我們就會崇拜並且愛上中醫的「慢」。

31 運動後，不要馬上喝冰水

「夸父與日逐走，入日；渴，欲得飲，飲於河、渭，河、渭不足，北飲大澤。未至，道渴而死。棄其杖，化為鄧林（按：典故出自《山海經．海外北經》）。」

「老師，為什麼夸父等到入日（按：日落）時才覺得渴，之前都不渴嗎？如果渴，為什麼不邊跑邊喝水？而且他為什麼要追著太陽跑，難道夸父是個傻瓜嗎？還有，夸父是怎麼做到把黃河和渭水一口氣喝光的，他的肚子到底有多大啊？」這一連串的問題，讓我人生第一次被老師趕出教室……。

一說到渴，很自然會令人產生喝水的念頭。沒錯，造成人口渴的源頭正是缺水。但也有一些人無論怎麼喝水，都解決不了口渴的問題（就比如夸父，整條黃河都被喝光了，還是覺得渴），這是怎麼回事呢？

對於這個問題，很多人的解釋是陽虛不運水，所以渴。根據這個解釋，就有人把造成口渴的原因分為陽虛和陰虛，陽虛又有脾陽虛與腎陽虛，陰虛又被分為火燥傷陰、陰液虧虛。這種歸納式的結論，加上五花八門的藥方，硬生生把一個非常簡單的問題複雜化，這純粹是「沒事找事」。其實真的不需要這麼複雜，口渴就是缺水，只要補水就可以。

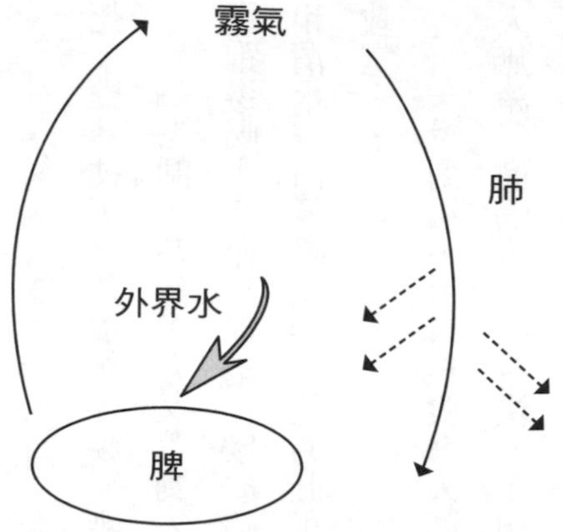

水在體內的運行過程

臟腑缺水就會口渴，確實補水有三道關卡

黃元御在《長沙藥解》中論述粳米生津止渴時說道：「止渴之法，機在益氣而清金；清金之法，機在利水而燥土。以土燥則清氣飄灑，津液流布，臟腑被澤，是以不渴。」這句話中的「臟腑被澤，是以不渴」，道出了口渴的玄機。造成口渴的原因是缺水，更確切的說，是因為臟腑缺水。所以只要讓臟腑被水潤澤，口渴的問題自然就解決了。因此，治療口渴的方向很明確，不過方法卻不是固定統一的，這其中緣由得從人喝進去的水如何被運送到臟腑說起。

從外界喝進體內的水，被脾陽蒸化為霧氣（水蒸氣）升於上；位於上的霧氣，在清涼肺金的肅降作用下化為水；水下灑，潤澤臟腑、經絡，所以人不渴。透過這樣一升一降，將喝進去的水分灑到全身，補充了臟腑的津液。而在這個看似簡單的升降過程中，只要一個地方出問題，就有可能會造成臟腑因得不到水而口渴。在這其中，有三個關鍵點最易出現問題。

第一，飲水不足。水喝得不夠，必渴無疑。隨著活動出汗，和大小二便帶出水分，如果人體內的水入不敷出，最終必然會因缺水而渴。不常喝水是一個很不好，甚至能致命的習慣，沒有水，無論怎麼運化也生不了霧氣、化不了津液，最終會造成陰液虧虛，腎津、肝血不足。陰虛則不藏陽，陽氣缺少了承載體就會飛脫於外，人就有生命危險。渴時滴水為甘露，切莫忘了口渴就喝水這個本能呀。

第二，脾不運水。水進入中土後，卻形成不了霧雲。形成不了雲，自然也就不會有雨。而水在中土沒辦法變成霧氣的原因，是脾溼陽衰。脾土中的陽氣不足以蒸化水溼，水溼就只能待在中州，化為一潭死水。一些病人無論怎麼喝水都依然口渴，很大的原因就是脾不運水。

請允許我再調皮一次，我覺得夸父喝了黃河和渭水之後，仍感到「不足」的原因就是脾不運水，所以我認為即使他到了「大澤」這個縱橫千里的大湖，最終還是逃不了渴死的命運。

夸父與日逐走，在逐走的過程中顯然會流非常多汗，所以體內一定缺水。但我們不要忽略了，跟太陽賽跑是一件運動量特別大的事，必然會消耗很多陽氣，而汗流出時，陽氣也會外泄，所以夸父到了日落時是既缺水也缺陽氣。此時本應該喝一碗人參清湯，補補陽氣、解解渴，可是夸父卻沒想那麼多，見到水就喝，而且一口氣喝光了黃河和渭水。這麼多水一下子進入中土，原本虛少的脾陽就會更加衰弱，導致脾失去運化水的能力。水失去了脾陽的蒸化，變不了霧氣，自然也降斂不成津液來潤澤臟腑，所以夸父就算再把大澤也喝光，一樣還是會渴。

調侃堅持不懈追求夢想的夸父不是我的本意，只是想藉此說一說關於運動後喝水的問題。在這個大家都能喝好、吃好的年代，運動逐漸成為一種時尚。大多數人為了健康而運動，殊不知，錯誤的運動方法反而會傷害身體，而這其中就包括錯誤的喝水方法。一場激烈的球賽下來，大汗淋漓，口渴難耐，拿起一大瓶冰飲，仰起頭一口而盡，爽呀！很多人在運動後會喝上一瓶冰凍的飲料來解渴，這看似很正常的行為，對健康卻有很大的危害。

與夸父一樣，人在運動後不僅會流失水分，也消耗了大量的陽氣，此時人處在陽虛的狀態，若是這時讓大量冰水進入體內，會損失更多陽氣，使得陽虛的情況更加嚴重。如果長期這樣，我們就會越運動，陽氣越虛少，越不健康。所以**運動後並不適宜立即喝冰冷飲料，應該先喝一杯溫水，暖一暖中土，使得脾胃的陽氣恢復正常後，再喝一些冰飲也就無妨了。**

第三，肺不化津。脾陽能運水，水能變成霧氣上行，但如果肺氣不降，霧氣化不了津水，臟腑得不到津液的滋潤，人還是會渴。霧氣遇涼化而為水，水隨金斂而降灑全身，而金斂又靠胃土右降。肺胃不降，還會導致相火上逆。所以降胃、涼金、清熱，是解決肺不化津而渴的核心方法。

以上是導致臟腑津液來源不足的三大原因，其中不喜歡喝水的問題我無能為力，解決後面兩個小問題倒是有一拙計。

這是我自己擬的藥方，但乍一看，會以為是黃老的方。在《四聖心源》裡並沒有專門治療口渴的藥方，這個方是我以《金匱要略》中的麥門冬湯，加上燥土溼的茯苓和清相火的芍藥而成。麥門冬湯的原意是培土生金，涼金生津，我借用五苓散以燥土治渴的思想，添加了祛溼的茯苓。

另外，加入芍藥除了能清相火之外，還以其酸味助收肺津。

⊙苓芍麥門冬湯

麥冬三錢　半夏三錢　人參三錢　甘草二錢

粳米一錢　大棗二枚　茯苓三錢　芍藥三錢

煎大半杯，溫服。

甘草、茯苓培土燥溼；人參補脾陽；粳米、大棗補脾精；半夏降胃氣；芍藥清上火；麥冬清金潤燥。全方集補津水、益氣化雲、清金降雨於一體，恢復水運化的一升一降整個過程，從而解決口渴問題。

我愚鈍，萬不敢與聖之仲景相提並論，然苓芍麥門冬湯卻理當比麥門冬湯更適合渴症。巨人肩膀之上，能視遠焉。視不動經方為死規的人，皆是頑固舊老頭。不動則死寂，死寂則醫道必滅。推古出新，進步之源泉耳，亦符中醫之大道也。

32 糖尿病與消渴，並不是同一種疾病

苓芍麥門冬湯以培土燥溼為法，運水化霧；用涼金斂肺為功，化氣生水。憑著一升一降，將清水源源不斷的降灑到大地萬物中，照理說，只需要這一方便可解萬渴。但事與願違，還真的就有一些渴症的病人，用這方治不好。不過這並不是藥方的問題，而是我們對於「渴」的思考還不夠完善。

口渴的病人，其臟腑必定缺水，這一點毋庸置疑。可是導致缺水的原因不一定是來源不足，也可能是體內的水消耗得太過。這是什麼意思？如果脾土能蒸水化霧，肺能涼氣生水，而此時臟腑因為有風火燥邪在耗傷津液，那病人同樣有口渴的症狀。所以在這種情況下，蒸氣降雨，從源頭補水的方法就不再有效了。這種「另類」的渴症，有一個名副其實的名字——消渴。

一看到「消渴」二字，大家可能馬上就對口渴不感興趣了，思維也許一下子全跑到糖尿病去。但這也情有可原，據新聞報導，截至二〇一三年十一月十四日，中國的糖尿病患者達到一．一四億人，大約每十個人中就有一個是糖尿病患者。還有一個更令人膽戰心驚的資料是，這個世界每六秒就有一個人因為糖尿病而離開。

消渴不是糖尿病，症狀起因大不同

之所以一提消渴，大家就會馬上聯想到糖尿病，是因為這兩者有著極其相似的症狀。但是我很負責任的告訴大家，**糖尿病與消渴並不是同一種疾病**。糖尿病是一組以高血糖為特徵的代謝性疾病，而消渴是由消水而渴的病機得名，切莫把這兩種病混為一談，否則兩種病都治不好。對於西醫，我只是略懂皮毛，所以不敢對糖尿病的治療妄加議論，我們還是把心思放在研究消渴症上，希望精通西醫的朋友在這些知識中，能對治療糖尿病產生新的啟發。我也想替眾多糖尿病患者祈禱，希望這些啟發最終都可以化為戰勝頑疾的利器。

「三多一少」的症狀，是讓人們將糖尿病和消渴病聯想在一起的原因，所以我們也以這些症狀為切入點，來了解一下消渴病。

多喝、多尿、多吃和少肉（體重減少）即是我們常常聽說的「三多一少」，單以「多喝、多吃、多尿、少肉」這組症狀，是看不出什麼端倪，但是把這些症狀略微轉換一下，就可以變成「易渴、善饑、小便太過、消瘦」。古人歸納了這幾個症狀，將消渴病分為「三消」：上焦水消，渴而多飲，為「上消」；中焦穀消，善饑而瘦，為「中消」；下焦尿消，小便淋濁，如膏如油，為「下消」。而他們也準確找到造成三消的火邪，產生了針對三消不同部位的三種清火方式，例如：上消以清肺生津為主，中消用以調胃承氣湯為代表的藥方來降胃火，下消就行瀉膀胱熱、斂精水之法。

水、穀、肉、尿之消，必因火熱，這道理不可置疑，但是不管為什麼有火，見火就清的方

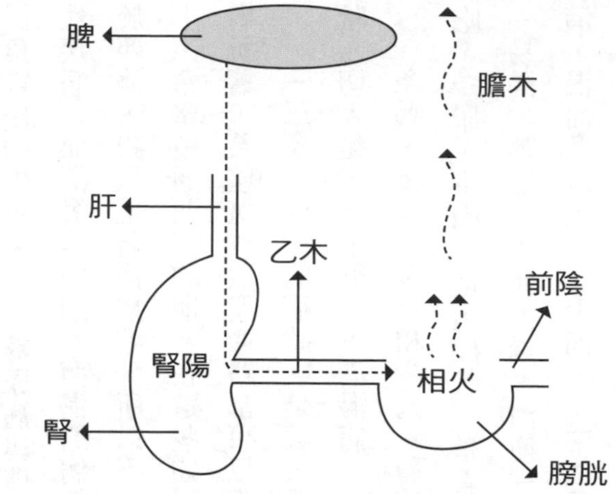

消渴病的發生根源

法顯然不太穩妥。再者，「三多一少」中說的是尿多，並非小便淋濁，在消渴症中，雖然這兩種情況都可能發生，但還是以頻尿為主，而火消尿之論並不能解釋小便為何會頻多。還有最後一點，把消渴分成三消，治療思路和方法零亂而分散，硬把一個病拆分成三個，著實太累。

我天性懶惰，最喜歡一句真理——大道至簡，所以每當遇到這種複雜又存在缺漏的醫理時，瞬間就會充滿質疑及想要推翻他們的動力。在天性的指引下，憑著自己的能力去改變一些東西，讓它們朝好的方面發展，這真的很有趣。

上圖是與第二百八十五頁相同、乙木和相火打架的圖，希望你們記住的不僅是圖，還能回憶起關於尿病的理論。《四聖心源．消渴根原》曰：「肝主疏泄，木越鬱而越欲泄。泄而不通，則小便不利；泄而失藏，則水泉不止。」消渴病人大多小便不止，所以是「泄而失藏」。更確切的說，脾土溼寒，肝木鬱陷不升，故向下行疏泄，乙木將腎中的陽氣泄回膀胱，並一鼓作氣狂行疏泄，溲尿失藏而出，所以水泉不止。

鬱陷的乙木將相火趕回膀胱，是發生尿病的直接原因，若乙木比相火強則病遺溺，若乙木比相火弱則病閉癃。遺溺和閉癃看似兩種完全相反的疾病，實則疾病根源相近。所以，消渴病人有時會水泉不止，有時卻小便不利。

因為受乙木的攻擊，相火失其蟄藏，陷於膀胱。相火本來由膽胃右旋而降於膀胱，如今降於下的相火封藏不了，相火右降的過程就會停滯，火性上炎，相火沿著下行的路上炎。

相火從下往上跑，上、中、下三焦都可能受到相火之熱的傷害。當火在下焦時，消其尿，則發生小便淋濁不通；當火升到中焦時，消其穀，穀物剛進入中土還沒來得及運化，就被火邪燒得一乾二淨，肌肉失去營養，故人日益消瘦；當火飛炎到上焦時，消其水，灼傷肺津，故人口渴多飲。這正是《四聖心源．消渴根原》說的：「手少陽三焦以相火主令，足少陽膽經從相火化氣。手少陽陷於膀胱，故下病淋癃；足少陽逆於胸膈，故上病消渴。」

當人們費盡心思，用盡各種清火方法對付消渴的三消時，卻怎麼也想不到，三消之邪熱都只是相火和膽木的風火合邪所成而已，上炎的相火聯合膽木，從下焦燒到上焦，耗傷津血、穀物、溲尿。可能有的人會認為，就算知道了導致消渴的火是相火和膽木，最終還不是得清熱瀉火，三消的論治最後也是用瀉火之法，這根本沒有改變什麼，意義何在？

我們可以這樣理解，一個優秀的消防員來到火災現場後，絕不會立刻噴水救火，而是盡可能了解起火原因，爭取在最短時間內清除火源，才能進而控制整場火災。而我們在面對熱症時要記住，連消防員都不急著滅火，我們瞎著急什麼？

造成消渴病的直接原因是相火和膽木逆行，但究其根本，是因為乙木鬱陷。乙木鬱陷，愈鬱愈疏，遂向下強行疏泄，將相火趕回膀胱，進而使得膽木上逆，造成這場可怕的「火災」。所以只要將鬱陷的乙木扶升上去，相火不再受乙木的疏泄，能被腎水封藏，足少陽膽經中甲木和相火也能如願往下降斂，火自然就清了，消渴也就不復存在。

⊙腎氣丸

生地黃二兩八錢　山茱萸一兩四錢　山藥一兩四錢　牡丹皮一兩

桂枝三錢五分　附子三錢五分　茯苓一兩　澤瀉一兩

煉蜜丸，梧子大，酒下十五丸，日再服。不知，漸加。

澤瀉、茯苓瀉溼燥土；生地黃、牡丹皮柔木清風；附子暖水生陽；桂枝升肝達木；山茱萸、山藥斂腎精以藏相火。

這個能治療遺溺和閉癃的腎氣丸，就是黃老口中的「消渴之神方」。事實上，這一點也不奇怪，從疾病根源來看，消渴與遺溺、閉癃幾乎一模一樣，所以用腎氣丸治療消渴病，勢必也能藥到病除。

《金匱要略》曰：「男子消渴，小便反多，以飲一斗，小便一斗，腎氣丸主之。」在本論中，腎氣丸是以丸劑原汁原味呈現給大家，這麼做的目的，是想讓大家注意到，張仲景特意為消渴病創立的腎氣丸中，各個藥物的用量。

腎氣丸的功效為瀉溼燥土，清風達木。從藥量差別就可以知道，柔木清風之力會比燥土強，而且遠盛於扶陽達木。按照我們剛才分析的治病思路，燥土升木才是治療的重點，可是張老師卻選擇以柔木清風為核心，這到底是為什麼？

這其實是一招「江湖救急」的妙計。因為土溼木鬱是消渴的根源，但導致一系列痛苦的三消症狀，魔頭是鬱陷的乙木。鬱陷的乙木過於強大，以至相火外泄，從而釀成大火上炎的慘劇。溼土之下的木風太兇猛，當務之急必然是清除風木，所以張老師在腎氣丸中用了最大量的生地黃來柔木清風。附子、桂枝雖能生陽達木，但怕其熱性助肝熱，故也只能少量入藥。

腎氣丸平息了鬱陷的木風，也使得土燥木達，肝木得以緩緩上升。六氣運動重新恢復和諧狀態，相火能從容的斂降於下，藏於水中。消渴病用腎氣丸治療後，若仍有餘火，可再用白虎湯、三黃丸略微清火。

又完成一次近乎完美的論治，但先不要急著驕傲，因為有一些令人痛苦的事情正洶湧來襲。黃老是這麼評價消渴病的：「病之初起，可以救藥，久則不治。」是什麼原因導致消渴「久則不治」這麼嚴重呢？

《素問．氣厥論》曰：「心移寒於肺，肺消。肺消者，飲一溲二，死不治。」「飲一溲二」簡單粗俗的解釋，就是只喝一份水，卻能撒兩份尿，是消渴能置人於死地的真正主因。

一個人喝進去的水，經脾陽蒸化為霧氣，再由肺金涼降為水，其中一部分滋潤臟腑、經絡，剩下的才歸入膀胱，形成尿液。假設水不化為津液，全部都進入膀胱，最多也只能達到飲一溲一的程度，飲一溲二多排的尿從哪裡來？

對此，黃御醫是這麼回答的：「飲一溲二，是精溺之各半也。」沒錯，多出來的那一份溲尿為腎精。而這正是導致消渴「久則不治」的核心原因。

水寒土溼，木氣鬱陷而強疏泄，狂行疏泄之令於下的乙木，不但能把相火趕回膀胱，還能將腎精泄出體外。這一泄，問題就嚴重了。腎精排出體外時，隨之而出的是極其寶貴的腎陽。如果排精現象持續下去沒有治療，腎就會逐漸變成毫無陽氣的冰泉，陽根衰敗，生氣全無，人則必死無疑。

我認為，消渴或是相似的糖尿病之所以難治癒、易反覆，問題應該就出在腎陽虧虛。普通人看到明顯的消渴熱症，很容易會用清熱瀉火的方法應對，稍有研究的人就能找出鬱陷乙木這個魔頭，然而知道其實應該補腎回陽的人，就寥寥無幾了。

桂附苓烏湯的組方原理與腎氣丸完全一致，其中最大的不同在於，用斂精之力更好的龍骨、牡蠣替換山茱萸、山藥，這麼做的目的也很明確，就是要加大斂精藏陽的效果，再加以附子和乾薑，力求補回外泄的腎陽。

桂附苓烏湯和腎氣丸還有一個差別，那就是附子使用的比重不同。作為治療消渴病的常用神方，腎氣丸中的附子用量小，這是怕燥熱的附子助長消渴的火熱。而當熱症消除後，便可一門心思斂精補陽，放膽用附子。

⊙桂附苓烏湯

茯苓三錢　澤瀉三錢　桂枝三錢　乾薑三錢

附子三錢　龍骨三錢　牡蠣三錢　首烏三錢

煎大半杯，溫服。

澤瀉、茯苓瀉溼燥土；乾薑、附子暖水回陽；桂枝、首烏達木榮肝；龍骨、牡蠣斂精攝溺。

消渴病的討論到此先告一段落，沒忘祈禱，不棄初衷，願眾多正在受苦的病人得到更恰當的治療，早日康復。

33 名醫最怕治咳嗽——難纏且不容易治癒

越琢磨中醫，越能發現躲藏在其中精采而智慧的哲學，也就越覺得中醫迷人。倒也不必總是刻意強調中醫裡有哲學這個事實，因為這並沒有什麼值得炫耀的。

在平凡的生活中，隨處都蘊藏著無比深刻、發人深省的哲學，相比生活，中醫裡的哲學實在不值一提。不過在這個生活節奏很快，大多數人沒有空閒去領悟生活的時代，一切能讓人停下來用心思考哲學的東西，都是那麼的寶貴。

積極努力向上的話我們就不多說了，這一論我想跟大家分享一下，我從肺金悟出的、至今最推崇的人生哲學——退一步。

樞軸運動，稚嫩的肝木掙脫寒水而出，在脾土的幫助下，茁壯成長為旺盛的心火。當所有人都在期待心火能逐漸強大到不可一世時，肺金出現了。在別人眼中是個奇葩的肺金，憑藉著其清涼之性，在胃土的配合下，將心火斂降於水中。

因為肺金的存在，大家期待心火輝煌燦爛的景象並沒有出現，這就像一個正紅得發紫的明星突然宣布隱退一樣，讓人感到不解和可惜。冒著被大火灼傷的危險，肺金毅然在上斂收心火，令上焦不至於過熱而病陰虛。

上火被金氣斂收於下，下水得火，則不至於過寒而病陽虛。肺金將上焦強大的火引藏到下焦的水中，水得到陽氣，而生氣蓬勃，稚嫩的木氣源源不斷從水中升起，木上達而化火。心火在旺健的木氣支援下，能強而有力的持久燃燒，讓人在既不會陽虛也不會陰虛的健康狀態下，精力充沛的生活。

這就是我喜歡肺金的原因，是「退一步」哲學。當我們在外打拚得心力交瘁時，可以學學肺金，適時的退一步，讓疲憊不堪的身體好好休息一下，聽聽內心最真實的想法，想想未來的路該怎麼走。

「退一步」是肺金的哲學，也是它的本職工作，清涼的肺金在胃土幫助下，要將上之心火降於下，以暖腎水。肺金只用了「退一步」的收斂之法，就使得熱收而上清，火藏而下暖，然而不幸的是，肺的疾病也都是從不退、不收開始。

只要是咳嗽，就是肺胃上逆

古往今來，許多小有名氣的醫生都害怕治療咳嗽，因為咳嗽雖是個小病，卻很難纏，不易治癒。一不小心，多年創下的名聲就可能毀於咳嗽。

我覺得咳嗽之所以讓醫生有所忌憚，應該是對咳嗽根源認識的混亂導致。正如我們常常聽到的，咳嗽被分為寒咳、熱咳、乾咳、痰咳、虛咳、實咳。如果我們有心研究，可以輕易找到大量解釋這些不同咳嗽的資料，當然還有各具特色的治療方法。這樣的分類並不能當作錯誤來批判，因為內容並沒有錯，但是說句良心話，這種小題大做，硬是把一個小病複雜成一本書的做法，著實應摒棄。

《四聖心源．咳嗽根原》曰：「胃土上逆，肺無降路，霧氣堙塞，故痰涎淫生，呼吸壅礙，則咳嗽發作。」黃老只用了這一句話，就概括所有咳嗽發生的根本原因——肺胃上逆。

胃土右轉，肺金順下，霧氣能化為津水下澤，氣安靜無阻的由上往下流通，則人不病咳嗽。若是胃土不降，肺金不斂，肺氣就會鬱滯於上，無法下行，勢必就會上逆而出，人則病咳嗽。咳嗽本身是氣上逆而出的表現，而造成上逆的原因自然是下行所阻。所以無論是熱咳、寒咳、痰咳等，只要是咳嗽，就是肺氣上逆。因此在治療咳嗽時，只要能把上逆的肺氣斂降下去，就可以輕鬆治癒這頑固的小疾。要斂收肺氣，則必先降胃氣，而胃氣之降，又賴土燥健運。

乾薑是薑苓五味細辛湯中的點睛之藥，也是爭議最多的藥。大家可能會認為，只是咳嗽，且不分寒熱，就貿然用乾薑，這樣真的可以嗎？

肺胃逆升是咳嗽之根，而其亦能導致相火上逆，相火上炎而不下藏，最終使得上熱下寒。而寒水上泛則土必病溼，土溼則脾不升、胃不降，胃氣不降則咳嗽更甚。無論有無熱證，只要金氣不斂，上火不收導致下寒，人就會進入惡性循環，使得疾病更加嚴重，能令咳嗽這個小疾最終發展成重病。所以治療咳嗽時，用乾薑溫中散寒，讓中土不會因寒水上泛而溼寒加重，打破了疾病惡化的循環，避免咳嗽往壞的方向演變。此外，乾薑還能溫陽健土，復升降之常，加快痊癒的腳步。

如果上逆的膽火刑傷肺金，造成上熱，則可加芍藥、貝母，以清火降膽。如果咳中略有血，不必過於擔心，用側柏葉加強斂氣收血之力便可。

⊙薑苓五味細辛湯

茯苓三錢　甘草二錢　乾薑三錢
半夏三錢　細辛三錢　五味子一錢
煎大半杯，溫服。

甘草、茯苓培土燥溼；乾薑溫中散寒；半夏降胃止逆；細辛降上逆之氣，五味子下斂收肺氣，二藥合用，以強硬的細辛先對抗叛逆上行的肺氣，再以溫柔的五味子將平定的肺氣順通下去，一剛一柔，相得益彰。全方運土化溼，降胃斂肺，使得肺氣順下，咳嗽自止。

對於風寒咳嗽，我們要單獨拿出來分析。風寒感冒伴隨的咳嗽，其本質也是肺氣上逆，但因風寒封閉皮毛（按：指體表皮膚和附於皮膚上的毫毛）的緣故，這時的肺氣鬱滯得更加嚴重。治療時除了降胃斂肺，還需發散風寒，可以在薑苓五味細辛湯的基礎上再加生薑、紫蘇葉，以散表邪。若表證（按：疾病初期的症狀）非常明顯，則應該把重心放在治療風寒上，思路可以往小青龍湯的方向轉移。

風寒初癒的咳嗽，也是常令醫生和病人感到頭疼的難題。咳得並不嚴重，但就是一直好不了，一咳可以咳一個星期，甚至半個月。為什麼會這樣子呢？

黃老在《長沙藥解》中有答案：「外感之咳，人知風寒傷其皮毛，而不知水飲溼寒實傷其臟腑。」發生外感病時，風寒外閉，使得裡氣更加鬱迫，進而導致濁陰不能下行。一些平時體弱陽虛的人，當外感病痊癒後，中土卻已經受到濁陰傷害，變得更加溼寒，進而導致肺金不降，因而成咳。如果此時醫生認為是外感尚未痊癒之故，繼而加用發表散邪之藥，那麼病人的中氣將更加衰敗，輕微的咳嗽慢慢就被拖成頑疾。

對於外感餘咳，仍守薑苓五味細辛湯，使中氣健運，裡氣豁通，咳嗽自當消失。我們會發現，每次一感冒就會發生頑固咳嗽的人，來來去去就是那幾個，這跟他們底子弱有關係。所以除了治療咳疾外，可建議他們服用四君子、黃芽湯等理中補陽的湯藥，調理身子，以絕此患。

津液鬱積便成痰

受「百病皆由痰作祟」這個觀點的影響，大多數人都認為痰是極其噁心、萬惡不赦之物，所以一遇到痰證，就會用盡一切方法祛痰、化痰、消痰。然而這樣見痰就消的治療模式會有大問題。

只要我們知道了痰的本質，就能明白那些一心攻痰的治療方法都是錯的，至於痰的本質是什麼呢？《景岳全書》曰：「痰即人之津液，無非水穀之所化。」痰的本質是津液，只不過是鬱滯、停積的津液罷了。不可否認，鬱積的痰溼會礙氣血循環，進而化生百病。但痰就好像亂世時的盜賊，其實曾經都是良民，痰是有罪，但絕不是罪惡的源頭，將所有的矛頭對準痰並不公平，對於疾病的治療也不夠準確。

痰本是人的津液，要想徹底消除並杜絕痰證，就要了解津液變成痰的原因，再略施小法消一消已生的痰，萬事便可大吉。

原本好好的津液會變成痰溼的原因，《四聖心源．痰飲根原》：「陽衰土溼，則肺氣壅滯，不能化水。氣不化水，則鬱蒸於上而為痰。」陽衰土溼，中氣不運，肺氣壅滯而上逆。霧氣遇涼金原本可以化為津水下澤，但如今肺金無下行之路，霧氣化水的過程更為困難，縱然化生了水，也只能鬱積在上，最終便化為痰。

胃土上逆，肺無降路，霧氣堙塞，這是津液停滯變成痰溼的原因。霧氣原本一心要變成津液向下走，剛到中州時，就發現前路被溼土堵死了，無奈揭竿而起，落草為寇。痰是被迫而成，有點「逼良為娼」的感覺，所以如果只針對痰本身，是解決不了問題的。

我們可以想一下，只把痰消了，但土溼陽衰的根本問題沒有解決，肺金依然不降，在上的霧氣和津液還是會再變成痰飲。可能有一些固執的人會認定消痰之法，如果過一段時間又有痰，就再用相同方法消痰，偏不相信永遠消不完，但我要告訴大家，這樣做，痰可能永遠也消不完。

張景岳老師說：「妄用克伐消痰等劑，則無有不敗者矣。」所有消痰攻鬱的藥物都會敗傷正氣。頻繁、過度使用消痰的方法，必然會令土更溼、陽更衰，最終活生生把人往閻王那送。所以千萬不要跟身體硬碰硬，不然他定以死相逼。

事實上，我們都找到生痰之源了，就犯不著氣急敗壞的做蠢事。只要燥土瀉溼，開肺金下行之路，斷絕生痰的源頭，再略消已形成的痰，真的就可以萬事大吉了。

⊙薑苓半夏湯

茯苓三錢　澤瀉三錢　甘草二錢　半夏三錢

橘皮三錢　生薑三錢

煎大半杯，溫服。

甘草、茯苓培土燥溼；半夏降胃土，以開肺金下行之路；橘皮、生薑行氣降痰，澤瀉燥溼利水，三藥合用共同對付已經形成的痰，先以橘皮、生薑行滯氣、降濁陰，把痰往下趕，再用澤瀉利水，令痰從小便而出。全方燥土瀉溼、利氣除痰，治本又治標，痰病自當痊癒。

如果痰因為久鬱而過於黏稠，用橘皮和生薑推不下去，則可以用功力峻猛的枳實，把痰打碎開來便能下。如若因肺胃上逆，造成上熱下寒，治法與咳嗽相同，這裡就不再囉唆。

34 生吞蛔蟲卵，這種減肥法很要命

治病必先診病，這是永遠不會錯的真理。診斷蛔蟲病本不是一件難事，甚至從名字就可以看出一些端倪。蛔蟲病患者體內有蛔蟲，蟲有時會以吐、泄等方式排出體外。如果看到了蟲體，判斷自然就不會有錯，但是蛔蟲並不一定會從體內出來，而且蛔蟲病的患者大多是不善言辭的兒童，所以實際上診斷並沒有想像的那麼簡單。

單靠觀察有無蟲體，並不是有效、穩定辨別蛔蟲病的方法，我們還需要從其他方面入手。體內有蛔蟲的人容易饑餓，剛吃飽過一陣子又餓了，吃得多、餓得快，而且還會變瘦，能吃、易餓、顯瘦，是蛔蟲病患者非常獨特的症狀。

吃那麼多還那麼瘦的原因很簡單，蛔蟲在人體內會與人爭奪食物，吃進去的食物還沒化成氣血精華，就被蛔蟲吃掉了，而蟲有了充足的營養，就不斷在體內繁衍。吃下的食物都被蛔蟲搶走，使得病人幾乎時刻都處於饑餓狀態，所以出現能吃、易餓、變瘦這樣看似怪異的症狀。這個疾病對患者來說無疑是種折磨，可是卻也很有辨識度，當我們在臨床上遇到病人吃得很多，卻非常瘦小時，就要懷疑是否得了蛔蟲病，引導他們觀察大便是否有蟲體，有必要還可以借助西醫技術，檢查糞便中蟲卵的情況，最終來檢驗我們的判斷。

毫無疑問，殺蟲會是治療蛔蟲病的核心，但要想百戰百勝，必先知己知彼，為了打贏治蛔蟲這場戰役，我們得先來了解一下蛔蟲。

只是殺蟲太消極，破壞生存環境才有用

談起蛔蟲，就會讓人想到水果、魚蝦腐爛等令人噁心的畫面，而這麼噁心的蛔蟲為什麼會出現在人體內呢？《四聖心源・蛔蟲根原》曰：「木鬱則蠹生，肝鬱則蟲化。」《圓運動的古中醫學》曰：「蟲乃人身肝木陽氣化生而成，土溼木鬱，然後蟲生。」彭子益與黃元御的意思一樣，都認為蛔蟲是由人的木氣鬱陷而生。按這個邏輯可以得出一個可怕的結論——蛔蟲的母親是人類本身。

事實上，這麼詭異的事情是不存在的，現代科學的研究已經說明了，人體內的蛔蟲是來自於外界環境中的蟲卵。一條雌性成年蛔蟲一天可以向外界傳播二十萬個卵，而這麼多的卵藉助空氣、食物、水進入人體，發育成蛔蟲。蛔蟲在人體內肆無忌憚的產卵、繁殖，最終導致人得病。注意個人衛生和飲食衛生，避免蟲卵進入人體，是預防蛔蟲病的有效手段。現實否定了黃老和彭老關於「人生蟲」的觀點，也提醒了我們，中醫並沒有達到完美無缺的程度，仍然需要發展。

近乎瘋狂的繁殖力使得蛔蟲幾乎無處不在，所以在日常生活中我們不可避免的會接觸並食入蟲卵，但並不會因此都患上蛔蟲病，這是因為蟲卵的發育和蛔蟲的生長，都需要特定的溼溫環

境。《四聖心源．蛔蟲根原》曰：「凡物溼而得溫，覆蓋不發，則鬱蒸而蟲化。」蛔蟲喜歡且只能在又溼又溫的環境中生活，而只有土溼木鬱的病人才具備這樣的環境。木為水火的中氣，其氣在寒冰和熱火之間，正好為溫氣。當土溼脾陷時，肝木升達受阻，水火不能相濟。肝木與脾土糾結在一起，木的溫氣和土的溼氣合在一起，就形成了適合蛔蟲生長的溼溫環境。而蟲卵若是進入了土燥木暢的人體內，找不到可以生存的環境，就只能透過糞便排出體外，人則無病。

用使君子、苦楝皮這樣暴力殺蟲藥來治療蛔蟲病，是很多醫生的第一選擇，但這個方法跟喝農藥殺蟲的道理一樣，不到萬不得已，不應該用這種殺蟲一隻、自損一百的方法。

治療蛔蟲病是要殺害體內的蛔蟲，直接殺蟲的做法不夠聰明，破壞適合蛔蟲的生活環境才是正道。所以，治療蛔蟲病的重點在於治理溼溫的環境，對於人來說，就是需要燥土疏木。

⊙烏苓丸

烏梅三枚　人參三錢　桂枝三錢　乾薑三錢

附子二錢　川椒二錢　當歸三錢　茯苓三錢

煎大半杯，溫服。

人參、茯苓溫燥中土；桂枝、乾薑、當歸升肝達木潤風燥；附子、川椒暖水生木；烏梅伏蟲。全方重在燥土升木，清理溼溫的環境，達到徹底消除蛔蟲的效果。

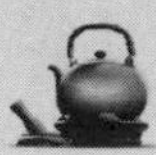

小小的一方烏苓丸，蘊藏了黃老深不可測的中醫功力，我有幸帶大家一探究竟。對於烏苓丸，黃元御的原意是要弄成藥丸（上方湯劑各藥材的用量，是我參考麻瑞亭治療蛔蟲病使用藥物的用量情況而修改的）；而張仲景治療厥陰病，病人心煩口吐蛔蟲時使用的烏梅丸，也是做成藥丸形式。我們知道丸劑最主要是為了緩和藥性，令藥效更為持久，用藥丸來對付蛔蟲，雖然使用了更為和諧、徹底的燥土疏木方法，但無論如何都會威脅到蛔蟲的生存，如果這樣的威脅很強烈，蛔蟲就會異常竄動，一旦進入臟腑經絡，則可能造成更嚴重的後果。所以烏梅丸和烏苓丸以丸劑形式入藥，是想減緩藥物破壞溼溫環境的力度，是一種溫水煮青蛙的策略。

我因為丸劑的製作程序繁瑣，所以選擇還是以湯劑形式推出烏苓丸，看到這裡大家可能會想，這樣做就不怕湯劑的藥力較猛，會讓蛔蟲上竄下跳嗎？不用擔心，藥方裡有烏梅，所以一切並沒那麼可怕。

《本草備要》曰：「蟲得酸則伏，仲景有蛔厥烏梅丸。」蛔蟲碰到酸味就能安伏，烏梅擁有極強的酸味，既能伏蟲，又能斂收風木，最適宜用於治療蛔蟲病。烏梅就像一針麻醉劑，能讓蛔蟲在毫無知覺的情況下死去，所以如果使用湯劑治蛔蟲病，可以適當加大烏梅的用量，這樣就不怕蛔蟲竄動。

消蟲藥方空腹時吃最好

細心的同學可能已發現，這次藥方怎麼沒有燥溼時必用來培中的甘草？大家還記得我們說過，蛔蟲會與人爭搶食物嗎？甘草能夠培植中州，生氣化血，自然也能提供營養給蛔蟲，蛔蟲一吃飽，活動力就會加強，所以又有「蟲得甘則動」的說法。治療蛔蟲病通常不會使用甘草，據此我認為，既然連甘草都不能吃了，那自然也不能吃其他食物，所以服用治蛔蟲的中藥時，應該避開吃飯時間，最好選擇在最饑餓的時候。

經過這一探究，大家應該被黃元御治療疾病嚴謹和全面的能力所折服了吧。有時候我也會忍不住感嘆，神醫之名並不是聽起來的那樣縹緲，而是對醫術和治病態度都近乎完美的他們，最貼切的讚譽。

最後我想給一種流行的減肥方法致命一擊。這種減肥法效果極佳，而且不會復胖，對於單純想減肥的人（所謂「單純」是指為了瘦，連命都不顧的無知愚蠢的人）來說，是一種完美的方法，就是生吞蛔蟲卵，讓蛔蟲成功寄生在體內，人最終患上蛔蟲病，進而出現能吃、易餓還瘦的情況。

這種既能吃又能瘦的減肥方法，符合了肥胖者所有要求，所以一時間像瘟疫一樣傳遍各地，但這絕對是一種極其變態的減肥法。如果蛔蟲大量在人體內繁衍，與人爭奪食物，會造成人營養不良，氣血兩虛。蛔蟲則很可能會到處亂走，鑽進臟腑、爬進血管，最終對人體造成無法挽回的損傷，甚至直接送人去見上帝。

愛美之心人皆有之，可是不要到無法挽救時，才知道原來活著才是最美。那時連哭的力氣都沒有了。

35 平常好好吃飯，月經不為病

帶著不適甚至是痛苦還要繼續念書、工作，每個月的那幾天對於廣大女性來說，真的會很難熬。但是男人們卻總認為她們小題大做，莫名其妙。「人於不病時，豈知病時惡」，沒來過月經的人，都沒有資格藐視她們的痛苦。

具體面對月經不適的問題時，得先了解女人為什麼會有月經？

一個女性的卵巢中有幾十萬個原始卵泡，但其中只有四百個至五百個能發育成熟。在「二七」（即青春期開始）時，卵泡陸續開始成熟，並排出卵子。每個月卵泡排出唯一的卵子後，會發生結構變化，變成黃體，黃體會分泌雌激素和黃體素。在卵泡開始成熟到黃體形成之間，子宮內膜受到雌激素和黃體素的刺激，會不斷增厚，為了給可能到來的新生命（受精卵）一個安全、舒適的生活環境。

卵子從排出卵巢算起，總共有四十八小時的壽命。如果在這段時間內，卵子邂逅精子，就會結合在一起，形成受精卵。隨後，受精卵會從約會的地方（輸卵管）進入早已為其準備好的新家（子宮）。如果順利的話，受精卵就會在子宮內成長，黃體會變成妊娠黃體，開始安胎助孕。

如果在排出卵子後的那兩天內，精子沒有如期赴約，卵子就會死去，由卵泡變成的黃體在排卵的十四天後萎縮，且不再分泌雌激素和黃體素。當子宮接收不到從黃體發來的信號，知道沒有懷孕，一怒之下就毀掉辛苦搭建的愛心小屋，所以子宮內膜會脫落而出，引發出血，便成為了月經。

用一句話來總結，月經就是子宮為了迎接新生命特意增厚的內膜，在得知沒有懷孕的情況下脫落而出的表現。

《素問・上古天真論》曰：「女子二七，天癸（按：指月經）至，任脈通，太衝脈盛，月事以時下，故有子。」中醫對於月經的認識，基本還是停留在這句話上，這必然遠遜於西醫的完整解釋。但是沒關係，我們可以向西醫學習呀。

任脈為陰經之海，主胞胎（按：指子宮及懷孕）。太衝脈為五臟六腑之血海，臟腑中血最終都歸為太衝脈。簡單的說，任脈是一條能給子宮輸送氣血（營養）的經脈，而太衝脈是全身的血在此聚攏的經絡。

月經是子宮內膜脫落而成，而月經中的血自然是用來養育新生命的。據此我們可以將「女子二七，天癸至，任脈通，太衝脈盛，月事以時下」理解為：女子在十四歲左右就會產生天癸（現多認為是卵子和促進生殖的物質），任脈暢通，而具有生殖能力。當太衝脈中血盛時，血就會傳於任脈，儲備在子宮，作為養育新生命的營養。如果沒有形成新生命，子宮中的血無用武之地，不斷蓄積之下最終滿而溢脫，則為月經。

我們還是用一句話來總結，月經是：衝脈中的血，透過任脈流向子宮，以準備養育生命，無奈陰陽交合失敗，只能滿而外脫的表現。

雖然解釋的方向不一，但都說明一件事——月經中的物質原本都是為養育新生命而準備。所以女性的月經狀態直接說明了她的懷孕能力，也表現了其健康程度。故廣大親愛的女性們，要時刻注意自己的月經，出現問題必須妥善處理，切莫耽誤了做媽媽這件偉大的事情啊。

為了培育下一代，各個臟腑會省吃儉用，盡可能讓更多的血流向衝脈。等到衝脈中的血足夠後，血就會透過任脈流進子宮。由此可見，月經之血來自衝脈，衝脈之血源於臟腑。《四聖心源．經脈根原》曰：「血藏於肝而總統於衝任。」神醫之所以為神醫，是他們永遠比凡人看得更遠一些。黃老提醒我們，衝脈的血由臟腑中的血彙聚而成，全身所有臟腑經絡的血，又都由肝血所流注，所以究其根源，肝血才是月經之祖。

《四聖心源．閉結》曰：「血者，木中之津液也，木性喜達，木氣條達，故經脈流行，不至結澀。」健康的女性肝木升發暢順，木中的津血能源源不斷灌注到全身，則衝任的血能如期而盈；當衝任充盈時，條達的木氣能令經脈通行。血可盈、行可暢，所以月經不為病。如果肝木抑鬱不升，木中的津血未能灌注全身，衝任不能被血充盈，則經無血可行而閉經（按：生育年齡的女性無月經或月經停止）；木氣不能條達則疏泄不行，衝任中的血缺少木之溫氣會凝瘀而不行，鬱陷的木氣還會上衝剋脾土而腹痛。

血不盈、行不暢是導致月經病的主要原因，其根源皆責肝木。所以治療月經諸病，要以肝木為論治核心。

月經腹痛——鬱木剋傷脾土

月經期間的腹痛，對於絕大多數女性來說，是如同噩夢般的存在，我們就先來看看，如何才能讓大家逃離疼痛的折磨。

我們知道，月經之血由肝血灌注而成。如果土燥木達，則肝血會慢慢灌注到衝脈，進而入子宮血室。待血室充盈，月經則下利，整個過程通暢無阻，所以人無疼痛。可是如果水寒土溼，肝氣抑鬱而不達，血就沒法正常到達衝脈。女性身體裡每個月都會多出來充盈血室的血，就會蓄積在肝中，隨著肝血不斷蓄積，木氣上達的路越加壅塞，木氣也就堵得越厲害。

當木氣再也壓抑不住時，就會怒而上衝，剋傷脾臟，所以腹痛。上衝的木氣雖然剋傷脾土，但也如願的把血送到衝脈，成為月經。所以血下之後，經脈疏通，肝中的血一下子少了很多，木氣隨之鬆和，痛也就止住了。

● 經前腹痛

很多人月經前疼痛不堪，嚴重時痛得無法下地行走，可是經血排出後，卻又立刻恢復正常。這種經前腹痛的根源為土溼木鬱，治法當以溫燥水土，疏木通經，讓肝血能和緩、順暢的灌注到血室之中。

另有一部分人平時就血虛，月經血下之後，肝血要去填充血室的空虛，就會造成血虛肝燥。肝木失榮，枯燥生風，刑傷脾土，所以腹痛。這種經後腹痛的根源為血虛，補血的同時仍需燥土升木，因為只有木達風才能散。

⊙ 苓桂丹參湯

丹皮三錢　甘草二錢　丹參三錢
乾薑三錢　桂枝三錢　茯苓三錢
煎大半杯，溫服。

甘草、茯苓培土燥溼；乾薑溫中助陽；桂枝、牡丹皮達肝疏木；丹參疏木通經。苓桂丹參湯以燥土疏肝為主線，令肝血能順利灌注到血室，再以丹參通經，使得經脈通暢，經血下利，腹痛自去。

● 經後腹痛

木氣抑鬱不通則經前腹痛，肝血虧虛不榮則經後腹痛。若想預防疼痛，月經前幾天可以服生薑茶，以升達木氣、疏通經脈。月經來時，為避免血虛腹痛，可以喝較濃的紅糖加大棗水，以滋養肝血。

⊙歸地芍藥湯

當歸三錢　地黃三錢　首烏三錢　甘草二錢

桂枝三錢　茯苓三錢　芍藥三錢

煎大半杯，溫服。

當歸、地黃、首烏，補血榮木；甘草、茯苓培土燥溼；桂枝、芍藥達木清風。

全方大補肝血，並燥土達木以清風，風止腹痛則除。

經閉與月經後期——緣於肝木之鬱

一些女性對於月經腹痛根本就不感興趣，因為她們壓根就很難來月經，或者幾個月才來一次。經痛對她們來說，或許都帶有卸下包袱的愉悅感。顯然，閉經的問題要比經痛可怕得多，因為這意味著身體無法正常為新生命準備營養，人容易不孕或流產。

關於造成閉經的原因，《四聖心源．閉結》曰：「木氣鬱陷，生發不遂，則經血凝滯，閉結生焉。」木氣鬱陷不達，經脈中的血缺少溫熱的木氣，則凝滯不行。經脈不通，經血無法出行，所以病閉經。倘若只是木氣鬱陷，木氣不斷積聚，始終可以往下狂行疏泄，也不至於閉經，可見木氣不但鬱陷，而且還萎靡不振。

水寒土溼，生氣萎靡，肝中的木氣虛少。木氣虛少，疏泄之力弱，而且溼土阻擋了上行之路，所以木氣只能老老實實待在肝裡。木氣無法行使疏泄之令，肝血亦無法順利灌注到全身，衝任自然達不到充盈狀態。血量少且凝滯不行，衝任難以順下而為月經。如果沒有治療，就只能等那一絲能上行的木氣一點一點將血送到衝脈，再一點一點推著血下行，所以有的人幾個月才來一次月經，甚至一年才來一次。

試想一下，一年才來一次月經，血是累積一年下來的久血，生氣暗淡，如何能養活新生命？所以閉經者多數很難懷孕，就算僥倖懷上，最終也會因氣血供養不足而流產。

木氣萎靡不升是閉經的根源，治法當以暖水燥土，以生木氣，並達木通脈。然而因為乙木鬱陷，甲木逆升，常常伴生上、下熱。所以為了避免助熱，大熱暖水之法必須等熱退後才可使用。

月經延後，即是月經比正常週期來得要晚，原因與閉經一樣，皆為木氣萎靡不升。如果是偶然的月經推遲，只是短期內身體變得陽虛，不至於不孕；如果每個月都推遲，就是在往閉經的方向發展，此時將有不孕的危險，所以當月經推遲時就得立刻治療。

甲乙互為表裡，若乙木鬱陷導致甲木上逆而為熱，可加黃芩清上熱。若血在經脈中凝結成塊，用桃仁、丹參仍不能化，可加鱉甲、水蛭、虻蟲以破血逐瘀。治療閉經時，大多數人第一反應就是破血開通，但是攻血之法要慎用。因為閉經之人生氣不足，妄行破血藥會徒傷正氣，人更衰弱，此次能通，下次卻更閉。

桂枝丹皮桃仁湯能讓鬱陷的木氣上達，令經脈流行，而月經可下，但並不能解決木氣萎靡的問題，所以用這藥方通經開閉後，還得以暖水燥土之法恢復其生氣。待生意盎然，木氣升騰，血榮脈通，就沒有理由再閉經了。

⊙桂枝丹皮桃仁湯

桂枝三錢　芍藥三錢　丹皮三錢　桃仁三錢
甘草二錢　茯苓三錢　丹參三錢
煎大半杯，溫服。

甘草、茯苓培土燥溼；桂枝、牡丹皮、芍藥達木清熱；丹參、桃仁通脈行瘀。

全方燥土升木兼通脈，讓肝中的木氣能上達，行使疏泄之令，將血送到衝脈中，並順利下通而為月經。

月經病之所以容易反覆，拋開錯誤的治療方法不說，很大原因是大家忽略了病的根源。月經病並不像感冒、發燒一樣，治好了就可以。治療月經問題，最重要的是從月經看出身體的健康狀態，只有恢復健康，才能徹底解決月經疾病。

崩漏與月經前期——因於木氣之陷

《四聖心源．崩漏》曰：「經脈崩漏，因於肝木之陷。」閉經與崩漏（按：不規則的陰道出血）從症狀看是截然相反的疾病，可是根源卻都為肝木鬱陷。同是肝木鬱陷，但與經閉的萎靡不同，崩漏之人鬱陷的木氣偏盛，主要原因是脾陽陷敗。脾溼陽衰，不能發達木氣。原本就不會衰弱的木氣，越受阻礙就越想疏泄，往上行不了，就把憋著的氣全往下發洩，肝血於是被木氣下泄到血室。這樣就會導致血室不到一個月就滿盈，月經提前報到。而當月經血下時，如果鬱陷的木氣仍很旺盛，則會不斷往下疏泄，造成血流不止，這就是崩漏發生的原因。

月經提前與崩漏同理。如果是偶爾的月經提前，可能只是近期暴飲暴食或勞傷過度，中氣損傷而無法升發木氣。但如果每個月都提前，則說明中氣不斷在衰敗，陽氣不斷虛少，久而久之將演變成閉經不孕。所以當月經提前時，就得溫補中氣，避免中氣往衰敗的方向發展。

溫中健脾是治療崩漏和月經前期的核心，相比閉經而言，木氣並沒有虛衰，這點值得慶幸。如果木氣衰弱，說明陽虛得很嚴重，此時土溼陽衰必然更加厲害，但如今木氣並沒有衰，說明了

⊙桂枝薑苓湯

甘草二錢　茯苓三錢　桂枝三錢　芍藥三錢
乾薑三錢　丹皮三錢　首烏三錢

煎大半杯，溫服。

甘草、茯苓培土燥溼，乾薑溫中補陽，三者溫陽升脾，以開木氣升發之道；芍藥、何首烏柔血清風，收斂下泄的鬱木；桂枝、牡丹皮達木疏肝。全方健脾燥溼，並升達肝木，令木氣能上達則不再鬱陷，並兼以柔血清風，使得木氣不再往下疏泄，崩漏自止。

土溼陽衰並不很嚴重，治療當然也就更為容易。所以，同樣是月經疾病，早來勝於晚到，血多強過血少，頻多好於不至。

如果崩漏很嚴重，可以加灶中黃土補中斂血，牡蠣、龍骨保血止脫；若是中氣虧虛、食慾不振，則可加人參補脾陽。

月經之血來自衝任，總源於肝。所以月經病的治療當以疏肝達木為主，令衝任血盈能行則無病。但平時的調養卻應該著重在溫土健脾。脾胃是生化之源，氣血由水穀化生而成。無論是行疏泄的木氣，還是承載木氣的血，都是由土氣運化而來。

身邊很多女生總會問我，玫瑰花能治月經不調嗎？聽說蜂蜜水和紅糖可以止經痛，是真的嗎？網路上說月經期間不可以喝生薑水，有道理嗎？

面對月經，事實上不需要這麼麻煩，平時好好吃飯，讓氣血儲備充足，再保持良好心態，令肝氣在愉悅中暢順就可以了。還是那句話：「血可盈，行可暢，月經不為病。」

36 坐月子不是迷信，養正氣、避外邪

「天癸至」的女性，每個月都會為可能到來的新生命準備一次氣血，而常常只是空歡喜一場，最後白白流走了氣血，便成了月經。而當新生命真正降臨之後，這些在衝任中的氣血能立刻派上用場，開始養育生命。所以懷孕後，月經也就停了。

不僅如此，懷孕之後，女性身體中的母愛似乎一下子被激發出來，全身的氣血都恨不得全湧入子宮，以養胎兒。而子宮位於下焦，所以孕婦之脈，對應下焦的尺部大多滑數倍常，一派氣血充實的景象。正如《難經》所言：「尺中之脈，按之不絕，法妊娠也。」

濃濃的母愛能讓我們茁壯成長，可是也總會在不知不覺中傷害到媽媽自己。當氣血源源不斷傳送到子宮時，體內的臟腑可能也已經因氣血不足而出現問題。氣血不足是孕婦，特別是早期孕婦最容易出現的問題。所以懷孕初期，孕婦容易出現嗜睡、疲勞、乏力、食慾減弱等正氣虛弱的表現。氣血不足，輕者影響臟腑運轉，重者導致胎兒營養不良，繼而出現胎不長、胎動、流產等問題。

除了氣血不足外，胎兒本身也可能阻礙母體氣血的運行，繼而影響六氣圓運動，引起各種身體不適和疾病。所以在照顧孕婦期間，著重注意氣血是否虧虛，以及氣血是否運行順暢，便可令

母子平安。

初孕造成中氣凝鬱、消化不良就會想吐

在人們的印象中，噁心嘔吐就是懷孕的標誌。可是大家有沒有想過，為什麼一懷孕就容易噁心嘔吐呢？而照顧早期的孕婦，天天燉雞湯、煲人參當歸補身子，這個做法又是否正確？

《四聖心源．結胎》曰：「胎之初結，中氣凝蹇；升降之機，乍而堙鬱；衝和之氣，漸而壅滿。」剛懷孕時，氣血積聚在衝任之中，造成體內氣血運行不暢。新生命的突然加入，打破了原本和諧的六氣圓運動，使得中氣凝鬱，脾胃運化停滯，所以飲食不消而噁心嘔逆。三個月後，胎兒成形，母子氣血相通，中氣回環，則一切恢復正常，所以能食而嘔吐漸止。

要強調一點，這裡的中氣凝鬱並非因為陽衰土溼，而只是單純的停滯。所以治療時以行鬱理氣，讓圓運動重新運轉起來便可，不可行溫補之法，否則中土必定更鬱。豆蔻苓砂湯中各藥的用量都很少，說明了只要稍微理氣開鬱，便可令圓運動重回正軌。而事實上，用半夏茯苓湯（全方由半夏三錢，茯苓三錢組成）也未嘗不可。茯苓升脾、半夏降胃，六氣自能成圓。

懷孕初期的噁心嘔吐並不難治，因為中氣只是略微鬱滯。但是很多人一懷孕就害怕寶寶會餓著，用盡各種方法進補，烏雞燉人參、阿膠煮紅棗、蛋白粉、牛奶等，吃得不亦樂乎，導致原本應該行鬱理氣，卻吃了大量的滋補之物，最後必然會造成壅滯更為嚴重，孕吐反應越加劇烈。所

以剛懷孕的人並不適合大補，而是要行理氣開鬱之法，待恢復食慾後，那時才能想吃什麼就吃什麼。

⊙豆蔻苓砂湯

桂枝三錢　芍藥三錢　丹皮三錢　桃仁三錢

甘草二錢　茯苓三錢　丹參三錢

煎大半杯，溫服。

甘草、茯苓培土燥溼；桂枝、牡丹皮、芍藥，達木清熱；丹參、桃仁通脈行瘀。全方燥土升木兼通脈，讓肝中的木氣能上達，行使疏泄之令，將血送到衝脈中，並順利下通而為月經。

高齡或原本就體弱多病的孕婦，除了出現噁心嘔吐的症狀外，還多伴有肢體乏力、困倦欲睡等精力不足的現象。這就不是單純的中氣鬱滯，而是陽衰土溼。平時身體虛弱，懷孕之後，胎兒會從母親汲取氣血，母體氣血就會越加虧虛。而氣血虧虛的根源為陽衰土溼，因為脾胃是氣血生化之源。治療時當以溫中健脾為主法，如用六君子湯和人參橘皮湯等，恢復中土運化水穀的能力，則氣血自能滋生。

孕期出現月經，沒有腹痛就無須驚慌

正常情況下，在懷孕之後，衝任之血要下行養育胎兒，不會再有盈餘而下為月經，故經斷（按：月經停止）不行。所以孕婦如果發現仍會在該行經的日子流血，往往就會惶恐不安、萬般緊張，但我想告訴大家，不必總是那麼驚慌，事情的真相不一定就如看起來那般嚇人。

《四聖心源．胎漏》曰：「結胎之後，經水滋養子宮，化生血肉，無有贏（按：同盈）餘，是以斷而不行。」從黃老這句話可以知道，「無有贏餘」是斷而不行的原因，可是總會有一些稟賦非凡的女人，身體的血既能養育好胎兒，還有贏餘，仍能形成月經。故張景岳說：「母氣壯盛，蔭胎有餘而血之溢者，其血雖漏而生子仍不弱，此陰之強也，不必治之。」所以平時身體非常健壯的女性，如果懷孕後仍如期來月經，大可不必驚慌，不過前提是，月經的量必定要比未懷孕時少，而且不伴隨著腹痛、腰痛、胎氣竄動等墮胎（按：指流產）前兆。

如果孕婦體內原有瘀血，或者在妊娠過程中，因為肝脾陽弱的問題導致了血瘀，隨著胎兒漸長，血塊與胎兒共同阻礙了經絡，將使得血流不暢。血在下不斷蓄積，亦可能滿而溢出，表現出流血的症狀。這種情況的流血也無須過分擔心，並非子宮受傷流血，沒有危及胎兒。此時按其胎左右必有血塊，孕婦舌苔定有瘀點，治療時以燥土升木為法，令木氣升達暢順，再兼以化瘀行血之藥。血塊消除，脈能通行，則不再流血。

⊙桂枝茯苓湯

桂枝三錢　茯苓三錢　甘草二錢
丹皮三錢　芍藥三錢　桃仁三錢
煎大半杯，溫服。

甘草、茯苓培土燥溼；芍藥、桂枝柔肝達木；桃仁破血化瘀，牡丹皮疏木行瘀，二者一破一行，瘀血則消。

桂枝茯苓湯是以燥土達木治療血瘀的定法，但其化瘀的力度明顯不及破瘀湯，不過這卻是有意而為之的。胎為血肉所組成，在一定程度上，可以看成是一團壅滯在下的氣血。若行破血化瘀之力太強，不僅會消除瘀血，還可能會傷到胎兒。這就是為什麼孕婦禁用藥，大多為水蛭、虻蟲、穿山甲、藏紅花等破血逐瘀之力甚猛之藥。所以，治療因血瘀導致妊娠下血時，切忌急功近利，應當緩之、消之。

木氣鬱結會往下疏泄，就容易流產

對寶寶滿滿的愛和對未來幸福的美好憧憬，都將隨胎墮而煙消雲散，小產墮胎必是孕婦最不願意見到的事情。所以在整個孕期過程中，如何防止小產必是重中之重。

氣血灌溉不周，曾一度是導致小產的主要原因，不過隨著生活越來越富裕，這種情況有了很大的改善。現今導致流產的原因，更多是肝木鬱陷。

《四聖心源．墮胎》曰：「命門陽敗，腎水澌寒，侮土滅火，不生肝木，木氣鬱陷，而賊脾土，此胎孕墮傷之原也。」普通人（非孕婦）水寒土溼，木氣鬱陷於下，常鬱而成風，往下行疏泄之令。鬱陷的木氣往下疏泄糞便、溲尿、肝血、腎精等，造成泄瀉、小便不止、血脫、精遺等疾病。可以這麼說，下焦任何能疏泄的東西，都可能被木氣疏泄出去。

而對於孕婦來說，這是一件非常恐怖的事，因為胎兒也在下焦。如果孕婦水寒土溼，鬱陷的木氣必然會傷害到胎兒，輕者造成胎動，甚者胎漏（按：懷孕前期陰道不時少量出血）經血下流，最嚴重的是胎兒化成一灘死血而下。

不過這也不需要太過恐慌，因為胎兒往往不會一下子就沒了，他在受到傷害時會向母體發出求救信號，而這個信號就是腰痛。《景岳全書》曰：「婦人腎以系胞，而腰為腎之府，故胎妊之婦最慮腰痛，痛甚則墜，不可不防。」腰痛為木陷於水，結塞鬱擊腎臟所致。所以如果孕婦出現腰痛症狀，就要知道木氣已經鬱陷了，可能危及胎兒。此時得以燥土升木為法，將鬱陷的木氣升發上去。

木氣鬱陷容易導致流產，這也提醒我們，孕婦切勿動怒。一動怒，肝氣就鬱滯不升，胎兒則會有危險。可是我們知道懷孕期間，胎兒的成長會影響母體氣血運行，再加上孕婦對即將成為媽媽而焦慮，容易出現情緒波動，稍微遇到不順心的事就可能大發雷霆。照顧這種孕婦，除了可以用逍遙散疏通木氣外，更重要的應該是陪伴。

⊙薑桂苓參湯

甘草二錢　人參三錢　茯苓三錢　乾薑三錢
桂枝三錢　丹皮三錢

煎大半杯，溫服。

甘草、茯苓培土燥溼；人參、乾薑溫中暖水；桂枝、丹皮升達木氣。若木鬱生熱，可加芍藥、阿膠柔木清風，加砂仁行鬱消滿。若水寒不生木，可加附子暖水生木。木能升，風可停，則腰痛止而胎兒安。

坐月子是把氣血補回來

十月懷胎期間，胎兒不斷汲取母體的營養而逐漸長大，母親因不斷提供氣血給胎兒而逐漸虛衰，此為「母氣傳子，子壯則母虛，自然之理」。不過懷孕時母子同體，雖然氣血有從母體傳送到胎兒，但這只是一種轉移，並沒離開過母親的身體，所以孕婦並未覺得虛弱。可是一旦分娩，母子分離，體內一大部分寶貴的氣血隨嬰兒脫離母體，產婦必然就會血虛而氣憊。

產婦就像大病初癒之人，氣血虧虛，正氣不足。有外邪入侵時，則易病風寒；血脫津枯，則容易大便乾燥、小便不利；若有瘀血蓄積在內，則病腹痛；陽衰脾虛，則飲食不消化。用一句話來概括，就是「產後血虛氣憊，諸病叢生」。那應該怎麼辦呢？答案是：坐月子！

坐月子源於兩千多年前的西漢時期，是一種十分利於產後恢復的儀式。之所以稱為儀式，是因為古人把坐月子當成一件神聖的事情。但現在很多年輕媽媽都把它當成是落後的迷信，這很不應該。不信？那我們就來看看坐月子對產婦的好處。

坐月子的第一個行為是禁止外出走動，需要在家靜養。產婦體虛易感風寒，減少外出活動能有效避開外邪。再者，產婦的體力支撐不了長時間的外出活動，一旦覺得疲倦就得臥床休息，所以產婦在家靜養是很合適的做法。不過在家並不意味著只能躺在床上，進行輕微的活動促進排出惡露和氣血運行，仍是很有必要。

除了多休息之外，調理飲食營養以恢復氣血也很關鍵。而客家人傳統的糯米酒燉雞湯著實有益。糯米善養脾胃，酒和血養氣，糯米酒秉補、行於一體，既能助中土運化，又可通經活絡。如此有益的糯米酒加上補虛妙物母雞，給產婦調養身體再合適不過。

產後的恢復其實只要助養正氣和避免外邪就可以了，而這也是坐月子的主要目的。對於月內不能洗澡、洗頭、刷牙等習慣，取捨的關鍵仍然要關注「正氣」和「外邪」這兩者。就拿洗頭來說，如果產婦身體異常虛弱，就不應該洗頭，因為洗頭後頭上諸多穴位暢開，此時正氣衰弱，風寒特別容易侵入。而如果身體不虛弱，洗頭倒也無妨，只要做好保暖避風的措施便可。

正氣虛弱是孕婦容易得病的主要原因，如果不幸生病了，得立刻治療，否則真會如黃老所言：「病則永年畢世，不得平復。」

⊙瘀血蓄積，木鬱腹痛——桃仁鱉甲湯

桃仁三錢　鱉甲三錢　丹皮三錢
丹參三錢　桂枝三錢　甘草二錢
煎大半杯，溫服。

因妊娠氣滯產生的瘀血和經血惡露沒有及時排出，鬱積於體內，使得肝氣升發不暢，而導致腹痛。此時產婦雖然虛弱，但還是得先清除瘀血，否則新血不生，氣血恢復亦慢。桃仁鱉甲湯的立方仍以升肝木、通血脈為核心，就不再細究。若血瘀化熱，可添加生地黃，內寒則可加乾薑、附子。

⊙傷風發熱汗出——桂枝栝樓首烏湯

桂枝三錢　芍藥三錢　栝樓根三錢　首烏三錢
生薑三錢　大棗三枚　甘草二錢
煎大半杯，溫服。

⊙傷寒發熱無汗——葛根首烏湯

桂枝三錢　芍藥三錢　甘草二錢　葛根三錢
麻黃一錢　首烏三錢　生薑三錢　大棗三枚
煎大半杯，溫服。

傷風汗出與傷寒無汗，本是桂枝湯證和麻黃湯證，可是因為產婦正氣不足，不能妄用發汗解表之藥。在《病機機要》中，甚至還記載了產後三禁：不可汗、不可下、不可利小便。「三禁」未必要嚴格遵守，但正氣虛弱者則一定要注意，所以黃老在治療產後傷風寒時，會在發汗解表時添加首烏滋陰養血，若陽虛氣弱，則用人參、黃芪補陽生氣，治療其他疾病時，也遵循邊補正氣邊攻病的原則。

說了這麼多關於胎孕的問題，從「零」開始感受著媽媽所受的痛苦，更能體會到媽媽的偉大。突然想起一首詩：「愛子心無盡，歸家喜及辰。寒衣針線密，家信墨痕新。見面憐清瘦，呼兒問苦辛。低徊愧人子，不敢歎風塵。」

真心希望天下所有的媽媽和爸爸，一切安康、永遠幸福。

後記 學習中醫很簡單

當把想寫的東西都寫完後，一直揪著的緊張情緒一下子就放鬆了，但是一提到「再見」，卻又高興不起來。我是個不懂得如何說再見的人，而且也害怕說再見。

從小到大，最害怕身邊的人連一句「再見」都沒說就不辭而別。在這個世上活一次並不那麼容易，看著他們還沒好好出去看看這個世界就走了，心裡是難過，也是害怕。難過的是他們居然走了，害怕的是我有一天也會離開。後來學習了中醫，知道新老輪替是自然界中必然的規律，對死亡也就不那麼害怕了。不過我始終不希望身邊的人離我而去，這也是除了中醫本身的魅力外，另一個讓我不顧一切學習中醫的原因。

離別的時候充滿傷感，可是正如每一輛行駛的火車總有到站的時候，這本書也要跟大家說再見了。我知識淺薄還愛開玩笑，給大家添麻煩了。尋找中醫本來「味道」的目標，可能並沒有很好的完成，裡面的內容也許還差三錯四，但真心希望大家能從這本書獲得一點學習中醫的快樂。如果能從此愛上中醫，甚至因此走上成為名醫的大道，那麼所有的遺憾也都無所謂了。

最後，我想說「謝謝」。謝謝王顯剛老師，謝謝中國中醫藥出版社華中健老師，謝謝你們為這本書出版付出的辛勞。謝謝所有關心過和幫助過本書出版的朋友們。謝謝我的爸媽和家人，謝謝你們在我成長的道路上一直支持我、愛護我，我愛你們。謝謝黃元御老師，謝謝你能寫出如此精彩的《四聖心源》，因為你，我愛上中醫，並學到很多知識，才有機會寫這本書。希望你能影響更多的人，走上學習中醫的大道。還有謝謝看完了這本書的你們，謝謝！

國家圖書館出版品預行編目(CIP)資料

中醫簡單學：最通俗醫書《四聖心源》總整理，讓你秒懂陰陽、五行、二十四脈……該補陽還是滋陰。／陳喜生著. -- 初版. -- 臺北市：大是文化有限公司，2022.10
352 面；17×23 公分. -- （EASY：111）
ISBN 978-626-7192-05-4（平裝）

1. CST：中醫理論　2. CST：中醫典籍

413.1　　111012490

EASY 111

中醫簡單學

最通俗醫書《四聖心源》總整理，讓你秒懂陰陽、五行、二十四脈……
該補陽還是滋陰。

作　　者／陳喜生
責任編輯／宋方儀
校對編輯／陳竑悳
美術編輯／林彥君
副總編輯／顏惠君
總 編 輯／吳依瑋
發 行 人／徐仲秋
會計助理／李秀娟
會　　計／許鳳雪
版權主任／劉宗德
版權經理／郝麗珍
行銷企劃／徐千晴
行銷業務／李秀蕙
業務專員／馬絮盈、留婉茹
業務經理／林裕安
總 經 理／陳絜吾

出 版 者／大是文化有限公司
臺北市 100 衡陽路 7 號 8 樓
編輯部電話：（02）23757911
購書相關資訊請洽：（02）23757911 分機 122
24 小時讀者服務傳真：（02）23756999
讀者服務E-mail：haom@ms28.hinet.net
郵政劃撥帳號：19983366　戶名：大是文化有限公司

法律顧問／永然聯合法律事務所
香港發行／豐達出版發行有限公司 Rich Publishing & Distribution Ltd
地址：香港柴灣永泰道 70 號柴灣工業城第 2 期 1805 室
Unit 1805, Ph. 2, Chai Wan Ind City, 70 Wing Tai Rd, Chai Wan, Hong Kong
電話：21726513　傳真：21724355
E-mail：cary@subseasy.com.hk

封面設計／林雯瑛
內頁排版／顏麟驊
印　　刷／鴻霖印刷傳媒股份有限公司

出版日期／2022 年 10 月初版
定　　價／新臺幣 499 元（缺頁或裝訂錯誤的書，請寄回更換）
I S B N／978-626-7192-05-4
電子書 ISBN／9786267192009（PDF）
9786267192016（EPUB）